Dr. med. Gerrit Sütfels

ALLERGIEN? Ohne mich!

Bibliografische Information der Deutschen Nationalbibliothek
Die Deutsche Nationalbibliothek verzeichnet diese Publikation in der Deutschen Nationalbibliografie. Detaillierte bibliografische Daten sind im Internet über http://d-nb.de abrufbar.

Für Fragen und Anregungen
info@rivaverlag.de

Wichtige Hinweise
Dieses Buch ist für Lernzwecke gedacht. Es stellt keinen Ersatz für eine individuelle medizinische Beratung dar und sollte auch nicht als solcher benutzt werden. Wenn Sie medizinischen Rat einholen wollen, konsultieren Sie bitte einen qualifizierten Arzt. Der Verlag und der Autor haften für keine nachteiligen Auswirkungen, die in einem direkten oder indirekten Zusammenhang mit den Informationen stehen, die in diesem Buch enthalten sind.

Ausschließlich zum Zweck der besseren Lesbarkeit wurde auf eine genderspezifische Schreibweise sowie eine Mehrfachbezeichnung verzichtet. Alle personenbezogenen Bezeichnungen sind somit geschlechtsneutral zu verstehen.

Originalausgabe
1. Auflage 2023

Türkenstraße 89
80799 München
Tel.: 089 651285-0
Fax: 089 652096

Redaktion: Dr. Frauke Bayer
Umschlaggestaltung: Pamela Machleidt
Umschlagabbildung: Shutterstock/Buravleva stock, GoodStudio, Inspiring, Mary Long, maximmmmum, Ralf Geithe, VectorMine
Bildnachweis für alle Abbildungen im Innenteil: Seite 173
Layout: Katja Muggli, www.katjamuggligrafikdesign.de
Satz: Daniel Förster, Belgern

Druck: Florjancic Tisk d.o.o., Slowenien
Printed in the EU

ISBN Print 978-3-7423-2337-8
ISBN E-Book (PDF) 978-3-7453-2129-6
ISBN E-Book (EPUB, Mobi) 978-3-7453-2128-9

Wir produzieren nachhaltig
www.m-vg.de

Weitere Informationen zum Verlag finden Sie unter

www.rivaverlag.de

Beachten Sie auch unsere weiteren Verlage unter www.m-vg.de

Dr. med. Gerrit Sütfels

ALLERGIEN? Ohne mich!

Der natürliche Weg zu einem beschwerdefreien Leben

riva

Inhalt

Vorwort

Mehr als 30 Prozent der Deutschen leiden an einer Allergie, die häufig mit einer deutlichen Einschränkung der Lebensqualität einhergeht: Ständig gereizte Atemwege, tränende Augen und eine laufende Nase sind vor allem in der Allergiesaison tägliche Begleiterscheinungen, die ihnen das Leben schwer machen. Hinzu kommen Verdauungsbeschwerden, Abgeschlagenheit und allergische Reaktionen (Kreuzallergien) auf Lebensmittel. Wenn Sie an gravierenderen Formen wie Neurodermitis oder Asthma leiden, dann wissen Sie, wie belastend der Juckreiz oder die Atemnot im täglichen Leben sein können. Oft entwickelt sich auch ein Teufelskreis aus Symptomen, der nicht zuletzt die Psyche angreift und zu Vermeidungsverhalten führt. Die allergische Extremreaktion, bei der es zu einem anaphylaktischen Schock kommen kann, stellt sogar einen lebensbedrohlichen Notfall dar, der ohne Eingreifen sogar tödlich enden kann.

Vielleicht sind Sie bereits in medizinischer Behandlung und haben vielleicht auch schon verschiedene Hausmittel ausprobiert, um Ihre Beschwerden zu lindern. Vielleicht möchten Sie aber auch mehr über die Hintergründe Ihrer Allergie erfahren, wie sie entsteht, welche Reaktionen im Körper dabei ablaufen und vor allem, wie Sie ein möglichst beschwerdefreies Leben führen können.

Dieses Buch soll Sie als Allergiker, Asthmatiker oder Neurodermitiker unterstützen, mehr über Ihre Erkrankung zu erfahren, und Ihnen Wege aufzeigen, wie Sie sich selbst auf natürliche Weise wirkungsvoll helfen können.

Im ersten Kapitel erfahren Sie, wie genau eine Allergie entsteht. Dazu ist ein kleiner Exkurs in den etwas komplizierten Bereich der Arbeitsweise des Immunsystems nötig, die aber so beschrieben wird, dass sie auch für Laien verständlich ist. Bei Bedarf können Sie das erste Kapitel auch einfach komplett überspringen und direkt beim Behandlungsteil im zweiten Kapitel beginnen. Alle vorkommenden Fachbegriffe werden immer wieder kurz erklärt, sodass das erste Kapitel für das weitere Verständnis nicht zwingend notwendig ist. Mit den in Kapitel 1 beschriebenen Zusammenhängen zwischen Immunsystem und Allergien können Sie jedoch besser verstehen, warum die natürlichen Methoden tatsächlich funktionieren und auf welchen wissenschaftlichen Wirkprinzipien sie beruhen. Anders als beim Placebo-Effekt verändern die meisten Pflanzenextrakte und Vitalstoffe, aber auch viele naturheilkundliche Anwendungen oder Übungen nämlich gezielt einzelne Vorgänge in unserem Körper, ähnlich wie ein herkömmliches Medikament, aber wesentlich sanfter und nachhaltiger.

In Kapitel 3 lernen Sie zahlreiche natürliche Behandlungsmethoden kennen, die Ihnen helfen können, Ihre Atemwege und Ihr Immunsystem zu stärken, Ihre Darmflora zu unterstützen und Stress zu reduzieren. Dazu zählen nicht nur die Heilkräfte von Pflanzen und die Anwendung der Homöopathie, sondern auch sanfte Heilbäder, gesunde Ernährung, Akupressur, Yoga- und Atemübungen, die Sie ganz leicht selbst durchführen können. Alle Anwendungen, die Ihnen einen gesunden Lebensstil ermöglichen können, sind im Detail beschrieben und leicht in Ihren Alltag zu integrieren.

In Kapitel 4 erfahren Sie, wie Sie aus den vorgestellten naturheilkundlichen Anwendungsmöglichkeiten die für Ihre gesundheitliche Situation passenden auswählen und so Ihren ganz individuellen Allergie-Fahrplan zusammenstellen können, um auf natürliche Weise Ihre Beschwerden zu lindern und Ihr körperliches und seelisches Wohlbefinden zu steigern.

Das ist das Ziel dieses Ratgebers. Das Buch möchte Ihnen helfen, besser mit Ihren Allergien leben zu können und weniger Medikamente einnehmen zu müssen. In manchen Fällen kann die Behandlung auch dazu führen, dass die Allergien teilweise oder weitgehend verschwinden.

Selbstverständlich sind auch natürliche Methoden nicht ganz ohne Nebenwirkungen, weswegen auf mögliche unerwünschte Begleiterscheinungen hingewiesen wird. Bei Fragen oder Unklarheiten wenden Sie sich also bitte an Ihren Gesundheitsexperten vor Ort und lassen sich professionell beraten. Das gilt vor allem dann, wenn Sie schwerer erkrankt sind und schulmedizinische Medikamente einnehmen müssen. Setzen Sie diese auf keinen Fall ohne Rücksprache mit Ihrem Arzt ab.

Im Anhang finden Sie eine Zusammenstellung von spezifischen Präparaten, falls diese für die in den verschiedenen Kapiteln des Buches vorgestellten Behandlungsansätze in der Apotheke oder im Handel zur Verfügung stehen. Die genannten Präparate sind jeweils nur beispielhaft aufgeführt. Das bedeutet also nicht, dass ein vergleichbares Präparat von einem anderen Hersteller nicht ebenso wirksam sein kann.

Ich wünsche Ihnen viel Erfolg, Ihre Allergie neu für sich zu entdecken – auf eine möglichst natürliche Weise.

Ihr Dr. Gerrit Sütfels

1

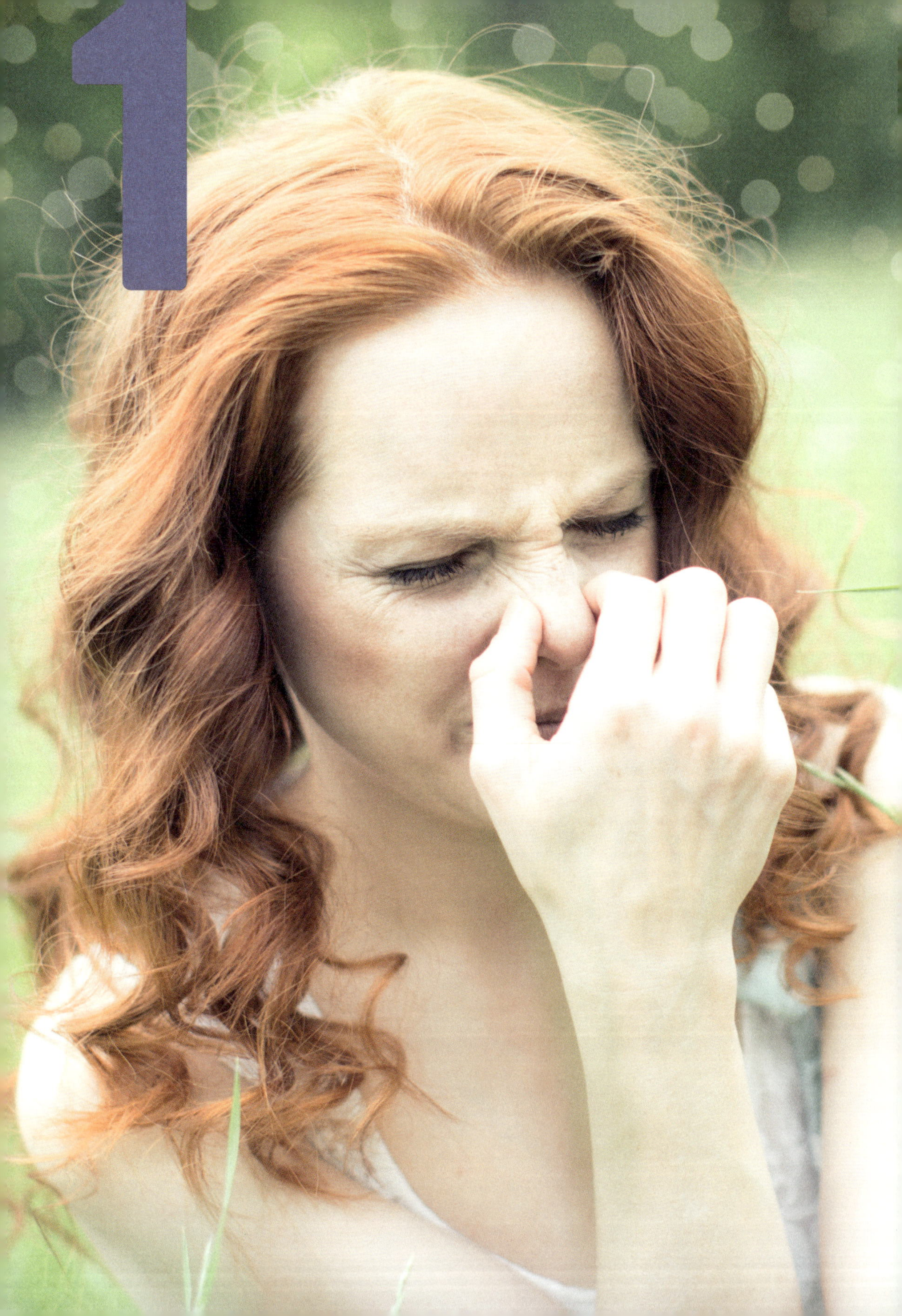

Allergien –
wenn das Immunsystem verrücktspielt

Eine Allergie ist eine überempfindliche Reaktion Ihres Körpers auf prinzipiell harmlose Stoffe. Ihr Immunsystem spielt also im wahrsten Sinne des Wortes verrückt. Statt eiterbildende Bakterien und Schnupfen auslösende Viren bekämpft es mit übermäßigem Eifer unschuldige Pollen und Tierhaare oder gar leckere Bestandteile Ihres Frühstücks. Etwa 20 bis 30 Prozent der Deutschen sind von mindestens einer Allergie betroffen. Was bei einer Allergie genau in Ihrem Organismus passiert, wie Allergien entstehen und welche Allergien es gibt, erfahren Sie in diesem Kapitel.

Wissenswertes zu Allergien

Die Häufigkeit von Allergien in der Bevölkerung steigt jährlich. Die Zunahme betrifft nicht nur die Industrienationen, sondern auch die Entwicklungsländer. Man spricht auch von einer Allergie-Epidemie.

Bei immer mehr Kindern bestehen allergische Beschwerden. Circa fünfzehn Prozent leiden unter Neurodermitis, acht bis zwölf Prozent unter Heuschnupfen und circa fünf Prozent unter Asthma.[1] Die Allergiker-Karriere beginnt in der Kindheit in der Regel mit der Neurodermitis, gegebenenfalls kommen Nahrungsmittelallergien hinzu, die sich jedoch mit dem Erwachsenwerden oft auswachsen. Später entwickelt sich ein Heuschnupfen. Und dann besteht die Gefahr für den Etagenwechsel von den oberen in die unteren Atemwege: Asthma bronchiale droht! Viele Wissenschaftler nennen dies auch den »atopischen Marsch«. Atopie ist hierbei ein Begriff, der mit Allergie gleichzusetzen ist.

Doch woher kommt diese Epidemie? Lange war es unklar. Inzwischen gibt es viele wissenschaftliche Daten, die die Allergieentstehung beleuchten. Wie Sie in den nächsten Kapiteln erfahren werden, spielen viele zivilisatorische und klimatische Einflüsse eine wichtige Rolle.

Doch sind Allergien eine Erfindung der Neuzeit? Nein, vereinzelte Hinweise für die Erwähnung von allergischen Krankheitsbildern gab es schon in der Antike und im Mittelalter. Man findet immer wieder die Erzählung vom englischen König Richard III. aus dem 16. Jahrhundert, der unter einer Erdbeerallergie litt. Er ließ sich von einem Gegenspieler die unverträglichen Früchte reichen, reagierte darauf allergisch und beschuldigte jenen des Vergiftungsversuchs. Ein idealer Grund, um den Gegner verhaften zu lassen. Aus der gleichen Zeit stammen Berichte über Reaktionen auf Katzenhaare oder Federn.

Der Heuschnupfen findet als jährlich auftretender »Sommerkatarrh« zu Beginn des 19. Jahrhunderts erstmals Erwähnung durch den britischen Arzt John Bostock. Während dieser die Ursache der Beschwerden noch nicht ergründen konnte, fand John Elliotson einige Jahre später den Übeltäter: Gräserpollen. Den Begriff Allergie, der übrigens aus dem Griechischen abgeleitet so etwas wie »Fremdreaktion« oder »Andersreaktion« bedeutet, prägte erst zu Beginn des 20. Jahrhunderts der Wiener Kinderarzt Clemens Freiherr von Pirquet.

Woraus besteht unser Blut?

Unser Blut ist ein flüssiges Gewebe, das aus der Blutflüssigkeit (Plasma) und den Blutzellen besteht. Hiervon gibt es rote und weiße Blutzellen sowie Blutplättchen. Letztere sind für die Blutgerinnung verantwortlich. Die roten Blutkörperchen machen den größten Anteil des Blutes aus mit vier bis fünf Millionen Zellen pro Mikroliter Blut, also pro Tausendstel Milliliter. Die weißen Blutzellen sind ein wichtiger Bestandteil des Immunsystems. Von ihnen gibt es viele spezialisierte Typen, wie Sie in den folgenden Kapiteln erfahren werden.

Wie funktioniert unser Immunsystem und was passiert bei Allergien?

Unser Immunsystem ist eine komplexe Organisationsstruktur spezifischer oder unspezifischer Abwehreinheiten. Ein Großteil der Immunzellen ist Bestandteil der weißen Blutkörperchen (Leukozyten). Einige von ihnen sind ins Gewebe eingewandert oder in speziellem lymphatischem Gewebe wie den Lymphknoten, den Mandeln oder der Milz organisiert.

Das Abwehrsystem soll den Organismus vor Eindringlingen oder mutierten eigenen Zellen schützen. Aber es entsorgt auch zerstörte Körperzellen.

Um die Grundlagen des komplexen Immunsystems besser zu verstehen, wird es in den folgenden Abschnitten bildlich mit einem Polizei- und Militärapparat verglichen. Anschließend soll auf die verschiedenen Häute und ihre Schutzfunktion als natürliche Grenze eingegangen werden.

Unsere Körperpolizei – welche Immunzellen gibt es?

Täglich kämpft unser Körper gegen Viren, Bakterien und Pilze, die schwere Infektionen auslösen könnten, sowie gegen entartete Körperzellen, die zu Krebs werden könnten. Das Immunsystem – die Polizei in unserem Körper – passt auf, dass nichts schiefläuft.

Dabei gibt es entwicklungsgeschichtlich zwei Typen von Körperpolizei: die uralte Schutzpolizei, die unspezifisch für Ordnung sorgt, und die Kriminalpolizei mit ihren Spezialeinheiten, die gezielt gegen bekannte Verbrecher vorgeht.

Die Entstehung von Immunzellen

Aus einer Stammzelle für die Blutbildung kann entweder die Lymph- oder die Knochenmarksreihe an Immunzellen entstehen. Die Knochenmarksreihe beinhaltet vor allem das angeborene Immunsystem mit *Neutrophilen* (spezialisierte Immunzellen, die den größten Teil der weißen Blutkörperchen darstellen), *Eosinophilen* (gehören ebenfalls zu den weißen Blutkörperchen), *Basophilen* (machen einen geringen Anteil der weißen Blutzellen aus), antigenpräsentierenden Zellen, Fresszellen *(Makrophagen)* sowie Mastzellen. Aus der Knochenmarksreihe entstehen aber auch die roten Blutzellen (für die Sauerstoffversorgung) und die Blutplättchen (zur Blutgerinnung).

Die Lymphreihe der Abwehrzellen repräsentiert das erworbene Immunsystem mit seinen T-Zellen, B-Zellen und natürlichen Killerzellen.

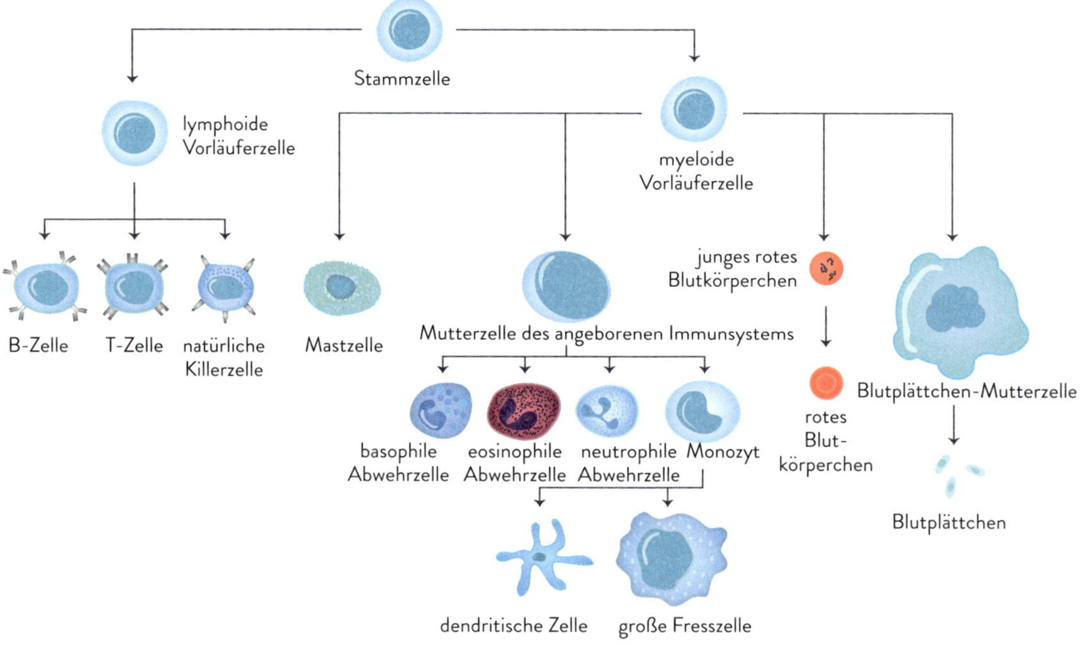

Aus einer Stammzelle für die Blutbildung kann entweder die Lymph- oder die Knochenmarksreihe an Immunzellen entstehen.

Die Schutzpolizei – das angeborene Immunsystem

Die Schutzpolizei des Körpers ist das sogenannte »angeborene oder unspezifische Immunsystem«. Ähnlich wie die Schutzpolizei ist es für die Sicherheit, Gefahrenabwehr und Aufrechterhaltung der Ordnung im Organismus zuständig. Es besteht aus im Blut und im Gewebe patrouillierenden Streifenpolizisten, den Fresszellen. Diese werden *Monozyten* (verkürzt für »Zellen mit einem großen Kern«, es handelt sich dabei um eine Vorstufe der Fresszellen) und *Makrophagen* (»große Fresszellen«) genannt. Die Monozyten führen Passkontrollen im Körper durch. Die Körperzellen können sich mit den passenden Antigenen ausweisen. Antigene sind Oberflächenbestandteile der Zellen, die sie in diesem Fall als körpereigen erkennbar machen. Eingedrungene Erreger können sich nicht richtig ausweisen – sie haben auf ihrer Oberfläche fremde Antigene. Die Monozyten erkennen ähnlich wie eine Polizeikontrolle den gefälschten Ausweis und leiten diese Informationen weiter an die Zentrale. In unserem Körper platzieren die Monozyten die fremden Antigene auf ihrer eigenen Oberfläche, sodass sie anderen Abwehrzellen gezeigt werden – ähnlich wie ein Fahndungsbild oder wie eine Kopie des verdächtigen Personalausweises. Aus diesem Grund werden die Monozyten und ihre Abkömmlinge, die dendritischen Zellen (»verästelte Zellen«), als antigenpräsentierende Zellen bezeichnet. Dadurch können weitere Polizeieinheiten informiert und angelockt werden, um die Eindringlinge zu stellen.

Die Monozyten-Polizeistreife kann sich aber auch in Makrophagen, also große Fresszellen, umwandeln und dann den Verbrecher direkt festnehmen beziehungsweise eliminieren.

Natürliche Killerzellen sind Spezialeinheiten für mutierte Körperzellen, zum Beispiel durch eine Virusinfektion oder ein aktiviertes Krebs-Gen. Sie attackieren und zerstören die betroffenen Zellen. Durch bestimmte Alarmsysteme, die Entzündungsbotenstoffe, können weitere Helfer oder Spezialeinheiten herbeigerufen werden, ähnlich wie ein Funkspruch bei der Polizei. Unter anderem kann das erworbene Abwehrsystem hinzugezogen werden, die Kriminalpolizei des Körpers.

Die Kriminalpolizei – das erworbene Immunsystem

Ähnlich der Kriminalpolizei, die sich durch umfassende Ermittlungen ein Bild von Kriminellen macht und sie zur Fahndung ausschreibt, besitzt das erworbene Immunsystem verschiedene Spezialeinheiten. Nach einer Straftat – also nach dem Eindringen eines Erregers in unseren Organismus – erstellen die Lymphzellen ein Profil des Täters. Dazu besitzen sie verschiedene Zentralen, zu denen Milz, Thymusdrüse, Lymphknoten, Mandeln und unzählige Lymphfollikel im Darm gehören. In diesen Immunorganen werden die Abwehrzellen geschult und auf einzelne Täterprofile spezialisiert. Die so fokussierten Lymphzellen, sogenannte T-Helferzellen aus der Thymusdrüse, ziehen durch das Gewebe und suchen nach den Verdächtigen. Zuarbeit leisten die antigenpräsentierenden Zellen, die mit ihren langen Ärmchen ähnlich wie die Spurensicherung bei der Polizei kleine Fragmente der Eindringlinge einsammeln und den Helferzellen vorlegen. Werden die T-Helferzellen dadurch aktiviert oder finden sie Körperzellen, die sich nicht korrekt über ihre Antigene ausweisen können, wie es zum Beispiel bei einer virusinfizierten oder einer durch Krebs veränderten Zelle vorkommt, rufen sie Sondereinsatzkommandos (zytotoxische T-Zellen oder »zellgiftige Thymusdrüsen-Zellen«) herbei, die den Übeltäter beschießen. Gegen einmal auffällig gewordene Täter bilden spezialisierte B-Zellen, eine andere Sorte von Lymphzellen, Abwehrraketen in Form von Antikörpern. Diese Antikörper sind Eiweiße, die nur auf genau ein bestimmtes Antigen passen – ähnlich wie ein Schlüssel, der nur in ein Schloss passt. Eine auf Coronaviren spezialisierte B-Zelle wird bei einer erneuten Coronavirus-Infektion direkt Corona-Abwehrraketen (spezifische Antikörper) bilden, die die Viren binden, markieren und zerstören können, sodass eine Infektion abgeschwächt oder im Optimalfall sogar verhindert wird. So wirkt übrigens auch eine Impfung. Durch den Impfstoff werden B-Zellen aktiviert, die Abwehrkörperchen gegen die Krankheitserreger bilden.

Die Armee gegen übermächtige Feinde – Mastzellen und ihre Helfer

Zum angeborenen Immunsystem gehören auch Abwehrzellen, die wie Grenzsoldaten an den Grenzflächen des Körpers sitzen, also in der Haut und in den Schleimhäuten. Diese Grenzsoldaten heißen Mastzellen. Sie verteidigen den Staat gegen übermächtige Feinde, nämlich vielzellige Parasiten wie Würmer. Diese werden wie durch ein Maschinengewehr mit Histaminsalven beschossen. Unterstützt werden sie von den Raketenwerfern der B-Zellen, die nun spezielle IgE-Abwehrkörper (Immunglobulin E, abgekürzt IgE, das vor allem Parasiten abwehrt) bilden und auf den Eindringling Wurm abfeuern.

Was läuft schief bei einer Allergie?

Doch was läuft nun schief im Immunsystem, dass eine Allergie entsteht? In den folgenden Kapiteln erfahren Sie, welche Arten von Allergien es gibt und welche Immunzellen und welche Gewebe an der Allergisierung maßgeblich beteiligt sind.

Welche Allergie-Typen gibt es?

Wenn wir von einer Allergie (im engeren Sinne) sprechen, meinen wir in der Regel eine Typ-1-Allergie, die Allergie vom Sofort-Typ. Wenn der Organismus das erste Mal mit einem Allergen in engeren Kontakt kommt, produziert er dazugehörige Antikörper vom IgE-Typ. Diese können dann beim nächsten Kontakt mit dem Allergen die Mastzellen aktivieren und zur massiven Histaminfreisetzung bringen. Typische Erkrankungen vom Typ 1 sind Heuschnupfen, Asthma, Neurodermitis und die gefährliche *Anaphylaxie*, der lebensbedrohliche allergische Notfall. Um diesen Allergie-Typ geht es in diesem Buch.

Die Allergie vom Typ 2 wird auch *zytotoxische Allergie* genannt. Dabei entstehen IgG-Antikörper (Immunglobulin-G-Antikörper), welche sich an Zellen, auf denen fremde Antigene zu finden sind, binden. Dadurch werden Killerzellen angelockt, die die markierte Zelle abtöten (*zytotoxisch* bedeutet zelltötend). Die Typ-2-Allergie ist verantwortlich für Zwischenfälle bei der Bluttransfusion, für Medikamentennebenwirkungen mit Verlust von Blutzellen und für die akute Abstoßungsreaktion bei Organtransplantaten.

Bei der Typ-3-Allergie bilden sich sogenannte Immunkomplexe aus den Antigenen und Abwehrkörperchen. Diese führen zu Entzündungen in den Blutgefäßen. Wesentliche Beispiele sind die Serumkrankheit und die allergische Gefäßentzündung *(Vaskulitis)*.

Die Allergie vom Typ 4 reagiert erst verspätet. Hierbei merken sich spezielle T-Zellen des Immunsystems beim Erstkontakt die Fremdsubstanz. Bei einem erneuten Kontakt mit dem Stoff entsteht erst verzögert nach ein bis drei Tagen eine Abwehrreaktion. Die Allergie vom Spät-Typ ist Auslöser des Kontaktekzems.

Für Sie als Allergiker ist vor allem die Allergie vom Typ 1 wichtig, weshalb Sie dazu in den folgenden Abschnitten eine ausführliche Erläuterung finden. Die anderen Typen sind nicht ohne medizinische Hilfe behandelbar. Spricht man von Allergien im volkstümlichen Sinne, ist der Typ 1 gemeint.

Die Unterscheidung von Gut und Böse

Unsere Abwehrzellen patrouillieren jederzeit durch unseren Körper und suchen nach Eindringlingen. Sie müssen jedoch lernen, was »gut« und was »böse« ist beziehungsweise was »eigen« und was »fremd« ist. Körpereigene Substanzen und Zellen, Nährstoffe und freundliche Bakterien auf unseren Schleimhäuten soll das Immunsystem in Ruhe lassen. Hier soll »Toleranz« walten, ein Fachbegriff für das Ausbleiben einer Immunantwort auf ein Antigen, das als »gut« oder »eigen« eingestuft wird. Demgegenüber soll das Immunsystem Krankheitserreger, Giftstoffe und Krebszellen als »böse« erkennen und eliminieren.

Es gibt zwei Erkrankungen, bei denen eine gestörte Toleranzentwicklung im Vordergrund steht: Zum einen sind das die Allergien, es kann sich aber auch um Autoimmunerkrankungen handeln.

Bei den Autoimmunerkrankungen richtet sich das Immunsystem gegen körpereigene Bestandteile. Beim Rheuma sind es zum Beispiel die Häute der Gelenke, die angegriffen werden und sich entzünden. Bei der Hashimoto-Erkrankung attackieren die Abwehrzellen die Schilddrüse, vor allem den Bereich, der die Schilddrüsenhormone zusammenbaut.

Bei Allergien ist die Toleranz gegen harmlose Stoffe wie Pollen, Tierhaare, Milbenkot oder Nahrungsmittel herabgesetzt. Es entsteht eine überschießend starke Reaktion auf diese unbedeutenden Fremdstoffe, die wir Allergene nennen, also Auslöser für eine allergische Reaktion.

Die Allergisierung entsteht, wenn die Schutzfunktion der Haut oder der Schleimhäute eingeschränkt ist und diese vermehrt Allergene in den Körper passieren lassen. Außerdem muss die Toleranz des Immunsystems gegenüber Fremdeiweißen gestört sein.

Auf die Funktion und Fehlerhaftigkeit dieser beiden Systeme im Rahmen einer Allergie wird in den nächsten Kapiteln näher eingegangen. Denn viele naturheilkundliche Therapien versuchen, entweder die Schleimhautbarriere wiederherzustellen oder das Immunsystem in Richtung Toleranz zu erziehen.

Deshalb geht es im Folgenden um die wesentlich an der Allergieentwicklung beteiligten Immunzellen, nämlich die B- und Plasmazellen, die Mastzellen, die Eosinophilen und Basophilen sowie die T-Helferzellen. Lernen Sie unsere inneren Polizeieinsatzkräfte besser kennen und machen Sie einen Ausflug zu den Grenzen unseres Organismus: der oberflächlichen Haut und den inneren Schleimhäuten.

T-Helferzellen – Immunsystem aus der Balance

Zu den Abwehrzellen aus der Lymphzellreihe, einem Teilbereich der weißen Blutkörperchen, gehören auch die T-Zellen. Das »T« steht hier für Thymus, jene Drüse hinter dem Brustbein, in der die Lymphzellen geschult werden. Ein wichtiges Unterrichtsfach ist Toleranz gegenüber eigenem Gewebe. Den Thymus kennen Sie vielleicht aus dem Gourmetrestaurant: Kalbsbries, also der Thymus des jungen Rindes, wird dort oft als Delikatesse zum Verzehr angeboten.

Für den Allergiker sind besonders bedeutsam die T-Helferzellen. Es gibt verschiedene Sorten von ihnen. Th1-Zellen, also T-Helferzellen vom Typ 1, sind wichtig für die Abwehr von Viren und Tumorzellen. Sie aktivieren deshalb Fresszellen, vor allem große Fresszellen (Makrophagen) und Angriffszellen (zytotoxische T-Zellen). Außerdem regen sie die B- beziehungsweise Plasmazellen zur Bildung von IgG-Antikörpern an, die den Feind markieren. Die Stimulation der anderen Immunzellen erfolgt über entzündungsfördernde Botenstoffe. Die Th1-Zellen produzieren auch Botenstoffe, die die Bildung von T-Helferzellen vom Typ 2 (Th2-Zellen) hemmen.

Die Th2-Zellen haben eine andere Wirkung: Sie regen die B-Zellen an, sich in Plasmazellen umzuwandeln, die Antikörper vom IgE-Typ bilden. Außerdem aktivieren die Th2-Zellen unter anderem Mastzellen und Eosinophile. Dies geschieht über ein eigenes Spektrum an

Entzündungsbotenstoffen, nämlich die *Interleukine*. Die IgE-Antikörper, die mit Histamin gefüllten Mastzellen und die eosinophilen Abwehrzellen sind wichtig für die Verteidigung gegen Parasiten, sie können aber auch zur allergischen Reaktion führen, wenn dieser Weg übertrieben eingeschlagen wird. Dies passiert, wenn nicht nur große Feinde ins Visier der Th2-Zellen geraten, sondern ihnen von weiteren Immunzellen (den sogenannten antigenpräsentierenden Zellen) harmlose Antigene von Pollen, Milben oder Tierhaaren schmackhaft vorgehalten werden. Gefördert wird diese allergische Reaktion, wenn die dritte Gruppe an T-Helferzellen, die sogenannten *regulatorischen T-Zellen*, kurz *T-reg*, geschwächt ist. Sie dienen nämlich als Bremse des Immunsystems und können anzeigen, dass der kleine Pollen harmlos ist. Sie stoppen damit die Abwehrreaktion und vermeiden eine Allergie. Sie sind also für die Toleranz gegenüber harmlosen Fremdkörpern oder guten Darmbakterien verantwortlich.

Bei Allergikern besteht häufig eine Dysbalance zwischen der Th1- und der Th2-Reaktion im Immunsystem, was auch als eine verstärkte Th2-Antwort bezeichnet wird. Zudem sind meistens die T-reg als Ausgleichs- und Regulationsprinzip geschwächt. Naturheilkundliche Behandlungsansätze, seien es Pflanzenpräparate, Vitalstoffe, Stressregulation oder eine Darmsanierung, zielen darauf ab, die Balance zwischen Th1 und Th2 wiederherzustellen. Dadurch soll eine Ursache der Allergie behoben werden.

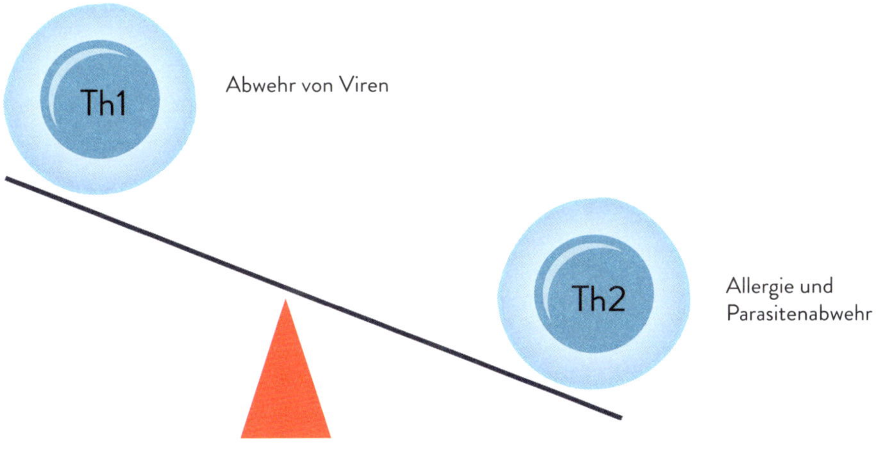

Die T-Helferzellen entscheiden, in welche Richtung das Immunsystem sich ausrichtet: Die Th1-Zellen sind für die Abwehr von Viren und Krebs verantwortlich, die Th2-Zellen spielen heutzutage vor allem eine Rolle bei allergischen Erkrankungen.

Die entgleisten Plasmazellen – ein Sturm von IgE

Das Knochenmark bildet einen bestimmten Typ an Immunzellen, die B-Zellen genannt werden. Sie gehören als Lymphzellen zu den weißen Blutkörperchen. Diese wandern in das lymphatische Gewebe ein, also in Lymphknoten, Mandeln, Lymphfollikel im Darm und in die Milz. Dort warten sie auf Antigene, also auf Fremdkörper, die auf eine Gefahr für den Organismus hinweisen können. Finden sie ein Antigen, fressen sie dieses auf und bauen daraus Abwehrraketen gegen genau dieses Antigen, die sogenannten Abwehrkörper, Antikörper oder Immunglobuline. Es gibt verschiedene Immunglobuline (Ig), also Antikörper, bei denen es sich um Proteine aus der Klasse der Globuline handelt (daher der Name). Der Typ Immunglobulin M (IgM) ist für die erste akute Abwehrreaktion gegen Eindringlinge verantwortlich. Die Abwehrkörperchen vom IgG-Typ verteidigen uns längerfristig und bilden dann sogar einen Speicher, sodass bei erneutem Kontakt mit demselben Feind der Körper sich schneller wehren kann. IgA ist der Spezialist für die Abwehr an den Schleimhäuten und IgE ist bestens für den Kampf gegen große Parasiten ausgerüstet – es kann diese massenhaft beschießen. Die Bildung von Immunglobulin E (IgE) ist aber leider auch ein wichtiger Wendepunkt in Richtung einer Allergieentstehung.

Wenn die B-Zelle Antikörper produziert, nennt man sie Plasmazelle. Sie ist auf ein einziges Allergen, also zum Beispiel auf einen Teil vom Coronavirus oder einen Teil vom Birkenpollen, spezialisiert. Welcher Typ Antikörper gebildet wird, ist abhängig davon, welche T-Helfer-Zelle den Vorgang antreibt. Bei den Allergien erfolgt über die Aktivierung der Th2-Helferzellen bevorzugt die Bildung von IgE-Antikörpern.

Der Übermut der Mastzellen – oder das gestörte Multitalent

Mastzellen (oder medizinisch *Mastozyten*) sind ein weiterer Teil der weißen Blutkörperchen und damit des Immunsystems. Sie sind prall gefüllt mit Bläschen, die verschiedene Gewebshormone und Botenstoffe enthalten. Deshalb wirkten sie auf ihren Entdecker Paul Ehrlich wie »gemästet«. Der wichtigste Inhaltsstoff der Bläschen ist Histamin, von dem wir auf Seite 21 noch ausführlicher hören werden.

Beim ersten Kontakt mit einem Allergen wird dieses von überall vorkommenden antigenpräsentierenden Zellen geschnappt und jungen T-Zellen vorgehalten. Diese wandeln sich in Th2-Zellen um und aktivieren die B-Zellen, die sich nun in Plasmazellen differenzieren und massenhaft Antikörper vom IgE-Typ bilden. Die IgE-Antikörper lagern sich auf Mastzellen ab. Gelangt das gleiche Allergen nochmals in den Organismus, setzt es sich auf die freien Enden von zwei Antikörpern, die nebeneinander auf einer Mastzelle sitzen, und schließt diese kurz. Dadurch entleeren die Abwehrzellen in einem Schwall ihre Bläschen, es kommt zur massiven Histaminausschüttung. Die allergische Reaktion startet durch!

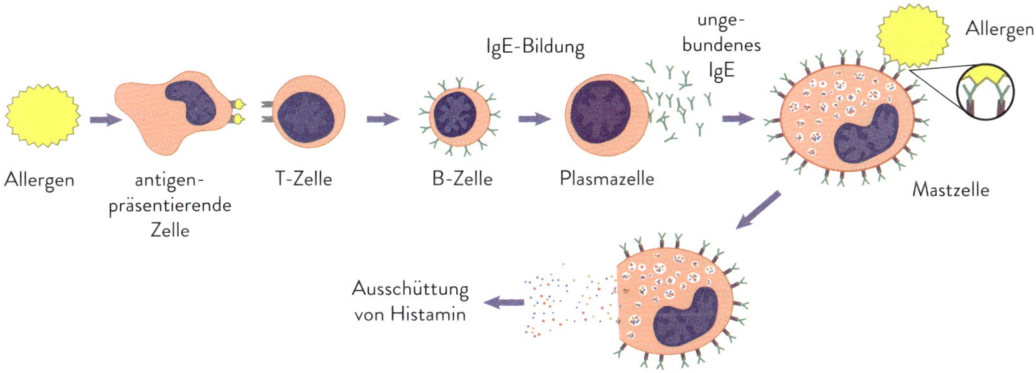

An der Entstehung der allergischen Reaktion sind verschiedene Zelltypen beteiligt, die letztlich zu einer massiven Ausschüttung von Histamin durch die Mastzellen führen.

Berühmtheit erlangte die Mastzelle überwiegend für diese eine Reaktion – also als Hauptschuldige für allergische Reaktionen. Weniger beachtet ist die wichtige natürliche Aufgabe der Mastzellen. Sie sitzen in hoher Dichte entlang aller Häute und Schleimhäute sowie um Blutadern, also an den Grenzen unseres Körpers. Wenn sie in Kontakt mit Fremdkörpern kommen, also zum Beispiel Krankheitserregern oder Giften, werden jeweils spezifische Rezeptoren auf ihrer Oberfläche aktiviert und eine individuelle Reaktion ausgelöst.

Ihre Hauptaufgabe liegt in der Abwehr von großen Eindringlingen wie Würmern und Parasiten, die wegen ihrer Größe von den Fresszellen des Immunsystems nicht verschlungen werden können. Die Mastzellen attackieren sie mit den Abwehrstoffen aus ihren Bläschen.

Bei kleineren Störenfrieden wirken die Mastzellen steuernd. Bei einer Virusinfektion setzen sie zum Beispiel *Beta-Interferon* frei, einen Botenstoff, der die Virusabwehr fördert. Bei Kontakt mit Bakteriengiften geben sie sogenannte *Zytokine* ab, die zu einer antibakteriellen Entzündungsreaktion führen. Zudem können sie mit der Freisetzung von Histamin die lokale Durchblutung und den Lymphabfluss fördern, das sind wichtige Faktoren bei einer Entzündung. Bestandteile der normalen Darmflora beruhigen die Mastzellen, sodass die sogenannten regulatorischen T-Zellen angeregt werden. Diese T-reg gehören zu den T-Helferzellen, also Abwehrzellen aus der Thymusdrüse, die die Immunantwort steuern. Sie bremsen das Entzündungsgeschehen und fördern die Toleranz in Form des Ausbleibens einer Abwehrreaktion bei harmlosen Bakterien (zum Beispiel den guten Freunden aus der Darmflora) oder bei ungefährlichen Fremdeiweißen (zum Beispiel den Pollen). Die Interaktion der Mastzellen mit den T-reg, ein wichtiger Schutzfaktor vor Allergien, muss allerdings erst gelernt werden. Dazu ist der regelmäßige Kontakt des Organismus mit Bestandteilen von Mikroorganismen wichtig. Entscheidend ist, dass dieser Prozess schon im Mutterleib und allerspätestens bei der natürlichen Entbindung im Geburtskanal beginnt und in der

Muttermilch eine Fortsetzung erfährt – denn dort erhält das Neugeborene überall gute Milchsäurebakterien. Sie haben richtig gelesen, auch in der Gebärmutter und in der Muttermilch – nichts ist steril in der Natur. Wenn die Schwangerschaft stressig verläuft, die Entbindung per Kaiserschnitt erfolgt, nicht gestillt wird und wenn dann auch noch in der frühen Kindheit besonders Wert auf Sauberkeit und Hygiene gelegt wird oder frühzeitig Antibiotika bei banalen Infekten eingesetzt werden, hat der Nachwuchs keinerlei Chance, mit den guten bakteriellen Freunden in Kontakt zu treten. Seine Mastzellen und regulatorischen T-Zellen entwickeln keine Toleranz – ein potenzieller Allergiker ist geboren.

Mastzellen sind also ein wichtiges Multitalent des Immunsystems, um kurz nach dem Eindringen von Fremdlingen die Abwehrmaßnahmen in die richtige Richtung zu lenken oder Toleranz gegenüber bakteriellen Freunden walten zu lassen.[2] Bei Allergikern ist diese Fähigkeit gestört – und dies führt zur unnötigen Freisetzung von Histamin und anderen Entzündungsstoffen.

Eosinophile und Basophile – morgenrot und basisch-blau

Eosinophile und basophile Granulozyten gehören zu den weißen Blutzellen und damit zum Abwehrsystem. Erstere sind mit dem sauren Eosin-Farbstoff unter dem Mikroskop rötlich anfärbbar wie die Morgenröte, Letztere mit dem basischen Methylenblau in violetten Tönen hervorzuheben. Beide enthalten in ihren Granula, also in den »Körnchen« im Zellinneren, verschiedene Botenstoffe.

Die Eosinophile können Stoffe freisetzen, die vor allem größere Parasiten wie Würmer schädigen. Sie reagieren auf Parasiten, die mit IgE-Antikörpern markiert sind. Leider können die Giftstoffe der Eosinophilen, vor allem das eosinophile kationische Protein *(ECP, Eosinophilic Cationic Protein)*, auch körpereigene Zellen wie die Schleimhautzellen schädigen. Sie sind maßgeblich an der Entstehung von Asthma beteiligt.

Die Basophilen enthalten ähnlich wie die Mastzellen Histamin und andere Gewebshormone, die die Entzündungsreaktion anstoßen. Im Gegensatz zu den Mastzellen, die an den Grenzflächen des Körpers im Gewebe sitzen, schwimmen die Basophilen im Blut – deshalb tragen sie auch den Namen Blut-Mastzellen. Auch sie werden durch IgE-Antikörper aktiviert.

Bei allergischen Reaktionen sind diese beiden Sorten der weißen Blutkörperchen oft erhöht. Sie sind an der Symptomentstehung von Heuschnupfen und Asthma beteiligt. Zudem fördern sie die Ausrichtung des Immunsystems in Richtung einer Th2-Antwort. Die allergische Reaktionsbereitschaft wird erhöht.

Histamin – der Allergie-Booster

Histamin ist ein Gewebshormon und Botenstoff und stellt einen normalen Bestandteil unseres Organismus dar. Es handelt sich um eine stickstoffhaltige Verbindung (genauer ein biogenes Amin), die aus der Aminosäure Histidin entsteht.

Als Teil des Immunsystems wird der Botenstoff vor allem in Mastzellen und basophilen Abwehrzellen gespeichert und bei Bedarf freigesetzt. Dies geschieht vor allem bei der Bekämpfung von Parasiten und Giftstoffen sowie in krankhafter Weise bei allergischen Reaktionen. Histamin kommt aber auch in vielen Lebensmitteln vor und kann von einigen Darmbakterien aus der Aminosäure Histidin im Darm hergestellt werden. Bekannt ist Histamin auch als Bestandteil der Brennnessel. Bei Berührung der Blattränder wird es von der Pflanze in unsere Haut eingespritzt und löst dann die typischen Nesseln mit Rötung, Schwellung und Juckreiz aus.

Im Körper bewirkt das Gewebshormon Histamin eine verbesserte Durchblutung durch eine Erweiterung der Blutgefäße (Rötung und Schwellung, zum Beispiel beim Insektenstich), eine Optimierung des Lymphabflusses, Juckreiz und Schmerzen, an den Schleimhäuten vermehrte Schleimbildung (Heuschnupfen), Durchfall im Darm (Nahrungsmittelallergie), eine Verengung der Bronchien (Asthma), eine Adrenalin-Ausschüttung aus den Nebennieren sowie eine komplexe Entzündungskaskade durch Freisetzung verschiedener Botenstoffe. Die Wirkung wird über spezielle Histaminrezeptoren – also Andockstellen für Histamin an verschiedenen Körperzellen – vermittelt, die man mit Medikamenten blockieren kann. Das ist der Wirkmechanismus für die meisten Heuschnupfenmittel vom Typ der Antihistaminika (Histamin-Rezeptor-Blocker).

Interessant ist, dass Histamin auch im Gehirn als Botenstoff wirksam ist. Dort ist es maßgeblich an der Weckreaktion beteiligt. Es ist also einer unserer »Wachmacher«.

Besonders viel Histamin fällt im Darm durch die Nahrung und die Darmbakterien an. Über das Enzym *Diaminoxidase* (kurz *DAO*) kann Histamin dort abgebaut werden. Falls Histamin den Darmbereich überwindet und in die Blutbahn gelangt, gibt es eine zweite Histamin-Abbaumöglichkeit in der Leber über das Enzym *Histamin-N-Methyltransferase* (kurz *HNMT*). Die Funktion der beiden Enzyme kann selten genetisch bedingt reduziert sein, was zu einer erhöhten Histaminwirkung führen kann. Häufiger ist die DAO durch verschiedene Einflussfaktoren geschwächt. Dazu gehören Alkohol, Vitalstoffmängel (vor allem Vitamin C, B6 und Kupfer), eine Darmfehlbesiedlung *(Dysbiose)* oder eine Schädigung der Darmschleimhaut. Diese Ursachen sind prinzipiell durch eine ganzheitliche Behandlung rückgängig zu machen.

Zudem kann sich Histamin über eine vermehrte äußere Zufuhr via Nahrungsmittel oder über die Produktion durch ungünstige Darmbakterien anreichern. Histaminreiche Nahrungsmittel sind zum Beispiel Rotwein, gereifter Käse, Wurstwaren, Tomate und Aubergine.

Wichtig ist es, dass die Balance von Histaminanfall und -abbau funktioniert.

Unsere Schutzschilde – wie schützen uns die Haut und die Schleimhäute?

Von außen schützt uns unsere Haut vor Schäden durch chemische oder mechanische Reize, durch Strahlen oder Krankheitserreger sowie vor Austrocknung. Die inneren Grenzflächen werden von den Schleimhäuten bedeckt. Sie überziehen die Atemwege, den Verdauungsapparat und den Harntrakt.

Die Haut – unsere äußere Grenze

Die Außenhaut bedeckt unsere gesamte Körperoberfläche. Sie hat eine Größe von 1,5 bis 1,8 Quadratmetern und besteht aus den drei Schichten Oberhaut (*Epidermis*), Lederhaut (*Dermis*) und Unterhaut (*Subcutis*). Diese drei Schichten erfüllen unterschiedliche Aufgaben, wobei ihre Zusammenarbeit einen nahezu idealen Schutzschild bildet. Trotz ihrer zarten Beschaffenheit ist die menschliche Haut sehr robust und kann vielen äußeren Einflüssen standhalten.

Die äußerste Schicht ist die Oberhaut, die im Durchschnitt nur 50 Mikrometer dick ist, also einen zwanzigstel Millimeter. Auf der *Basalmembran*, die die Oberhaut von der Lederhaut abgrenzt, liegen eng miteinander verbundene Hornzellen. Für den guten Zusammenhalt sind Haftkomplexe zwischen den Zellen verantwortlich. Im weiter außen liegenden Anteil der Oberhaut verhornen die Zellen zunehmend, bis sie ganz außen schließlich absterben und die zellfreie Hornschicht bilden – eine wirksame Schutzbarriere gegen alle möglichen äußeren Einflüsse. Für eine stabile Verhornung ist das Eiweiß *Filaggrin* wichtig.

Bei der Neurodermitis wird die Hornschicht unter anderem durch eine genetisch veränderte Funktion der Filaggrine instabil und vermehrt durchlässig. Außerdem liegen die Hornzellen weniger eng beieinander – die Hautbarriere ist gestört, der Schutzschirm ist löchrig. Allergene, Keime und chemische Stoffe können besser in die Haut eindringen und diese reizen.

In der Oberhaut befinden sich auch sogenannte *Langerhans-Zellen*. Sie gehören zu den *dendritischen Zellen* (verzweigten Zellen) des Immunsystems. Sie sind wie die Äste von kleinen Bäumchen verzweigt und können so Eindringlinge erkennen, aufnehmen und anderen Abwehrzellen präsentieren. Sie sind also Teil der Schutzpolizei und gehören zu den antigenpräsentierenden Zellen. Dies passiert bei der Neurodermitis vermehrt, sodass eine allergische Entzündung ausgelöst wird.

Außerdem findet man in der Oberhaut Pigmentzellen, die für die Hautfarbe und damit den Schutz vor Sonnenstrahlung verantwortlich sind.

Auf der Hornschicht der Oberhaut leben die Bakterien der Hautflora, und zwar zehn Millionen pro Quadratzentimeter. Die freundlichen Hautbakterien sind sehr wichtig für die Aufrechterhaltung der Schutzfunktion unserer Körperoberfläche. Inzwischen ist bekannt, dass das Haut-Mikrobiom entscheidend an der Krankheitsentstehung der Neurodermitis beteiligt ist. Bei Erkrankten sieht man häufig eine Überwucherung der Haut mit dem Bakterium *Staphylococcus aureus* (goldenes Traubenbakterium), einem Eitererreger. Varianten von ihm werden als Krankenhauskeim gefürchtet – die sogenannten *MRSA (Methicillin-resistenter Staphylococcus aureus)*. Die Hautflora ist über verschiedene Wege mit der Darmflora verbunden. Sie können sich gegenseitig beeinflussen.[3]

Unter der Oberhaut mit ihrer Hornschicht liegt die Lederhaut. Sie ist reich an Kollagenfasern, die zu Geflechten vernetzt sind. Sie sind wichtig für die Beweglichkeit und Verschiebbarkeit der Haut, aber auch für ihre Stabilität. Bei Tieren wird aus der gegerbten Lederhaut – wie der Name schon sagt – Leder hergestellt. In der Lederhaut findet man auch reichlich Zellen des Immunsystems, zum Beispiel Lymphzellen, Mastzellen, Plasmazellen und Monozyten (Vorläufer der antigenpräsentierenden Zellen).

Die darunter liegende Unterhaut oder das Unterhautfettgewebe besteht nur noch aus einem lockeren Bindegewebe mit Fetteinlagerungen, die als Polster, Schutz- und Speicherschicht dienen. Außerdem ist das Unterhautgewebe reich an Nerven und Blutgefäßen. Hier sitzen zudem die Hautdrüsen, also Schweiß-, Duft- und Talgdrüsen, sowie die Haarwurzeln.

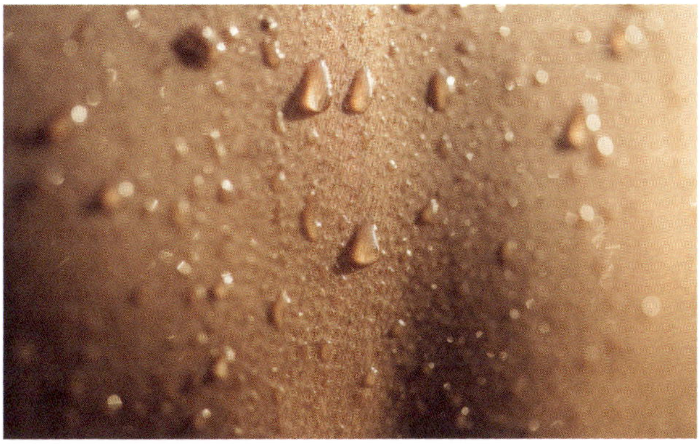

Die Haut bildet unseren äußeren Schutzschild.

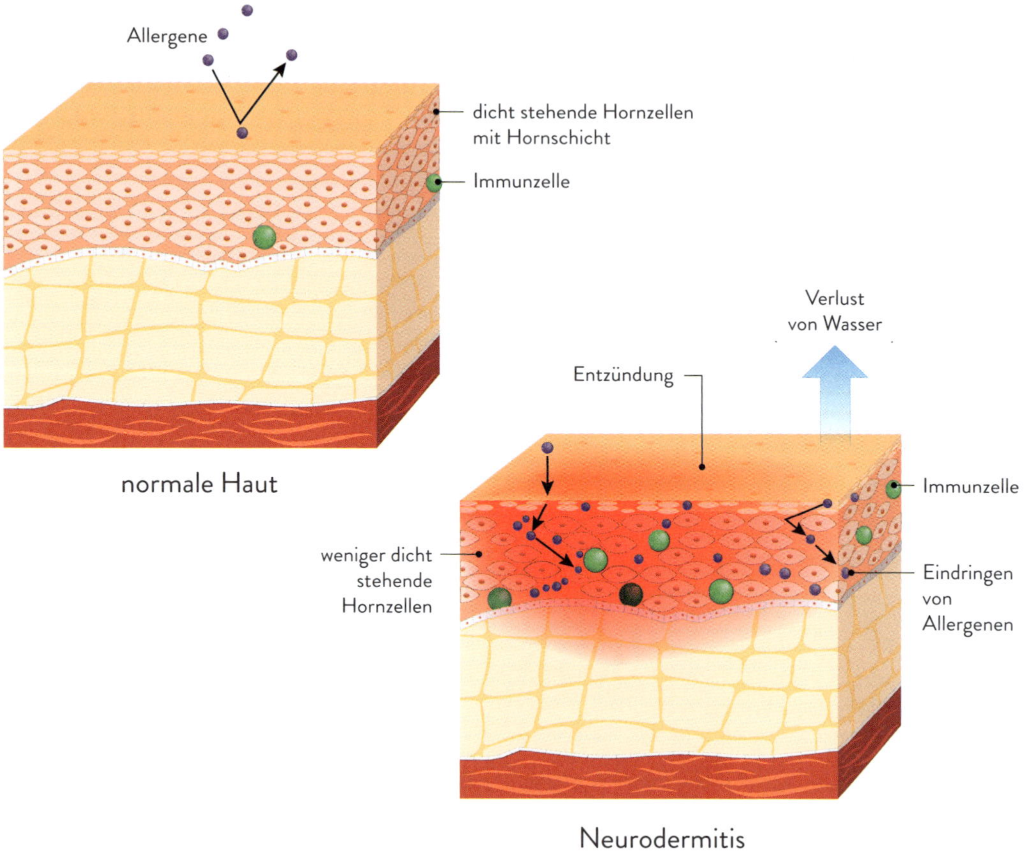

Die Wiederherstellung der Hautbarrierefunktion der gesunden Haut (links) ist ein wichtiger Schritt einer ganzheitlichen Neurodermitis- und Allergiebehandlung der allergischen Haut (rechts).

Bei der allergischen Haut stehen die Hornschuppen und die Zellverbände der Oberhaut weniger dicht. Allergene und Bakterien können die gestörte Barriere leicht durchdringen. Die Entzündungszellen werden alarmiert und führen durch die Histaminausschüttung zu Schwellung, Rötung und Juckreiz.

Die Darmschleimhaut – unsere innere Grenze

Unser Verdauungstrakt reicht vom Mund über Speiseröhre, Magen, Dünndarm und Dickdarm bis zum After. Entwicklungsgeschichtlich handelt es sich um nach innen gestülpte Haut, das innere Keimblatt des Embryos. Das gesamte Organsystem ist von einer Schleimhaut überzogen, die verschiedene Zelltypen beinhaltet. Diese sind an das jeweilige Organ angepasst und Spezialisten für einzelne Aufgaben des Organs. Der Magen bildet Säure und Enzyme zum Verdauen von Eiweißen. Der Nahrungsbrei wird vermengt und die Säure tötet eindringende Krankheitserreger ab. In den Zwölffingerdarm unter dem Magen mündet der

Gallengang. Die Gallenflüssigkeit transportiert Giftstoffe aus der Leber, die diese aus dem Blut gefiltert hat, und Gallensäuren, die die Fettaufnahme im Darm unterstützen. Der Gang der Bauchspeicheldrüse vereinigt sich mit dem Gallengang kurz vor dessen Mündung in den Darm. Durch diesen Gang gelangt der Bauchspeichel in den Darm, der viele Enzyme zur Verdauung von Eiweißen, Fetten und Kohlenhydraten enthält.

Unser Darm ist insgesamt vier bis sechs Meter lang. Man unterteilt ihn in Dünn- und Dickdarm. Während der Dünndarm vor allem für die Aufnahme von Nährstoffen verantwortlich ist, reguliert der Dickdarm den Wasser- und Mineralhaushalt. Lange verkannt und inzwischen recht gut erforscht ist die Aufgabe des Darmes als Immunorgan. Denn circa 70 Prozent der Abwehrzellen halten sich im langen Verdauungstrakt auf. Hier werden krankmachende Keime abgetötet und giftige Nahrungsbestandteile unschädlich gemacht. Eine sehr wichtige Funktion des Darms ist außerdem das Training der Immunzellen. Sie lernen hier die Toleranzentwicklung, also die Unterscheidung zwischen Feind und Freund.

Der Darm ist nicht nur sehr lang, sondern seine Schleimhaut im Inneren ist auch komplex aufgefaltet. Würde man alle Falten des Darms aufbügeln, käme man auf eine Oberfläche von 300 bis 500 Quadratmetern. Im Vergleich dazu ist die Oberfläche der Lunge mit 100 Quadratmetern deutlich kleiner – und die Hautoberfläche ist geradezu mickrig mit weniger als zwei Quadratmetern.

Wie diese große Schleimhaut-Oberfläche aufgebaut ist und was die Darmflora für eine Rolle bei der Allergiebehandlung hat, erfahren Sie im folgenden Kapitel.

Aufbau der Darmschleimhaut als innere Schutzschicht

Der Darm besitzt die größte Oberfläche des Körpers, die mit der größten Menge an Antigenen, also Fremdkörpern, interagiert. Antigene können Bestandteile der Nahrung, verschluckte Giftstoffe, Pollen sowie Teile von Bakterien, Viren, Pilzen oder Parasiten sein.

Die Darmschleimhaut ist ein mehrschichtiges Schutzsystem, das einerseits wichtige Nährstoffe durchlassen, aber zum anderen ungünstige Nahrungsbestandteile oder Mikroorganismen abwehren soll. Dafür gibt es eine dichte Schicht an Schleimhaut- oder Saumzellen. Ihre Oberfläche zum Darmrohr wird durch unzählige kleine Vorwölbungen stark vergrößert. Dort sitzen viele spezifische Transporteiweiße, die gezielt Nährstoffe durch die Zelle hindurch in darunterliegende Blutgefäße transportieren können. Die einzelnen Schleimhautzellen stehen dicht an dicht wie Pflastersteine. Sie lassen nach Möglichkeit nichts durch, was dem Körper schadet. Zwischen den Saumzellen findet man eine Kittsubstanz, die wie der Fugenmörtel zwischen den Pflastersteinen die Zellen zusammenhält und den Zwischenraum abdichtet.

Die Saumzellen werden auf der Darminnenseite von einer Schleimschicht bedeckt als zusätzlichem Schutzmantel. In und auf der Schleimschicht wohnen unsere freundlichen Darmbakterien, die mit uns zusammenarbeiten. Der Schleim wird von sogenannten *Becherzellen* gebildet. Des Weiteren liegen in der Darmschleimhaut *Paneth-Zellen*, die Abwehrstoffe gegen Eindringlinge bilden. Sogenannte *M-Zellen* sind darauf spezialisiert, Fremdeiweiße im Darminhalt zu erkennen, die sie dann auf der anderen Seite der Schleimhaut den dort sitzenden Abwehrzellen des Immunsystems zeigen. Diese entscheiden dann, ob eine Abwehrreaktion eingeleitet wird und, wenn ja, welche. Ein weiterer spezialisierter Zelltyp sind die *enterochromaffinen Zellen*. Sie können Hormone produzieren, die die Verdauung und Darmtätigkeit regulieren, aber auch mit dem Gehirn kommunizieren, die Durchblutung steuern und Schmerzreize auslösen. Bedeutsam ist die Produktion von Serotonin, einem Hormon, das antidepressiv und schmerzhemmend wirkt, aber zudem auf die Verdauungstätigkeit des Darms Einfluss nimmt. Es ist wichtiger Bestandteil der Darm-Hirn-Achse, einer engen Verbindung zwischen unserer Verdauung und unserer Schaltzentrale.

Unter der Schleimhaut befindet sich ein komplexes Netzwerk an Abwehrzellen, die zum Teil in knotigen Strukturen, sogenannte *Peyer-Plaques*, organisiert sind – ähnlich wie die Mandeln im Rachen. Das Darm-Abwehrsystem wird kurz *GALT* genannt – das kommt aus dem Englischen und steht für *Gut-Associated Lymphoid Tissue*, also *Darm-assoziiertes lymphatisches Gewebe*. Es besteht aus verschiedenen spezialisierten Zellen, unter anderem den dendritischen Zellen (verzweigte Zellen) und M-Zellen, die ihre feinen Ärmchen bis durch die Schleimhautschicht hindurch in das Darmrohr hinein ausstrecken. Sie können als fremd erkannte Bestandteile des Darminhaltes aufnehmen und jungen Lymphzellen präsentieren, was als Antigen-Präsentation bezeichnet wird. Die Lymphzellen produzieren dann Entzündungsbotenstoffe und rufen damit unterschiedliche Arten von Immunzellen herbei.

Ein gut abgestimmtes Funktionieren der verschiedenen Schichten der Darmschleimhaut – gute Darmbakterien, Schleim, Schleimhautzellen und Darm-Immunsystem – ist entscheidend wichtig für die Barrierefunktion des Darmes. Es sollen nur für den Körper gesundheitsförderliche Stoffe durchgelassen werden, Krankheitserreger und Giftstoffe sollen hingegen draußen bleiben und am Ende des Darmrohres in die Toilette entleert werden.

Störungen der Darmbarrierefunktion – in der Naturheilkunde *Leaky Gut* (aus dem Englischen: *leaky*, »durchlässig«; *gut*, »Darm«) oder Sickerdarm genannt – führen häufig zum Reizdarm-Syndrom, zu Nahrungsmittelunverträglichkeiten, zu chronisch-entzündlichen Darmerkrankungen, aber auch zu Erkrankungen, die nicht im Verdauungsapparat lokalisiert sind. Dazu gehören vor allem Autoimmunerkrankungen wie Rheuma und die Hashimoto-Erkrankung der Schilddrüse sowie Allergien. Aber inzwischen wird auch vermutet, dass Autismus, Depressionen, Stoffwechsel- und Lebererkrankungen dadurch ausgelöst oder verschlimmert werden können.

Wegen der hohen Bedeutung der Schleimhäute für die Gesundheit und der engen Zusammenarbeit von den Schleimhäuten der verschiedenen Organe mit der Außenhaut spricht man auch gerne von einem »Schleimhaut-Organ«.

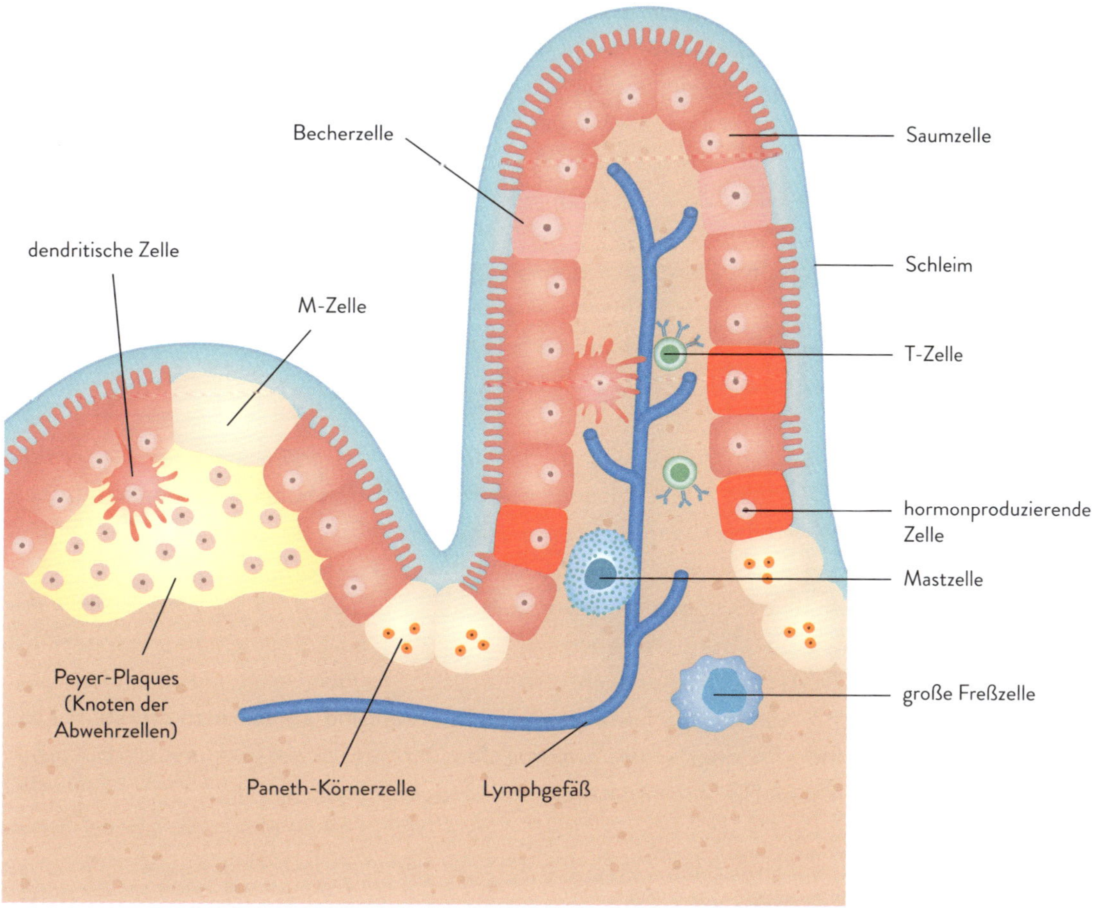

Die Darmschleimhaut besteht primär aus Schleimhaut- oder Saumzellen. Zwischen ihnen sitzen spezialisierte Zellen für die Schleimproduktion (Becherzellen) und Hormonbildung (enterochromaffine Zellen) sowie antigenpräsentierende Zellen des Immunsystems (M-Zellen). Zentren der Abwehrkräfte im Schleimhautbereich sind sogenannte Peyer-Plaques, *knotenförmige Gebilde des Darm-Immunsystems.*

Unsere freundlichen Mitbewohner im Darm

Unser Darm ist der Lebensraum für eine Vielzahl von Bakterien. Sie bilden die Darmflora. Die Gesamtheit ihrer Gene nennt man Mikrobiom. Die Mikroorganismen des Darms besitzen zusammen drei Millionen Gene, das sind 150-mal so viele Gene, wie in uns Menschen vorkommen.[4] Insgesamt leben in unserem Darm etwa 38 Billionen Bakterien, das sind acht Billionen mehr, als wir Körperzellen besitzen.[5] Die Darmbakterien sind also in der Mehrzahl in unserem Körper. Das Mikrobiom eines jeden Menschen ist sehr individuell zusammengesetzt und gleicht letztendlich keinem anderen. Es entwickelt sich in Abhängigkeit von der Art der Geburt, von der Fütterung als Säugling sowie von vielen Faktoren in der weiteren Lebensweise.

Besonders wichtig sind für uns die Bakterien der sogenannten *Schutzflora*. Dazu gehören *Bacteroides* sowie die aus Joghurt- und Käsekulturen bekannten *Bifidobakterien* und *Laktobazillen*. Diese besetzen mengenmäßig die Plätze auf der Schleimhaut und verdrängen ungünstige Bakterien durch ihre Milchsäurebildung und bakteriellen Abwehrstoffe. Zudem können sie kurzkettige Fette wie Buttersäure bilden, die die Darmschleimhautzellen ernähren und gleichzeitig als entzündungshemmender Botenstoff wirken.

Die immunmodulierenden Darmbakterien beinhalten die Bakterien namens *Escherichia coli* (kurz *E. coli*) und bestimmte Enterokokken-Arten. Sie bilden Stoffe, die das Darm-Immunsystem trainieren, und sind insofern entscheidend wichtig für eine balancierte Abwehrleistung.

In den letzten Jahren kam durch verbesserte Methoden der Stuhldiagnostik die Gruppe der schleimhautpflegenden Bakterien zum Vorschein. Dazu gehört die *Akkermansia muciniphila*, ein schleimfressendes Darmbakterium, das die Becherzellen der Darmschleimhaut zur Nachproduktion des Schleims anregt. Dadurch wird die Schleimschicht immer funktionsfähig gehalten. Die Gruppe der Buttersäurebildner (medizinisch *Butyratbildner*) – angeführt von dem Bakterium mit dem schwierigen Namen *Faecalibacterium prausnitzii* – ist ein wesentlicher Faktor für die Aufrechterhaltung der Darmbarrierefunktion, indem Buttersäure und andere kurzkettige Fette produziert werden, die die Darmschleimhautzellen ernähren. Während Bifidobakterien, Laktobazillen, Enterokokken und *E.-coli*-Bakterien über sogenannte Probiotika gefriergetrocknet – also ähnlich wie Backhefe – als Nahrungsergänzungsmittel zugeführt werden können, ist dies bei den schleimhautpflegenden Darmbakterien (noch) nicht möglich. Diese können mit speziellen Ballaststoffen als Präbiotika allerdings angefüttert werden.

Gute Darmbakterien sind entscheidend wichtig für ein funktionierendes Immunsystem, das einerseits eine ausreichend starke Abwehrleistung gegen Krankheitserreger oder Giftstoffe zeigt, zum anderen aber Toleranz walten lässt gegenüber den eigenen Körperbestandteilen, harmlosen Stoffen wie Pollen sowie den guten Darmbakterien. Ohne Bakterien im Darm – das zeigen Experimente mit steril aufgezogenen Mäusen – wird das Immunsystem extrem schwach. Eine ausreichende Zahl an guten Darmbakterien wirkt jedoch der Entwicklung von verschiedenen Krankheiten, vor allem auch allergischen Erkrankungen, entgegen.

Zu den ungünstigen Darm-Mikrobiota gehören Fäulniserreger aus der Gruppe der *Enterobacteriaceae* und der *Clostridien* sowie Hefepilze vom Typ *Candida*. Diese können Fäulnis- und Giftstoffe sowie zum Teil den Allergiebotenstoff Histamin bilden. Sie entzünden die Darmschleimhaut und machen sie durchlässig. Häufig treten Fehlbesiedlungen nach langfristiger fett- oder zuckerreicher Ernährung auf, bei der Einnahme von Magensäureblockern, nach Antibiotika-Therapien und nach Magen-Darm-Infekten.

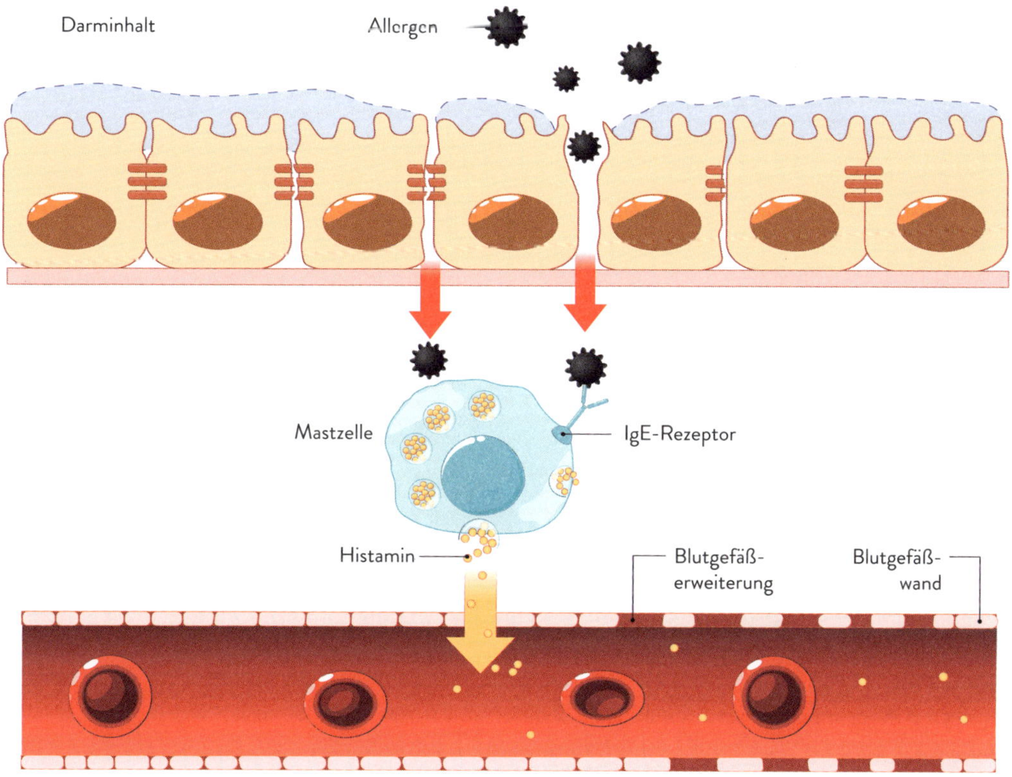

Eine intakte Darmschleimhaut bietet einen ausreichenden Schutz gegen Fremdstoffe und Krankheitserreger. Beim Leaky-Gut-Syndrom (Mitte) ist die Barrierefunktion gestört, Fremdstoffe können die Darmschleimhaut ungehindert passieren und führen zu einer Entzündungsreaktion.

Leaky Gut – das Phänomen der durchlässigen Darmschleimhaut

Ein zentraler Angelpunkt einer jeden naturheilkundlichen Darmbehandlung ist die Frage, ob ein Leaky-Gut-Syndrom vorliegt, das »Syndrom des durchlässigen Darms«, manchmal auch Sickerdarm genannt. Es handelt sich nicht um eine offiziell anerkannte Erkrankung, obwohl in der wissenschaftlichen Forschung die Darmbarrierestörung inzwischen eine große Rolle spielt.

Während die Naturheilkundler vor 30 Jahren schon davon ausgingen, dass Reizdarm, Autoimmunerkrankungen und Allergien häufig durch diese Funktionsstörung der Darmschleimhaut (mit)bedingt werden, hat inzwischen die Forschung die Naturheilkunde zu deren Überraschung eingeholt. Aktuell gibt es wissenschaftlich basiert unzählige Erkrankungen, die eine Verbindung zum Leaky-Gut-Syndrom haben.

Aber was ist ein Leaky Gut? Wir haben weiter oben gehört, wie wichtig eine gute, aber selektive Abdichtung der Darmschleimhaut ist. Gute Nährstoffe sollen hindurch ins Blut passieren, Giftstoffe und Bakterien sollen daran gehindert werden. Dies schafft im Optimalfall die Schichtung der Darmbarriere aus guter Darmflora, Schleimschicht und eng geschlossener Darmschleimhautzellreihe.

Beim Leaky Gut ist diese Barriere jedoch aufgeweicht. Die gute Darmflora ist dezimiert, die Schleimschicht ausgedünnt, die Darmschleimhautzellen sind gereizt, und der Fugenmörtel zwischen ihnen – die sogenannten *tight junctions* (»enge Verbindungen«) – ist porös. Ungünstige Nahrungsbestandteile, Giftstoffe und Allergene können die Darmschleimhaut durchdringen und reizen das darunter liegende Immunsystem. Beim Allergiker verstärkt es oft die Th2-gewichtete Entzündungsreaktion. Außerdem kann vermehrt Histamin, also Allergiebotenstoff, aus der Nahrung und aus der Produktion der eigenen Darmflora aufgenommen werden, was die Allergie zusätzlich anheizt. Weitere Unverträglichkeiten können sich durch die Schwächung der Darmschleimhaut entwickeln, zum Beispiel eine Laktose- oder Histaminintoleranz oder meist multiple Nahrungsmittelunverträglichkeiten vom IgG-Typ.

Sicher messen kann man ein Leaky-Gut-Syndrom nicht. Ein guter wissenschaftlicher Nachweis – allerdings mit einem relativ hohen Aufwand für den Patienten – ist der *Laktulose-Mannitol-Test*. Einfacher abzuschätzen ist die Darmbarrierestörung mittels Stuhltests, die unter anderem auf *Zonulin* und *Alpha1-Antitrypsin* untersuchen.

Aber was löst nun ein Leaky-Gut-Syndrom aus? Das ist eine sehr gute Frage. Denn dafür gibt es viele Antworten. Meistens sind es mehrere Faktoren gleichzeitig. Als langfristige Auslöser sind Stress und eine Ernährung mit einem hohen Anteil an schnell verwertbaren Kohlenhydraten wie Zucker und Weißmehl sowie tierischen Fetten und Eiweißen zu sehen. Außerdem kann Kasein als Milcheiweiß und Gluten als Getreideeiweiß bei unzureichender Verdauungsleistung alleine schon ein Leaky Gut auslösen. Mehr dazu erfahren Sie im Darm- und Ernährungskapitel im Therapiebereich ab Seite 100.

Weitere Faktoren für eine Darmschleimhautschädigung sind Antibiotika, Schmerzmittel und Magensäureblocker, aber auch eine Strahlen- und Chemotherapie. Magen-Darm-Infekte, Besiedlungen mit Parasiten oder Pilzen sowie Belastungen mit Schwermetallen gehören auch dazu. Ein Mangel an Vitalstoffen wie Vitamin B12 und Zink, aber auch die Histaminintoleranz und Zöliakie (schwere Gluten-Intoleranz) können den Weg zu einem durchlässigen Darm bahnen.

In der ganzheitlichen Medizin lässt sich das Leaky-Gut-Syndrom in der Regel durch eine mehrschichtige Darmsanierung behandeln, allerdings bedarf es etwas Geduld, denn die Therapie dauert einige Monate und manchmal sogar Jahre.

Eine Abdichtung der Darmschleimhaut im Fall einer nachgewiesenen Leckage kann aus meiner Erfahrung bei Allergikern sehr hilfreich sein.

Eine Störung der Darmflora, auch *Dysbiose* genannt, steht in engem Zusammenhang mit unterschiedlichen Erkrankungen, unter anderem Autismus, Alzheimer, Herz-Kreislauf-Erkrankungen, Diabetes, Übergewicht, Rheuma, Hashimoto, Reizdarm und chronisch-entzündlichen Darmerkrankungen. Gute Darmbakterien schützen vor allergischen Krankheitsbildern, während Fäulniskeime aus der Gruppe der Enterobacteriaceae ein allergisches Geschehen auslösen können.[6]

Insofern spielt die Regulation des Mikrobioms eine entscheidende Rolle bei der ganzheitlichen Behandlung von Allergien. Die Schulmedizin fasst es leider nur so zusammen: »Weitere Studien sind erforderlich, um die Mikrobiom-basierten Methoden als zukünftige Behandlungen einzuführen«.[7] Also abwarten und Cortison nehmen?

Die Lungenschleimhaut – wichtig für den Gasaustausch

Über die Nase, den Rachen und die Luftröhre gelangt die Atemluft in die Lunge. Diese besteht aus Bronchien, die sich ähnlich wie die Äste eines Baumes immer weiter verzweigen, bis an den Enden der feinsten Ästchen Lungenbläschen *(Alveolen)* liegen. Diese sind mikroskopisch klein und haben eine hauchdünne Wand, durch die Sauerstoff in die daneben liegenden Blutäderchen übertreten und aus den Adern Kohlenstoffdioxid als Abgas zurück in die Bläschen gelangen kann. Hier findet der Gasaustausch statt – neu gegen alt.

Die Bronchien – Hauptaustragungsort der asthmatischen Reaktion – sind ein verzweigtes, immer enger werdendes Röhrensystem, das feingeweblich aus vier Schichten besteht.

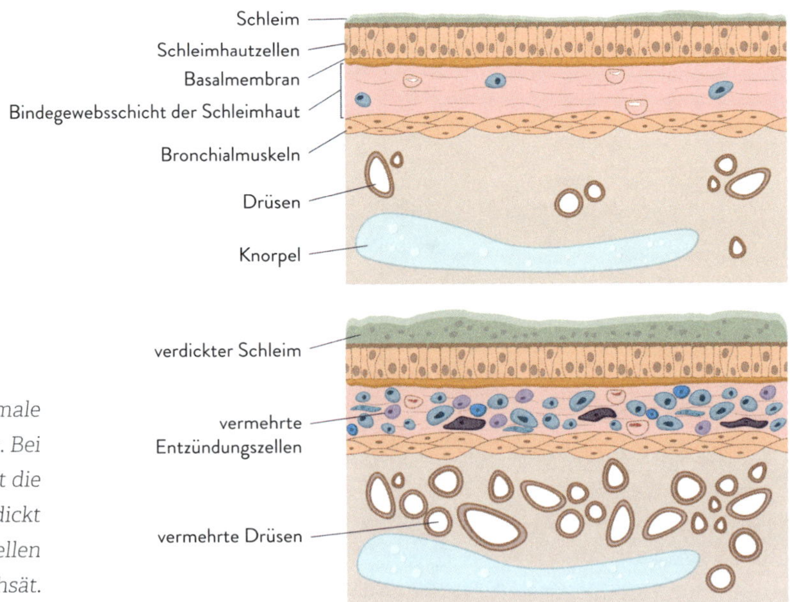

Links sehen Sie die normale Bronchialschleimhaut. Bei Asthma bronchiale ist die Schleimschicht verdickt und mit Entzündungszellen wie Mastzellen durchsät.

Innen liegt eine einreihige zylindrische Schleimhautzellenreihe mit kleinen Flimmerhärchen, die den in die Lunge eingedrungenen Dreck wieder nach oben befördern. Zwischen den eng miteinander verbundenen Schleimhautzellen sitzen einzelne Becherzellen, die Schleim produzieren. Dieser befindet sich als dünne Schutzschicht auf der Schleimhaut.

Unter der Basalmembran als weitere Trennlinie kommt eine dünne Bindegewebsschicht *(Lamina propria)*, in der Abwehrzellen und Schleimdrüsen anzutreffen sind. Anschließend folgt eine Schicht mit den Bronchialmuskeln, die ringförmig die Atemwege umschließen. Die darunter liegende Bindegewebsschicht *(Adventitia)* enthält weitere Schleimdrüsen und vor allem Knorpelspangen, die den Bronchien Stabilität geben.

Beim Asthma ist die Bronchialschleimhaut verdickt, es wird durch vergrößerte Schleimdrüsen mehr Schleim gebildet. In die feine Bindegewebsschicht sind Mengen an Entzündungszellen wie Eosinophile und Mastzellen eingewandert. Die Bronchialmuskeln sind angespannt und neigen zur Verkrampfung. Der Innenraum der Bronchien verengt sich. Zusätzlich wird der Schutzwall der Schleimhautzellen durch die Entzündungsbotenstoffe der Abwehrzellen aufgeweicht – sie werden *leaky*, also vermehrt durchlässig. Insofern können mehr Reizstoffe wie Zigarettenrauch, Feinstaub und Pollen eindringen, die Bronchien werden immer empfindlicher, was als *hyperreagibel* bezeichnet wird.

Wie und warum entstehen Allergien?

In diesem Kapitel erfahren Sie mehr über die häufigsten Allergene, die die klassischen allergischen Erkrankungen auslösen. Aber Sie lernen auch, warum überhaupt eine Allergie entsteht. Dafür gibt es mehrere Theorien, wahrscheinlich kommen letztendlich verschiedene Faktoren zusammen.

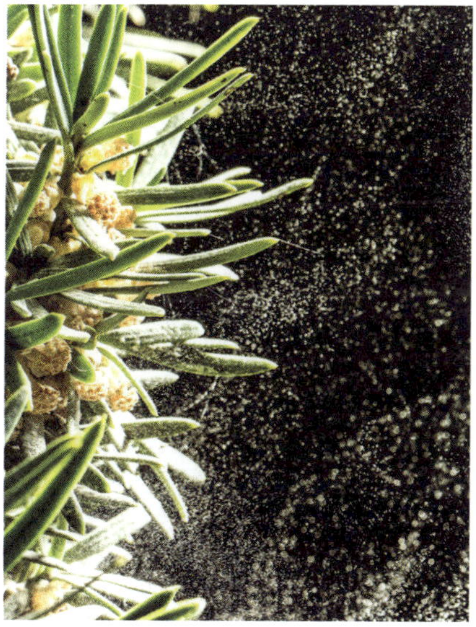

Klitzeklein und doch so gemein: Für viele Menschen werden Pollen zur Qual.

Die häufigsten Allergene – worauf reagieren wir allergisch?

Allergene sind Partikel, auf die Menschen allergisch reagieren können. Meistens bestehen diese Teilchen aus Eiweißen (Proteinen). Es gibt Allergene, die bei Kontakt mit der Haut oder der Schleimhaut wirksam werden, sogenannte Kontaktallergene, oder Allergene, die eingeatmet werden, sogenannte Inhalationsallergene wie zum Beispiel Pollen. Außerdem können allergieauslösende Partikel in Nahrungsmitteln vorkommen (Nahrungsmittelallergene) oder in den Körper eingespritzt werden (Injektionsallergene), was zum Beispiel bei der Wespengift- oder der Arzneimittelallergie zum Tragen kommt.

Pollenallergie

Pollen dienen den Samenpflanzen zur Fortpflanzung. Sie werden per Wind oder Insekten zum Fruchtknoten einer anderen Pflanze übertragen, wo die Verschmelzung der Keimzellen stattfindet.

In Mitteleuropa stellen Pollen eine wesentliche Ursache für Allergien dar. Besonders hervorzuheben sind die Birkenpollen, die die stärkste allergene Wirkung besitzen. Sie werden von Mitte März bis Mai massenweise von den Bäumen freigesetzt. Eine Birke kann bis zu 100 Millionen Pollen produzieren. Die Stärke des Pollenfluges ist abhängig vom Wetter und von zweijährlichen Schwankungen, den sogenannten Mastjahren mit besonders starker Pollenbildung. Die Birkenpollen sind sehr fein, bleiben an Haaren und Kleidung hängen und gelangen auch durch gekippte Fenster sehr gut in Innenräume. Durch eine ähnliche Zusammensetzung der pflanzlichen Eiweiße entsteht oft auch eine Allergie auf die Buche und die Frühblüher Hasel und Erle. Zudem treten häufig Kreuzallergien gegen Nahrungsmittel auf.

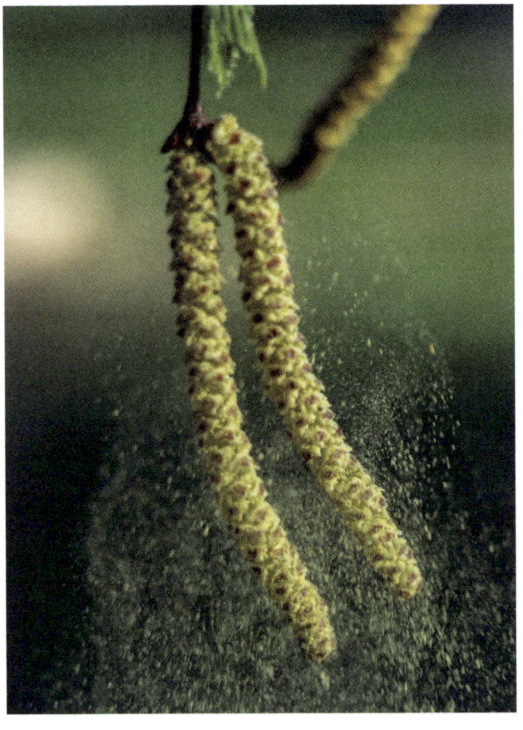

Birkenpollen sind ein häufiger Auslöser von Pollenallergien. Ein einzelner Baum kann bis zu 100 Millionen Pollen in die Luft abgeben.

Weitere wichtige pollenbedingte Allergien sind die Gräser- und die Kräuterpollenallergie, die im Frühsommer und Sommer Saison haben. Die wichtigsten Kräuterallergene findet man im Beifuß und in der Ambrosia, dem aus Nordamerika eingewanderten Traubenkraut.

Hausstaubmilbenallergie

Die Hausstaubmilbe ist ein circa 0,3 Millimeter großes Spinnentier, das mit dem bloßen Auge nicht erkennbar ist. Sie ernährt sich in menschlichen Behausungen von abfallenden Hautschuppen, besonders gerne in Betten, Polstern und Teppichen. In einem Bett können mehrere Millionen solcher Milben leben – auch bei bester Hygiene. Für den Menschen sind sie nicht schädlich, außer man reagiert allergisch auf ihren Kot. Dies kann ganzjährig und vor allem morgendlich eine verstopfte und laufende Nase, Niesen, Kurzatmigkeit, Müdigkeit und Kopfschmerzen auslösen.

Besonders gerne mögen die Hausstaubmilben Temperaturen über 20 °C und eine Luftfeuchtigkeit von 70 bis 80 Prozent. Insofern findet man im Sommer die meisten Milben. Allerdings tritt die allergische Reaktion prinzipiell ganzjährig, aber geballt im Herbst mit Beginn der Heizsaison auf, wenn die Luftfeuchtigkeit abfällt und die Milben massenweise sterben. Dadurch kommt es zu einer gehäuften Freisetzung von Allergenen aus ihrem Inneren.

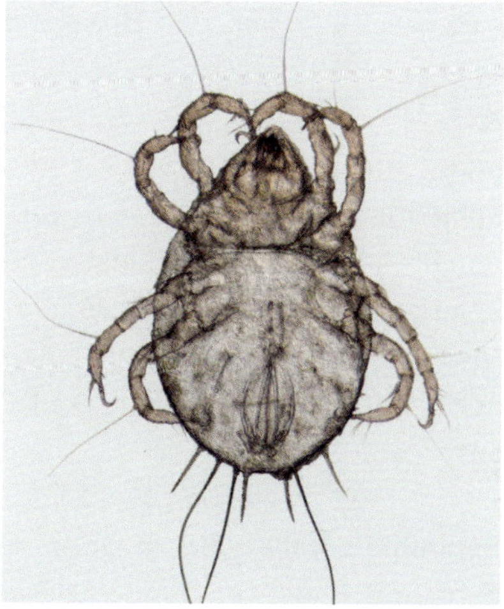

Eine Hausstaubmilbe unter dem Mikroskop. Man sieht sehr schön die acht Beine, den Kopf und die haarförmigen Borsten.

Haustierallergie

Allergien können prinzipiell gegen nahezu alle Haustiere auftreten. Die allergische Reaktion erfolgt jedoch nicht, wie so häufig angenommen wird, gegen die Haare, sondern gegen Eiweiße aus dem Speichel, dem Schweiß, dem Talg oder dem Urin der Tiere.

Eine besonders stark allergisierende Wirkung haben Katzen. Ihre Allergene können sehr leicht über die Luft und die Kleidung ihrer Besitzer verbreitet werden, sodass sie sogar in katzenfreie Räume wie den Arbeitsplatz gelangen können. Nach Auszug der Katze aus einem Haushalt können die Allergene noch mehrere Monate bis Jahre verbleiben.

Weitere tierische Allergieauslöser sind Hunde, Pferde, Kaninchen, Meerschweinchen und Vögel.

Typische Beschwerden sind Augenjucken, laufende Nase, Niesen, Husten und Kurzatmigkeit kurz nach dem Kontakt mit einem Tier oder einem Ort, an dem sich das Tier aufgehalten hat.

Nahrungsmittelallergie

Die häufigsten Nahrungsmittel, die zu einer Allergie führen, sind Soja, Erdnuss, Haselnuss, Kuhmilch, Hühnerei, Fisch, Schalentiere und Weizen. Prinzipiell ist eine Allergie auf jedes Nahrungsmittel möglich.

Während eine Nahrungsmittelallergie in der Regel Bauchschmerzen und Durchfall auslöst, ist davon abzugrenzen die Kreuzallergie auf Nahrungsmittel bei Pollenallergien (siehe Infokasten, Seite 38). Die Nahrungsmittelunverträglichkeit macht zwar ähnliche Beschwerden wie die Allergie auf Lebensmittel, aber verursacht keine immunologische Reaktion. Deshalb handelt es sich zum Beispiel bei der Laktose- oder Fruktose-Intoleranz nicht um eine Allergie.

Schimmelpilzallergie

Schimmelpilze kommen auf verdorbenen Lebensmitteln, auf Gartenabfällen und auf feuchten Wänden von Häusern vor. Ihre Sporen verteilen sich in der Luft und können allergische Reaktionen auslösen, vor allem wenn eine hohe Pilzbelastung besteht, zum Beispiel in Zusammenhang mit einem feuchten Wohnraum. Schimmelpilze vermehren sich nur bei Wärme und Feuchtigkeit. Ein regelmäßiges Stoßlüften wirkt dem Schimmelbefall entgegen.

Schimmelpilzallergiker können sich zudem mit Luftentfeuchtern und Raumluftfiltern behelfen. Feuchte Wände sollten natürlich saniert werden. Gegebenenfalls muss ein Baubiologe die Quelle des Befalls finden. Gartenarbeiten mit abgestorbenem Pflanzenmaterial sind zu vermeiden. Obst und Gemüse sollte zeitnah verzehrt werden, um der Entstehung von Schimmelpilz vorzubeugen, und der Küchenabfall sollte regelmäßig entleert werden.

Letztendlich können Schimmelpilzsporen aber überall in der Luft vorkommen.

Insektengiftallergie

Bei den Insektengiftallergien dominieren die Wespe und die Biene. Wespenstichallergien sind allerdings häufiger, weil die Tiere erstens oft in die Nähe unserer Speisen kommen und sich zweitens »aggressiver« verhalten als Bienen. Weitere Auslöser für Insektengiftallergien sind Hummeln und Hornissen.

Bei Insektengiftallergien besteht eine besonders hohe Rate an schweren Allergien mit lebensbedrohlichen Anaphylaxie-Reaktionen. Deshalb ist bei einer starken Reaktion – vor allem im Mund-Rachen-Raum – immer der Notarzt zu verständigen. Ein Notfallset für Allergiker mit einem Adrenalin-Autoinjektor überbrückt die Zeit bis zum Eintreffen medizinischer Hilfe.

Eine schwere Insektengiftallergie sollte nicht nur naturheilkundlich, sondern immer auch schulmedizinisch behandelt werden.

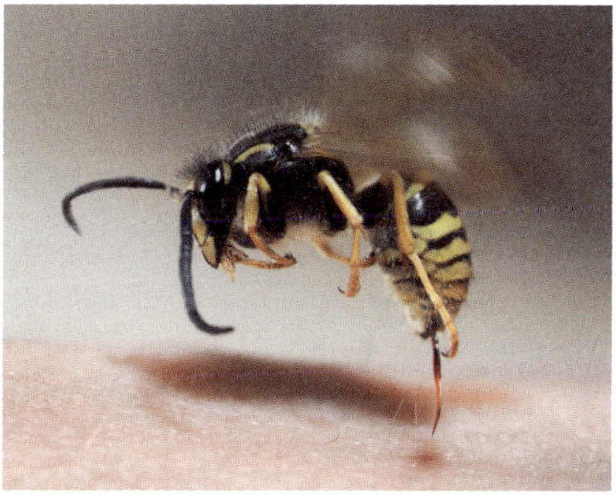

Das Gift der Wespe kann nach einem Stich schwere allergische Reaktionen auslösen.

Medikamentenallergie

Verschiedene Arzneimittel können allergische Reaktionen auslösen. Besonders häufig sind Allergien auf Antibiotika (vor allem Penicillin), Schmerz- und Entzündungshemmer, Röntgenkontrastmittel, Betäubungsmittel, Eiseninfusionen sowie Medikamente gegen Epilepsie, Depression und Krebs. Manchmal gibt es auch Reaktionen auf Zusatzstoffe in Medikamenten. Allergien gegen Arzneimittel können sofort oder verzögert auftreten. Typische Beschwerden sind Hautausschlag, Juckreiz und Schwellung. Ein allergischer Schock ist möglich. Die Behandlung besteht vor allem aus einer Meidung der Allergieauslöser. Bei multiplen Allergien macht es Sinn, ausdrücklich zusätzlich zur Schulmedizin naturheilkundlich die allergische Reaktionsweise im Körper herunterzuregulieren – oder es zumindest zu versuchen.

Latexallergie

Latex ist ein Produkt aus dem milchigen Saft des Kautschuk- oder Gummibaumes. Daraus werden Gummiprodukte wie Schutzhandschuhe, Gummistiefel und -bänder, Schaumgummi und Autoreifen hergestellt. Bei Kontakt mit Latex können sowohl Allergien vom Sofort-Typ (IgE-vermittelte Allergie) als auch vom Spät-Typ (Kontaktallergie) auftreten. Die Sofort-Typ-Allergie verursacht in der Regel zeitnah Atemwegsbeschwerden sowie Quaddeln auf der Haut, in dem Fall spricht man von Nesselsucht. Die Kontaktallergie löst dagegen eher Hautausschläge in Form von Ekzemen aus.

Durch den weitgehenden Ersatz von Latex durch synthetischen Kautschuk, vor allem im medizinischen und kosmetischen Bereich, ist die Bedeutung der Latex-Allergie deutlich gesunken.

Nickelallergie

Nickel kommt in Schmuck, Gürtelschnallen und Brillengestellen vor. Es kann eine Allergie vom verzögerten Typ (Allergie Typ 4) auslösen, also in der Regel eine Kontaktallergie. Dabei treten einige Stunden bis Tage später an den Hautstellen, die mit Nickel in Kontakt waren, Rötung, Jucken und Nässen auf.

Relevant als Allergie in unserem Zusammenhang ist, dass circa zehn Prozent der Nickel-Allergiker auch eine Reaktion auf Nahrungsmittel, die viel Nickel enthalten, entwickeln. Besonders nickelreich sind Hafer, Hirse, Hülsenfrüchte, Leinsamen, Schokolade, Nüsse und Muscheln.

Kreuzallergien – Pollenallergiker vertragen kein Obst mehr

Kreuzallergien treten bei Pollenallergikern auf, die dann vor allem in der Pollensaison (oft aber auch außerhalb) zusätzlich auf bestimmte Nahrungsmittel reagieren. Circa 60 Prozent der Heuschnupfen-Patienten sind davon betroffen. Bei einer Birkenpollen-Allergie treten nach dem Verzehr von Nüssen oder Steinobst Halskratzen und Unwohlsein im Mund auf. Wir nennen das ein orales Allergiesyndrom. Dieses Phänomen liegt am Birkenallergen namens *Bet-v1*, das zur *PR10-Eiweißfamilie* gehört. Auch in den genannten Nahrungsmitteln kommen PR10-Eiweiße vor, die dem Bet-v1 der Birkenpollen sehr ähneln. Darauf reagiert der Allergiker dann leider oft ebenfalls – allerdings meistens etwas schwächer. Da das Allergen hitzeempfindlich ist, sind die Beschwerden bei gekochten Lebensmitteln (zum Beispiel Apfelmus) meistens nicht vorhanden. Auch eine Weiterverarbeitung des Apfels, zum Beispiel ein Reiben, kann manchmal die Reaktion auf das Allergen abmildern. Wie sehr jemand auf ein Kreuzallergen reagiert, ist abhängig von verschiedenen Faktoren. Dazu gehören die Stärke des Pollenfluges (hier der Birke), körperliche oder seelische Anstrengung (Sport oder Stress), gleichzeitiger Alkoholgenuss, Atemwegsinfekte oder die Einnahme von Medikamenten (zum Beispiel Magensäureblocker oder entzündungshemmende Schmerzmittel).

Allergie gegen	Kreuzallergie möglich gegen
• Baumpollen (Hasel, Erle, Birke)	• Kernobst (Apfel, Birne) • Steinobst (Kirsche, Pflaume, Pfirsich) • Kiwi • Erdbeere • Erdnuss, Soja • Baumnüsse (Hasel, Walnuss, Mandel) • Tomate • Sellerie
• Gräserpollen	• Hülsenfrüchte (Soja, Erdnuss) • Mehl • Tomate • Melone
• Ambrosiapollen (Traubenkrautpollen)	• Banane • Melone • Kamille
• Beifußpollen	• Sellerie • Karotte • Kartoffel • Gewürze (Anis, Muskat, Zimt, Kümmel, Pfeffer) • Kräuter (Kamille, Basilikum, Thymian) • Senf • Gurke
• Hausstaubmilbe	• Meeresfrüchte

Woher kommt eine Allergie?

Es gibt verschiedene Erklärungsmodelle, wie Allergien entstehen. Am bekanntesten ist die Hygiene-Theorie, am neuesten das Schleimhautbarriere-Modell. Aber es spielen viele weitere Faktoren eine Rolle für die Entwicklung allergischer Beschwerden wie zum Beispiel die Vererbung, die Ernährung und die Umweltbelastung. Vermutlich kommen mehrere Faktoren zusammen, bis bei Ihnen eine Allergie auftritt.

Wird Allergieneigung vererbt?

Es ist bekannt, dass Allergien vermehrt in bestimmten Familien vorkommen. Während 5 bis 20 Prozent der Kinder von Eltern ohne allergische Erkrankung später eine Allergie bekommen, steigt das Risiko bei Kindern mit einem allergisch reagierenden Elternteil auf 20 bis

40 Prozent, und wenn beide Eltern Allergiker sind, sogar auf 40 bis 80 Prozent.[8] Aber es konnte bisher kein spezielles Gen dafür verantwortlich gemacht werden. Es gibt jedoch Hinweise, dass geringe Prozentsätze der Allergiker gewisse Genvarianten als Auslöser für ihre Erkrankung tragen. Dazu gehört bei Neurodermitis eine Mutation im *Filaggrin-Gen*. Filaggrine sind Eiweiße, die in der Haut an Verhornungsprozessen beteiligt sind.

Weitere Gene wurden entdeckt, die Allergien fördern können. Bislang ist allerdings unklar, ob diese allein oder in bestimmten Kombinationen auftreten müssen, um eine Allergie zu verursachen. Bedeutsam ist, dass durch bestimmte oberflächliche Veränderungen diese Gene an- und wieder ausgeschaltet werden können. Es gibt Anhängsel an der Erbsubstanz DNA, die man sich wie einen Schalter vorstellen kann. Mit diesem kann zum Beispiel das Allergie-Gen durch einen guten Lebensstil mit viel Bewegung und vegetabiler Kost ausgeschaltet werden, während Umweltschadstoffe oder bestimmte Lebensmittelbestandteile die ungünstigen Gene aktivieren können. Dies nennt man Epigenetik. Sie selber können also einen gewissen Einfluss auf die Nutzung Ihrer Gene nehmen. Insofern sind nicht nur die Gene wichtig, sondern auch die Lebensweise.

Allergie nach Kaiserschnitt und bei Flaschenkindern

Ein erhöhtes Risiko für Allergien ist bei Kindern, die mit Kaiserschnitt auf die Welt kommen oder die nicht gestillt werden, ziemlich gut wissenschaftlich belegt. In der Untersuchung einer großen deutschen Krankenkasse[9] wurde zum Beispiel eine Steigerung des Risikos, in den ersten Kindheitsjahren eine allergische Erkrankung zu erleiden, um knapp neun Prozent für Kaiserschnittkinder gegenüber Kindern, die auf natürlichem, vaginalem Weg auf die Welt gekommen sind, gefunden.

Außerdem scheint eine Ernährung mit Muttermilch in den ersten Lebensmonaten vor der Entwicklung von Allergien zu schützen. Allerdings ist hier die wissenschaftliche Datenlage weniger deutlich.[10] Möglicherweise spielen die weitere Ernährung von Mutter und Kind sowie zusätzliche Umwelt- und Lebensstilfaktoren eine wichtige Rolle.

Weitere Informationen über die Reduktion des Allergierisikos bei Ihrem Nachwuchs finden Sie im Kapitel »Wie Sie Allergien bei Kindern verhindern« am Ende dieses Buches ab Seite 154.

Sind wir zu sauber?

Die Hygiene-Theorie der allergischen Krankheiten entstand nach einer großen epidemiologischen Studie in Großbritannien, in der bei größeren Familien und bei geringerer Sauberkeit weniger Allergien auftraten.[11] Zudem zeigten Untersuchungen, dass in einem bäuerlichen Umfeld weniger Kinder von Allergien betroffen sind.[12] Dies beruht auf bereits frühen Kontakten mit Bakteriengiften, einer Vielzahl von Mikroorganismen sowie einem engen Kontakt zu Haus- und Nutztieren. Aus der Hygiene-Theorie ist inzwischen eine Biodiversitäts-Hypothese geworden. Ein früher Kontakt zu einer Vielzahl von Lebewesen und Keimen führt zu einem geringeren Risiko für allergische Erkrankungen, weil dadurch regulierende T-Abwehrzellen (T-reg-Zellen) angeregt werden und die Th2-Antwort des Immunsystems gebremst wird. Die T-reg-Zellen stärken die Toleranz gegenüber harmlosen Fremdeiweißen. Sie wirken also einer übertriebenen allergischen Reaktion entgegen.

Besonders ausgeprägt soll der Effekt auf Höfen mit klassischer Rinderhaltung sein. Denn hier soll sowohl im Stallstaub als auch in der Rohmilch vermehrt Beta-Laktoglobulin enthalten sein, ein Eiweiß, das bei frühem Kontakt das Allergierisiko senken soll. Auf der anderen Seite wird vom Rohmilch-Konsum, vor allem bei Kindern, abgeraten aufgrund des Risikos für bakterielle Infektionen aus der unbehandelten Milch.

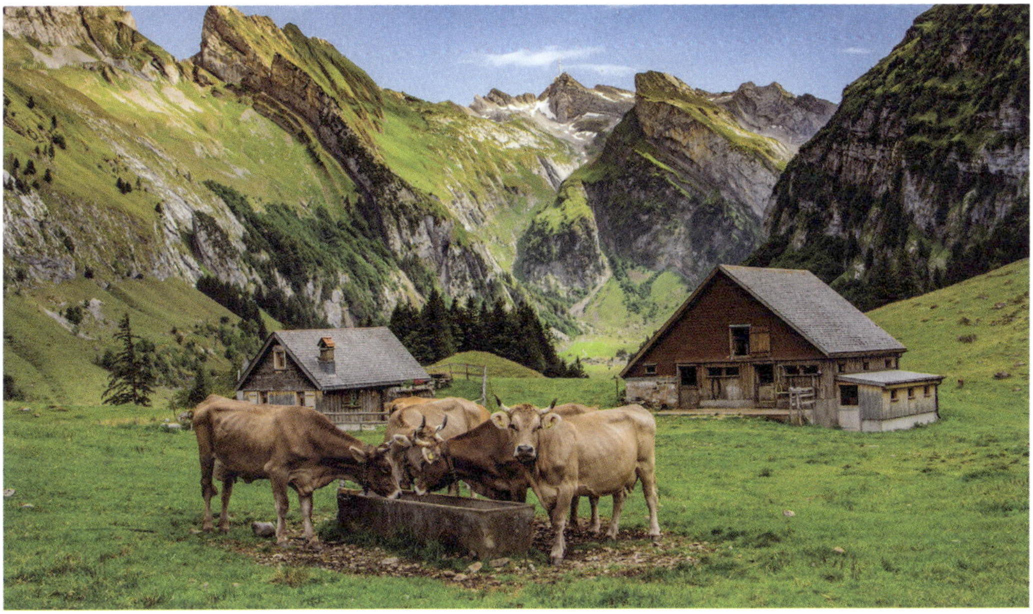

Gemäß der Hygiene-Theorie schützt das Leben in einem bäuerlichen Umfeld vor Allergien, da hier ein reger Kontakt des Immunsystems mit einer Vielzahl von regulierenden Mikroben herrscht – der sogenannte »Bauernhof-Effekt«.

Die Hygiene- oder Biodiversitäts-Theorie scheint auch einer der Gründe für den ständig steigenden Prozentsatz von Allergikern in der Bevölkerung zu sein. Neben den besseren hygienischen Verhältnissen spielen wahrscheinlich auch weniger Infektionen mit Würmern und Parasiten eine Rolle. Im vorletzten Jahrhundert besaßen noch viele Menschen diese parasitären Mitbewohner. Deshalb war ihr Immunsystem damit wahrscheinlich ausreichend beschäftigt. Für Parasiten sind die Mastzellen, die eosinophilen und basophilen Abwehrzellen sowie die IgE-Antikörper zuständig, genau der Teil der Abwehrkräfte, der an der Entstehung von Allergien entscheidend beteiligt ist. Insofern könnte das Fehlen der Parasiten Allergien begünstigen.

Sind wir zu dreckig?

Seit Beginn der Industrialisierung im 19. Jahrhundert verändern wir Menschen die Erde schneller denn je. Es kommt zu einem vermehrten Ausstoß von Feinstaub, Kohlenstoffdioxid, Methan, Stickstoffmonoxid, Stickstoffdioxid und fluorierten Treibhausgasen in die Atmosphäre. Die Folge ist der Treibhauseffekt mit Erderwärmung und Klimawandel. Mehr Hitzeperioden, Stürme, Waldbrände, Überschwemmungen und ähnliche Umweltkatastrophen überwältigen uns. Durch die Ausdünnung der Ozonschicht werden wir vermehrt mit ultravioletter Strahlung belastet. Außerdem kommen wir in Kontakt mit über 200 000 neuen chemischen Stoffen, die in den letzten 50 Jahren von der Industrie hergestellt wurden. Die genaue Wirkung dieser vielen Stoffe auf den Menschen ist noch nicht bekannt.

Durch höhere Temperaturen wird für Allergiker die lästige Pollensaison verlängert. Durch unsere Zivilisation vermehrt produziertes Kohlenstoffdioxid führt außerdem zu einer verstärkten Pollenproduktion. Durch Umweltgifte, die vor allem in Städten vorkommen, werden die Pollen aggressiver für unser Immunsystem und erhöhen damit das Risiko für allergische Reaktionen. Feinstaub greift ebenfalls unsere Bronchialschleimhaut an und macht sie vermehrt durchlässig für Pollen und andere Antigene.

Ein wärmeres und feuchteres Klima regt die Vermehrung von Hausstaubmilben an. Es wird sogar spekuliert, dass die aufgrund des Klimawandels zunehmenden Gewitter und Starkregenfälle Pollen fragmentieren und damit deren Schadwirkung ansteigt. Eine vermehrte und aggressivere Einwirkung von Pollen auf uns Menschen kann auch zu einer Verschlimmerung von allergischen Erkrankungen führen, die nicht direkt durch Pollen ausgelöst werden, zum Beispiel die Neurodermitis oder das nicht allergische Asthma.

Unabhängig von den Pollen bewirken viele chemische Stoffe eine Störung der Schleimhautfunktion und eine vermehrte Aktivierung der Th2-Antwort des Immunsystems, also jener Art Entzündung, die Allergien auslösen kann. Zu diesen Schadstoffen gehören die weit verbreiteten Wasch- und Reinigungsmittel, das Mikroplastik, das beim Abbau von

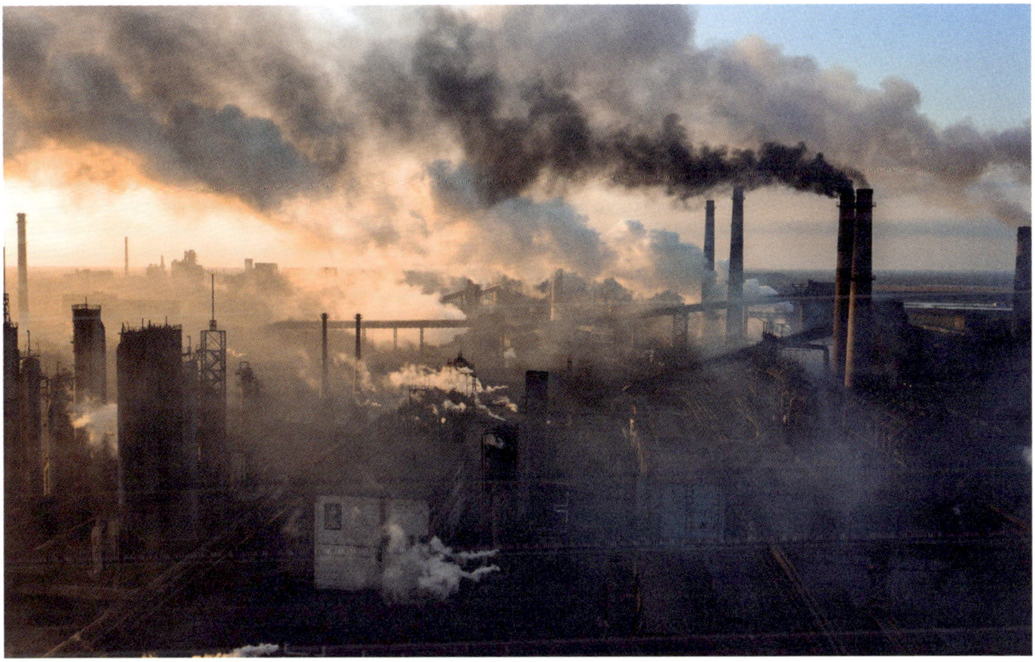

Umweltverschmutzung bewirkt eine vermehrte Neigung zu Allergien. Verschiedene Faktoren wie Feinstaub, Ozon und Stickstoffdioxid, aber auch Industrieprodukte wie Plastik und Reinigungsmittel spielen eine wichtige Rolle.

Plastiktüten und Ähnlichem entsteht, aber auch die Industrie- und Verkehrsabgase Ozon und Stickstoffdioxid sowie Feinstaub. Die genannten chemischen Verbindungen schädigen vor allem die Atemwege und können Asthma auslösen oder verschlimmern, aber auch insgesamt eine allergische Immunantwort hervorrufen.[13]

Rauchen und Allergie

Rauchen kann nicht nur zu Lungen- und Mundkrebs führen, sondern vor allem auch die Atemwege irritieren und schädigen. Die selbstständige Reinigung der Bronchien wird gestört, die feinen Flimmerhärchen verkleben, die Schleimhautoberfläche lockert auf und Bronchialzellen sterben ab. Dies fördert die Durchlässigkeit der Bronchialschleimhaut und die Anfälligkeit für Allergien. Bei Kleinkindern konnte gezeigt werden, dass Passivrauchen zu einem erhöhten Risiko für Asthma und Nahrungsmittelallergien führt. Generell gilt: Allergiker sollten nicht rauchen – und Nicht-Allergiker ebenso wenig.

Stress und Allergie

Inzwischen ist die wissenschaftliche Datenlage recht gut, dass Stress Allergien auslösen oder fördern kann. Das *Weißbuch Allergie in Deutschland* gibt an,[14] dass bei vorhandener Allergieneigung psychische Faktoren die allergische Reaktion starten, verschlimmern oder aufrechterhalten können. Stress kann explizit Allergie-Symptome verstärken. Besonders ist der Zusammenhang zwischen Stress und Neurodermitis zu nennen.

Zudem zeigen Studien, dass mütterlicher Stress vor und nach der Geburt das Risiko für allergische Erkrankungen beim Kind erhöht.[15]

Westliche Ernährung und Allergie

Eine typische westliche Ernährung, die reich an gesättigten Fetten aus verarbeiteten tierischen Lebensmitteln und Fast Food ist sowie große Mengen schnell verwertbarer Kohlenhydrate wie Weißmehl und Zucker enthält, stellt einen Risikofaktor für die Entstehung von allergischen Erkrankungen dar. Denn die genannten Lebensmittel wirken entzündungsfördernd.

Erinnern Sie sich: Die Allergie ist eine entzündliche Erkrankung. Zudem fehlen in der westlichen Ernährung entzündungshemmende Vitalstoffe, die sogenannten Antioxidantien. Dies sind vor allem die Vitamine A, C und E, aber auch viele sogenannte sekundäre Pflanzenstoffe. Dazu gehören natürliche Farbstoffe in Pflanzen, zum Beispiel die Flavonoide aus Grüntee und Beeren. Durch die unreife Ernte von Obst und Gemüse, den weiten Transport und die lange Lagerung sowie die weitere Verarbeitung der Lebensmit-

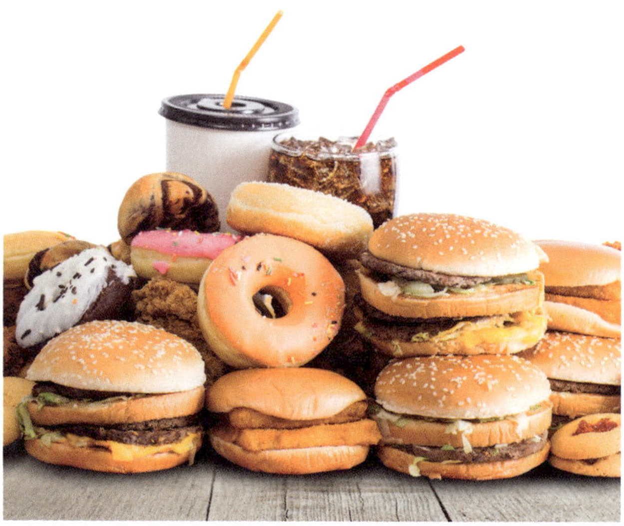

Eine westliche Ernährung, reich an schnell verwertbaren Kohlenhydraten, tierischen Eiweißen und gesättigten Fetten, fördert die Entstehung von allergischen Erkrankungen.

tel sinkt der Gehalt dieser wichtigen Stoffe in unserer Nahrung erheblich. Gleichzeitig steigt der Gehalt von ungünstigen Fetten im Fleisch, weil in der Mast kaum natürliche Nahrungsquellen für die Tiere verwendet werden, sondern vor allem getreidehaltiges Kraftfutter.

Auch der Ballaststoffgehalt unserer Nahrungsmittel sinkt mit dem Grad der Weiterverarbeitung. Gemüse, ganzes Obst, Vollkorngetreide, Samen, Nüsse und Hülsenfrüchte sind reich an diesen Pflanzenfasern, die wir Menschen selbst gar nicht verdauen können. Sie dienen aber als Hauptnahrungsmittel für unsere lieben Freunde aus dem Darm, die freundliche Darmflora, und tragen gleichzeitig zur Entgiftung des Darms bei. Deshalb schützt eine ballaststoffreiche Kost, zum Beispiel eine Vollwerternährung, nicht nur vor Darmkrebs und Herzinfarkt, sondern auch vor allergischen Erkrankungen. Demgegenüber enthält die typische westliche Ernährung mit Weißbrötchen, Kuchen, Burger und Pizza kaum Ballaststoffe.

Defekte Barriere – Störung der Darmflora und der Schleimhaut

Unsere Häute und Schleimhäute stellen eine erste Schutzbarriere gegen Pollen und andere Umwelt- beziehungsweise Nahrungseinflüsse dar. Wie die Schutzschilde einer römischen Legion wehren die dicht in Reihe stehenden Haut- und Schleimhautzellen Schadstoffe ab. Es handelt sich bei den Schleimhäuten von Darm und Lunge nur um eine einzige Zellreihe, die circa fünf Mikrometer dick ist, also so viel wie fünfmal ein Tausendstel Millimeter. Es ist ein wahres Wunder der Natur, dass in der Regel ein so dünner Schutzwall ausreicht, um uns vor Eindringlingen zu bewahren. Unterstützt werden die Außenhautzellen von einer Hornschicht und die Schleimhautzellen von einer Schleimschicht. In und auf dem Schleim leben unzählige freundliche Bakterien, die unsere Abwehrfunktion unterstützen und unser Immunsystem trainieren. Diese »lieben« Bakterien übernehmen eine Art Platzhalterfunktion. Das heißt, dort, wo sie sich befinden, kann sich kein »böses« Bakterium (zum Beispiel ein Krankheitserreger), kein Pilz und kein Parasit ansiedeln.

Inzwischen ist der Zusammenhang zwischen dem Mikrobiom – also den Genen der unzähligen in und auf uns lebenden Bakterien – und allergischen Erkrankungen recht gut untersucht. Allergiker weisen eine geringe Bakterienvielfalt in ihrem Darm auf – das Ökosystem Darm ist geschwächt. Es gibt bereits Studien, die zeigen, dass eine Gabe von Probiotika, also Nahrungsergänzungen mit »guten« Darmbakterien, während der Schwangerschaft und Stillzeit zu einer Minderung des Neurodermitis-Risikos bei den Kindern führt.[16]

In der Schwangerschaft nimmt die Mutter die Bakteriencocktails ein, nach der Geburt entweder die stillende Mutter oder das Baby selbst. Bei älteren Kindern ist die Studienlage unklarer. In der Naturheilkunde sehe ich eher erwachsene Patienten mit aktiven Allergien.

Wenn ich anhand der Mikrobiom- und Schleimhautdiagnostik eine Darmsanierung durchführe, kann ich oft eine Verbesserung der Allergiebeschwerden erzielen.

Die uns schützenden Bakterien (unter anderem die sogenannte Darmflora) werden durch folgende Faktoren reduziert:

- Kaiserschnitt-Entbindung
- Flaschenkost statt Stillen
- Antibiotika-Behandlungen
- Einnahme von Magensäureblockern
- Magen-Darm-Infekte
- westliche Ernährung mit viel Fett und wenig Ballaststoffen
- fehlende Einnahme von Probiotika (lebensfähige Bakterien in Nahrungsmitteln oder Nahrungsergänzungen)

Die Mikroben im Darm erfüllen sehr wichtige Aufgaben: Sie können die Flora von Bronchien, Haut und Vagina beeinflussen oder über sogenannte Achsen die Immunfunktion in anderen Organen verändern. So schwächt zum Beispiel eine gestörte Darmflora über die Darm-Lungen-Achse die Bronchialfunktion und kann damit Asthma auslösen oder verschlimmern. Über die Darm-Haut-Achse lassen sich Neurodermitis und andere Hauterkrankungen beeinflussen.

Es gibt auf den verschiedenen Schleimhäuten aber auch lokal unterschiedliche bakterielle Besiedlungen, die dann einen schützenden oder schädigenden Effekt haben. Bei Allergikern mit Heuschnupfen findet man auf der Nasenschleimhaut vermehrt eiterbildende Bakterien, bei der Neurodermitis kommen dieselben Keime vermehrt auf der Haut vor. Im Darm kann eine bakterielle Fehlbesiedlung zu einer Überempfindlichkeit der Mastzellen führen, die dann anfälliger für allergische Reaktionen sind.

Probiotika verändern die Zusammensetzung der Darmflora und können das Immunsystem in Richtung einer Entzündungshemmung sowie einer geringeren Th2-Antwort beeinflussen.

Viele Pollen entwickeln eine sogenannte *Protease-Aktivität*. Sie können also Eiweißstrukturen der Schleimhäute auflösen und damit die Schutzfunktion der Schleimhäute schwächen. Ein Aufweichen der Schleimhaut und ein Auseinanderdrängen der kleinen Schutzschilde bewirken allerdings auch viele Umweltgifte wie Feinstaub, Mikroplastik, Nanopartikel, Reinigungsmittel sowie Abgase wie Stickstoffmonoxid, Kohlenstoffdioxid, Methan und Ozon.

Hartes Wasser, also Leitungswasser, das mehr Mineralien als Kalzium enthält, führt zu einer höheren Rate an Neurodermitis. Wahrscheinlich liegt es daran, dass härteres Wasser im Zusammenwirken mit Seifen oder Duschgels die Hautbarriere schädigt.

Sie sehen, wie wichtig unsere kleinen Schutzschilde in den Schleimhäuten und in der Haut sind. Deshalb ist es bei Allergien entscheidend wichtig, den Darm (und die Haut) mitzubehandeln. Inzwischen ist ganz gut verstanden, was immunologisch passiert, wenn die Barrierefunktion im Darm gestört ist.

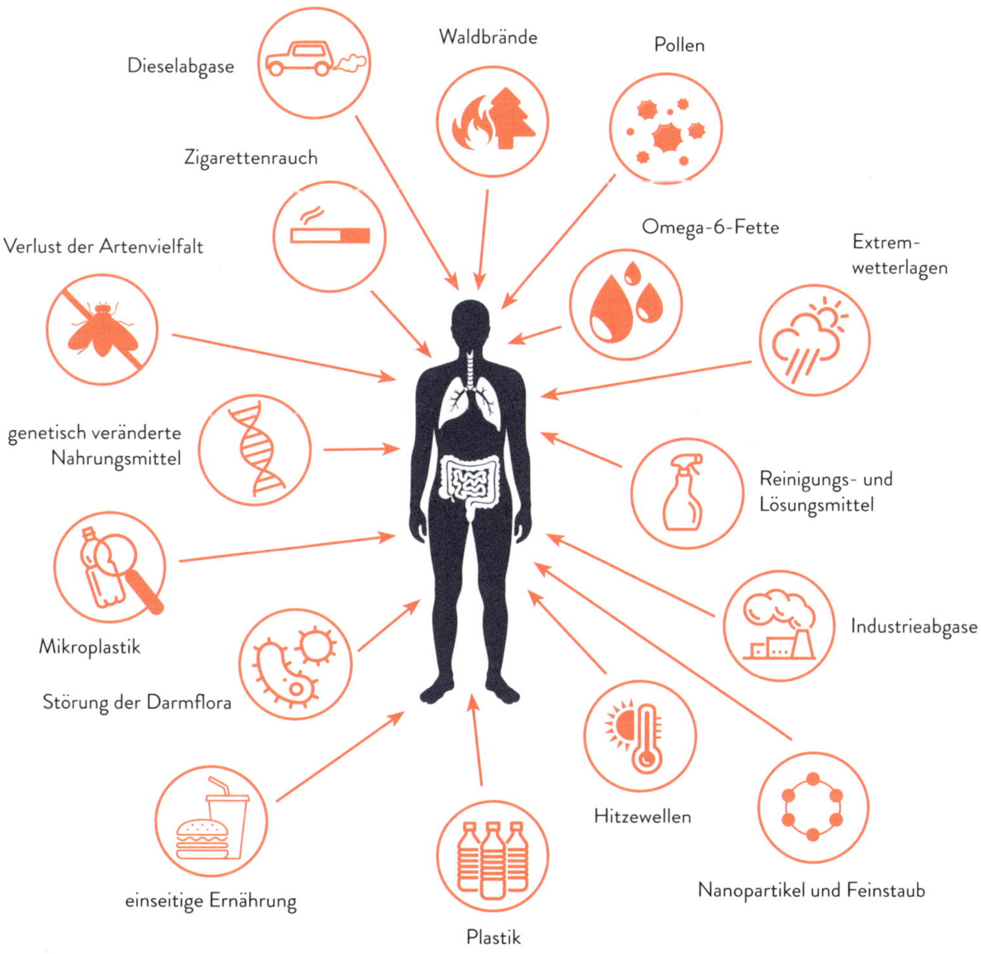

Verschmutzung und Veränderungen der Umwelt haben einen Einfluss auf die Barriere von Haut, Lunge und Darm, was eine vermehrte Durchlässigkeit der Haut und Schleimhäute begünstigt, wodurch wiederum Giftstoffe in den Körper eindringen und allergische Erkrankungen verursachen können.

Substanzen aus unserer Umwelt wie Feinstaub, Zusatzstoffe in Nahrungsmitteln, Chemikalien, Nanopartikel, Reinigungsmittel, Mikroplastik und Pollen mit Protease-Aktivität machen unter bestimmten Umständen die Schleimhäute durchlässig. In der Folge durchbrechen Antigene und Mikroorganismen vermehrt die Schutzschilde unserer Schleimhaut. Sie bewirken eine Entzündung. Antigenpräsentierende Zellen packen sich Bestandteile von Pollen oder anderen Allergenen und zeigen diese jungen T-Helferzellen (Th0). Diese wandeln sich in Th2-Helferzellen um und kurbeln die allergische Reaktion an. Vor allem regen sie die B-Zellen des Immunsystems zur Produktion von IgE-Antikörpern an und aktivieren außerdem die eosinophilen Abwehrzellen.

Die Durchlässigkeit der Schleimhäute bewirkt ferner, dass lymphartige Zellen die B-Zellen und Eosinophilen zusätzlich stimulieren.

Die eosinophilen Abwehrzellen produzieren ihrerseits Eiweiße wie das *eosinophile kationische Protein (ECP)*, das abtötend auf Eindringlinge wirkt, aber leider auch die eigene Schleimhaut schädigt.

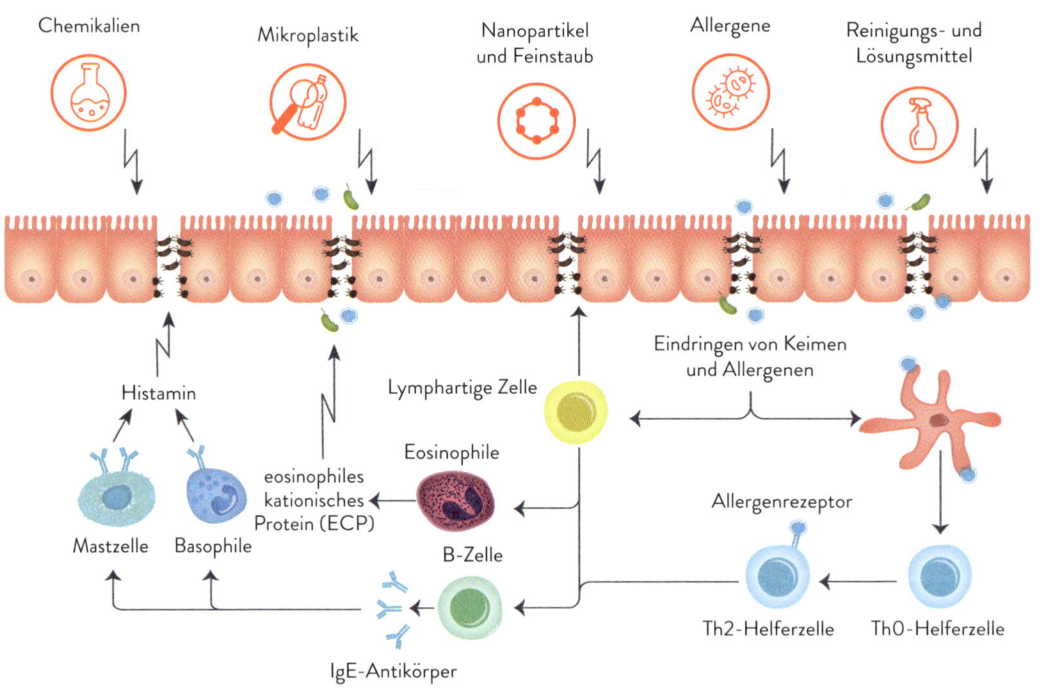

Die Abbildung zeigt wichtige Faktoren, die die Darmschleimhaut durchlässig machen, sowie die Allergiereaktion der Abwehrzellen, die wiederum den Schutzwall schädigt.

Die von den B-Zellen beziehungsweise Plasmazellen produzierten IgE-Antikörper setzen sich auf basophile Abwehrzellen und Mastzellen. Beim nächsten Kontakt mit demselben Antigen (also zum Beispiel dem gleichen Pollen) kommt es zur massenhaften Freisetzung von Botenstoffen aus diesen Zellen, vor allem von Histamin. Die allergische Reaktion nimmt an Fahrt auf.

2

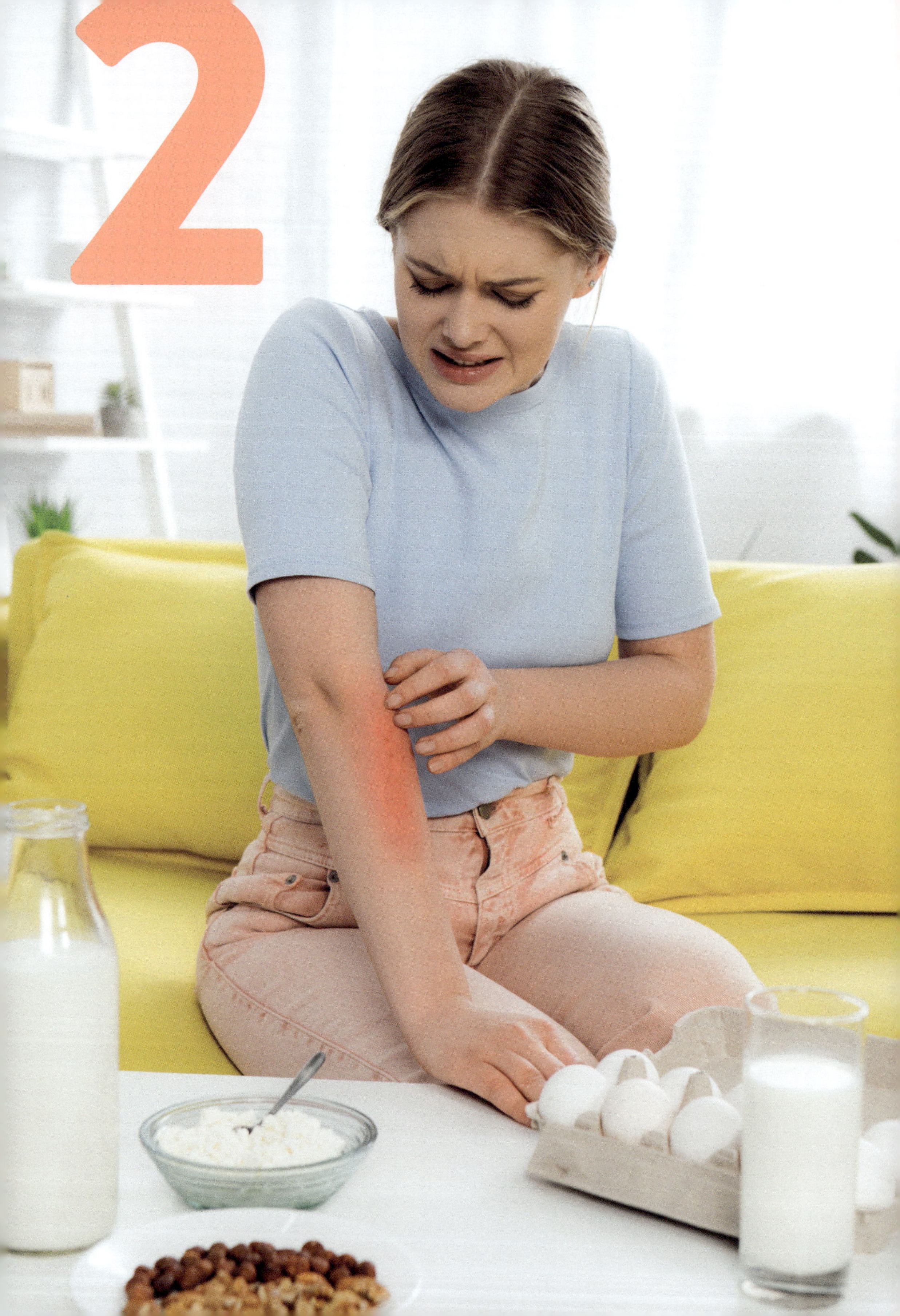

Die häufigsten Allergien
und ihre Beschwerden

In diesem Kapitel geht es um die Beschwerden, die Allergien hervorrufen. Sie lernen die vier wichtigsten allergischen Erkrankungen kennen, nämlich Heuschnupfen, Asthma bronchiale, Neurodermitis und Nahrungsmittelallergien. Außerdem erfahren Sie, wie Allergien diagnostiziert werden können.

Von der laufenden Nase bis zur Anaphylaxie

Allergien können sehr unterschiedliche Ausprägungen und Intensitäten haben. Dabei geht es vom einfachen Heuschnupfen mit gelegentlichem Naselaufen bis zur Anaphylaxie, dem drohenden allergischen Schock, der lebensbedrohliche Ausmaße annehmen kann. Sie erhalten einige wichtige Hinweise, wie Sie eine schwere allergische Reaktion frühzeitig erkennen und behandeln können.

Heuschnupfen

Circa 28 Prozent der Deutschen leiden unter Heuschnupfen,[17] in der Medizin »saisonale allergische Rhinokonjunktivitis« genannt, also eine in Abhängigkeit von der Pollenflugzeit auftretende allergische Entzündung der Nase und der Bindehaut des Auges. Auslöser des Heuschnupfens sind meistens Pollen, die vor allem im Frühjahr und Sommer durch die Luft fliegen. Eine allergische Reizung der Nase kann in manchen Fällen auch (nahezu) ganzjährig auftreten, wenn eine Person unter Allergien gegen sehr viele verschiedene Pollen leidet oder wenn eine Reaktion gegen ganzjährige Allergene wie Hausstaubmilben oder Schimmelpilze vorliegt.

Typische Beschwerden eines Heuschnupfens sind ein starkes Naselaufen mit wässrigem Sekret, Niesen und Jucken, manchmal auch eine Verstopfung der Nase. Begleitet werden die Nasenbeschwerden oft von tränenden und juckenden Augen durch gereizte Bindehäute. Durch die starke Schleimproduktion versuchen die Schleimhäute, sich von Allergenen und Reizstoffen zu befreien.

Menschen, die unter Heuschnupfen leiden, haben ein circa dreifach erhöhtes Risiko, an einem Asthma der Lunge zu erkranken.[18] Dieser Etagenwechsel wird gefürchtet, weil sich die allergische Erkrankung dann von den oberen Atemwegen (Nase) tiefer auf die Lunge ausdehnt. Um diesen Organbefall zu verhindern, wird eine effektive Behandlung des Heuschnupfens empfohlen.

Asthma bronchiale

Asthma ist eine chronische Lungenerkrankung mit einer Entzündung der Bronchien, unter der circa sechs Prozent der Menschen in Deutschland leiden. Die Beschwerden schwanken stark in Häufigkeit und Intensität. Typische Symptome sind Kurzatmigkeit, pfeifende Atmung *(Giemen)*, ein Engegefühl im Brustraum und Husten.[19] Es können sich Zeiträume mit und ohne Beschwerden abwechseln. Oft besteht eine Überempfindlichkeit der Bronchien (bronchiale Hyperreagibilität) zum Beispiel auf Kältereize, Rauch, Feinstaub, Ozonbelastung oder körperliche Anstrengung sowie nach Atemwegsinfektionen.

Unter dem Einfluss eines Ungleichgewichtes in Richtung der Th2-Helferzellen, wie es bei allergischer Veranlagung oder bereits bestehenden allergischen Erkrankungen wie Heuschnupfen oder Neurodermitis vorliegt, kommt es zur vermehrten Produktion von IgE-Antikörpern und zur Ansammlung verschiedener Entzündungszellen in der Bronchialschleimhaut. Dazu gehören Mastzellen und Eosinophile, die an der allergischen Reaktion maßgeblich beteiligt sind.[20] Außerdem vermehren sich die schleimbildenden Zellen und es kommt zur Zerstörung der Abdichtungsringe der Schleimhautzellen. Dadurch wird ähnlich wie beim Darm auch die Bronchialschleimhaut »leaky«, das heißt vermehrt durchlässig für Reizstoffe aus der Atemluft wie Rauch, Feinstaub und Pollen. Sogenannte antigenpräsentierende Abwehrzellen greifen die Fremdallergene auf und zeigen sie dem Immunsystem, was die Entzündungsreaktion ankurbelt.[21]

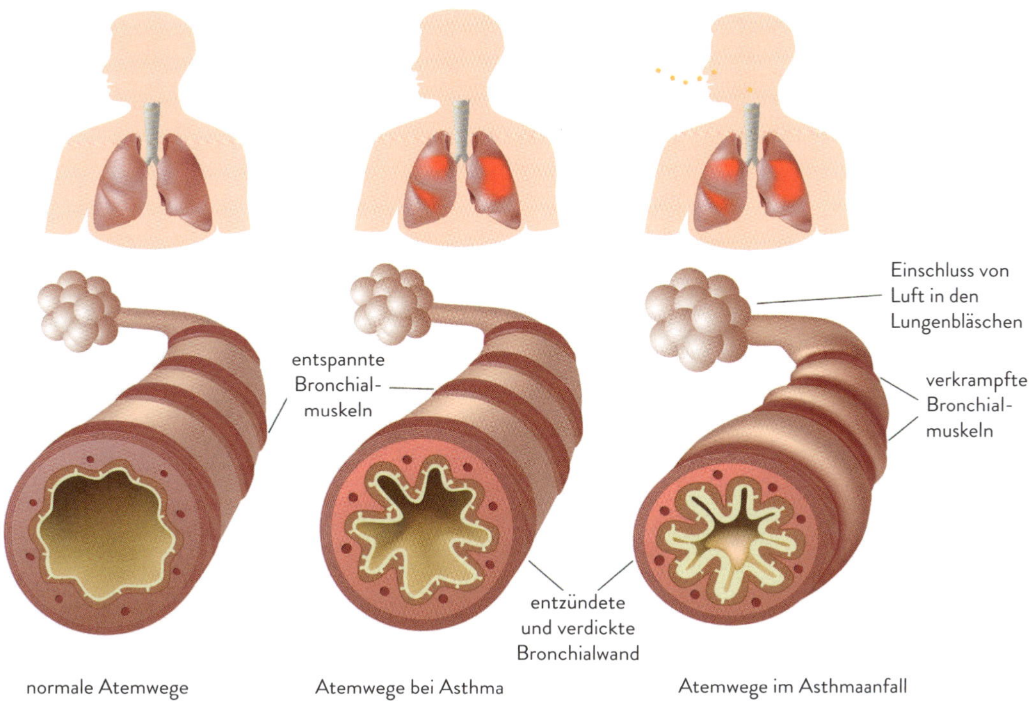

Links ist ein unauffälliger kleiner Bronchus zu sehen. Bei Asthmatikern (Mitte) ist die Schleimhaut dauerhaft entzündet und verdickt. Im Asthmaanfall (rechts) verkrampft und verengt sich der Bronchus deutlich, sodass sich die Lungenbläschen vermehrt aufblähen.

Warnsignale eines schweren Asthmaanfalls

Für Asthma-Patienten gilt es, möglichst einem schweren Atemnotanfall vorzubeugen. Dafür hat der Deutsche Allergie- und Asthmabund die Warnsignale auf seiner Internetseite beschrieben:[22]

- Die körperliche Belastbarkeit nimmt ab, es wird also schwieriger, Alltagstätigkeiten oder Sport durchzuführen.
- Die Atemnot nimmt zu, vor allem in der Nacht oder bei körperlicher Anstrengung.
- Es tritt verstärkt Husten auf, vor allem in der Nacht oder nach Belastungen. Es kann zu Schleimbildung und Auswurf kommen.
- Jedes Anzeichen eines Atemwegsinfektes ist ein Warnsignal für einen Asthmaanfall, denn nach Erkältungen treten vermehrt asthmatische Reaktionen auf.
- Wenn der Verbrauch an Asthma-Notfallsprays steigt, kündigt sich ebenfalls ein schwerer Asthmaschub an.
- Optimal wäre die Messung des *Peak-Flows*, also der maximalen Strömungsgeschwindigkeit der Luft während der Atmung. Dies können Asthmatiker mit einem günstigen Peak-Flow-Meter (erhältlich in der Apotheke oder im Internet) selbst durchführen. Bei einem Abfall des Peak-Flows droht ein Asthmaanfall.

Wenn Sie Zeichen eines drohenden Asthmaanfalls verspüren, sollten Sie Ihre Asthma-Therapie anpassen, um einen möglicherweise schweren Schub Ihrer Erkrankung zu verhindern. Hierbei ist es aus meiner Sicht zunächst egal, ob es sich um eine natürliche oder schulmedizinische Behandlung handelt. Das Wichtigste ist, dass sie hilft.

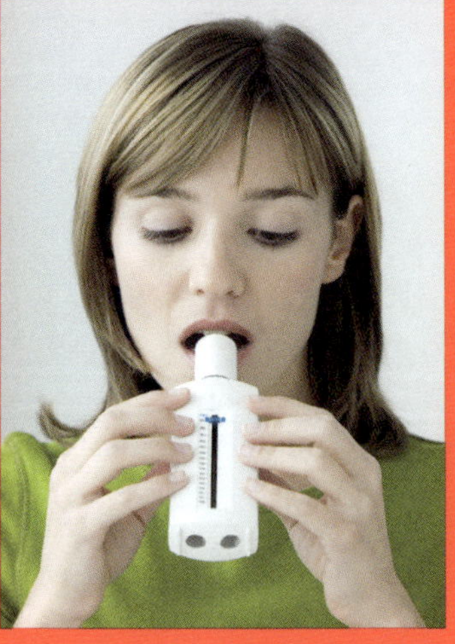

Mit dem Peak-Flow-Messer kann der Atemwegswiderstand selbst gemessen werden. Anhand des Ergebnisses lässt sich die Behandlung individuell anpassen.

Die vermehrte Freisetzung von Entzündungsstoffen führt zu Verkrampfungen der Bronchialmuskeln, was die Atemwege verengt. Dies behindert vor allem die Ausatmung – wir nennen das »bronchiale Obstruktion«. Es kommt zur Überblähung der Lunge.

Das Asthma wird in zwei Formen eingeteilt: das allergische und das nicht allergische Asthma.

Beim allergischen Asthma besteht eine Reaktion auf bestimmte Allergene wie zum Beispiel Pollen, Schimmelpilze oder Hausstaubmilben. Während das Pollen Asthma saisonal im Frühjahr auftritt, bewirken die beiden anderen Auslöser ganzjährige oder situativ bedingte Beschwerden – also dann, wenn man sich in schimmel- oder staubbelasteter Umgebung aufhält.

Das nicht allergische Asthma wird vor allem durch Atemwegsinfekte – bemerkbar durch langes Husten und Kurzatmigkeit nach einer Erkältung – oder durch Anstrengung – wie zum Beispiel pfeifende Atmung nach dem Sport – ausgelöst.

Neurodermitis

Neurodermitis ist eine chronische oder schubweise auftretende allergische Hauterkrankung. Synonym werden die Begriffe *atopisches Ekzem* (allergischer Hautausschlag) und *atopische Dermatitis* (allergische Hautentzündung) verwendet. Bei Kleinkindern ist sie mit über 20 Prozent Betroffenen die häufigste chronische Erkrankung. Meistens beginnt die Hauterkrankung in den ersten fünf Lebensjahren. Mit zunehmendem Alter sinkt das Vorkommen von Neurodermitis. Bei Schulkindern beträgt die Häufigkeit um die zehn Prozent, bei Erwachsenen nur noch zwei bis drei Prozent.

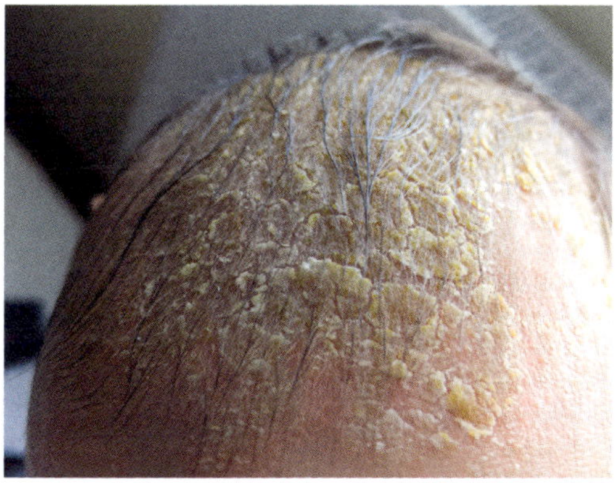

Verstärkter Milchschorf auf der Kopfhaut von Säuglingen ist ein früher Hinweis für eine allergische Erkrankung.

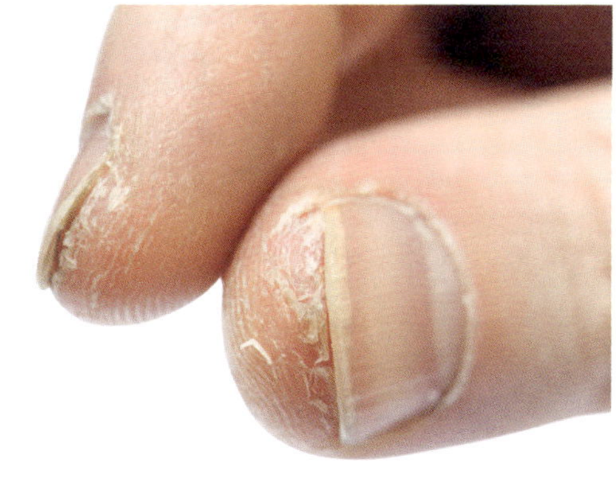

Schuppig veränderte und eingerissene Fingerspitzen stellen eine Minimalvariante der Neurodermitis bei Erwachsenen dar..

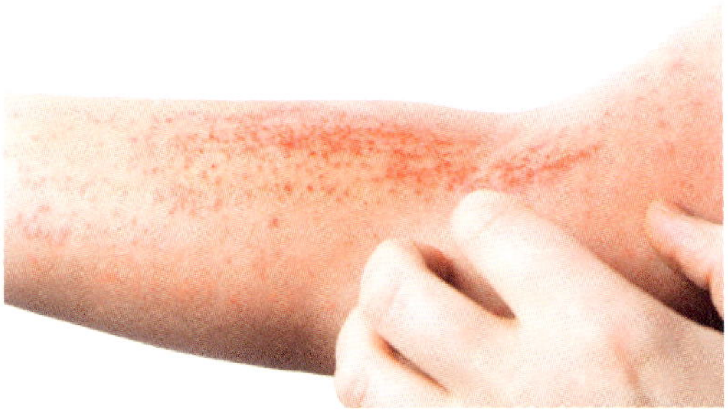

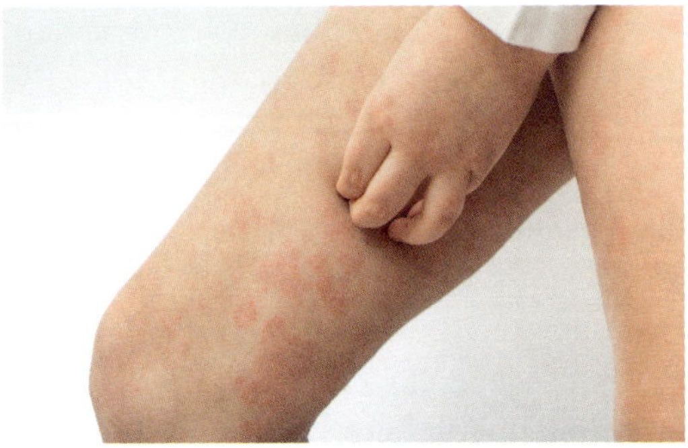

Neurodermitische Hautveränderungen betreffen vor allem die Gliedmaßen, weniger den Rumpf.

Der größere Teil der Neurodermitis-Betroffenen, nämlich 50 bis 80 Prozent, hat begleitende Immunglobulin-E-vermittelte Allergien, wie sie bei Heuschnupfen, Asthma oder Nahrungsmittelallergien vorkommen. Der Rest der Fälle ist nicht mit einer Allergie vom IgE-Typ assoziiert.

Typische Beschwerde der Neurodermitis ist eine Empfindlichkeit der Haut, die zu Rötungen und Schuppungen sowie Juckreiz führt. Bei Säuglingen sind hauptsächlich der Kopf (unter anderem mit sogenanntem Milchschorf) sowie die Streckseiten der Arme und Beine betroffen. Bei älteren Kindern und Erwachsenen wechseln die Hautsymptome meistens auf die Beugeseiten der Gliedmaßen. Im Erwachsenenalter sind manchmal nur einzelne Stellen entzündet wie zum Beispiel schuppige Ekzeme (Hautreizungen) der Fingerkuppe, der Mundwinkel, der Augenlider oder der Ohrläppchen – oft begleitet von schmerzhaften Hauteinrissen.

Die Erkrankung tritt schubweise auf nach inneren oder äußeren Auslösern. Die häufigsten inneren Auslöser sind psychische Belastungen, hormonelle Veränderungen und Schwitzen. Typische äußere Faktoren sind Pollen, Nahrungsmittel und deren Zusätze, Reizungen durch Kleidungsstücke (vor allem Wolle), Rauchen, Sonnenlicht oder Kälte sowie Infektionen. Als auslösende Nahrungsmittel sind vor allem Milch, Weizen, Ei, Soja, Haselnuss, Erdnuss und Fisch zu nennen.[23]

Eine Ursache für Neurodermitis ist eine Störung der Hautbarriere. Diese Barriere besteht in der Haut aus der Hornschicht und den Kittsubstanzen zwischen den Hautzellen (auch hierbei handelt es sich um *tight junctions*, siehe Seite 30). Durch die Löchrigkeit der Schutzschicht können Immunzellen ihre Fühler durch die Haut hindurch ausstrecken und gelangen übermäßig in Kontakt mit Fremd-Antigenen. Eine Immunantwort beginnt in Richtung einer Allergie und einer Hautentzündung. Hinzu kommt, dass vermehrt sensible Nerven in die Haut einwachsen und damit die Schwelle für den Juckreiz sinkt.

Oft ist zusätzlich die Zusammensetzung der Schutzfette in der Haut gestört. Die Umwandlung von Linolensäure in Gamma-Linolensäure ist eingeschränkt. Diese Fettsäure ist wichtig für die Hemmung von Entzündungsreaktionen. Durch die Pflanzenöle von Borretsch und Nachtkerze kann die Gamma-Linolensäure ergänzt werden.

Nahrungsmittelallergie

Die Nahrungsmittelallergie im engeren Sinne meint eine IgE-vermittelte allergische Reaktion auf Bestandteile in unseren Speisen. Die Häufigkeit hat sich in vielen westlichen Ländern wie zum Beispiel den USA in den letzten Jahren verdreifacht. In Deutschland leiden über vier Prozent der Kinder und drei Prozent der Erwachsenen unter einer Allergie gegen Nahrungsmittel vom IgE-Typ.

Die häufigsten Auslöser für Nahrungsmittelallergien bei Kindern sind Erdnuss, Kuhmilch, Hühnerei, Cashewkern und Walnuss, bei Erwachsenen Weizen, Schalentiere, Haselnuss, Soja, Erdnuss, Sellerie und Fisch. Während Allergien gegen Erd- und Baumnüsse sowie gegen Fisch und Schalentiere oft lebenslang bestehen bleiben, können vor allem kindliche Allergien gegen Milch, Ei und Weizen spontan ausheilen.[24]

Nahrungsmittelallergien können Bauchschmerzen, Durchfälle, Erbrechen, Hautausschläge, Schleimhautschwellungen, Herzrasen und Kurzatmigkeit auslösen. Sie haben ein erhöhtes Risiko für lebensbedrohliche allergische Reaktionen. Deshalb ist eine strikte Meidung der betroffenen Nahrungsmittel, meistens auch in geringster Menge, die wichtigste Behandlung der Nahrungsmittelallergie. Insofern kann mit den natürlichen Methoden in diesem Buch – vor allem bei den schweren Allergieverläufen – nicht primär eine Heilung erzielt werden. Es wird allenfalls das Allergierisiko bei versehentlichem geringem Verzehr reduziert. Ein Austesten von Nahrungsallergenen darf nur unter ärztlicher Kontrolle, am besten unter stationären Bedingungen erfolgen.

Der Unterschied zwischen Allergien und Unverträglichkeiten

Allergien entstehen immer über eine Reaktion des Immunsystems, bei der klassischen Allergie vom Sofort-Typ über die Entleerung von Histamin aus Mastzellen, die mit IgE-Antikörpern bespickt wurden.

Unverträglichkeiten sind im Gegensatz dazu keine immunologischen Reaktionen. Die häufigste Intoleranz oder Unverträglichkeit ist die Laktose-Intoleranz, also die Unverträglichkeit von Milchzucker. Hier fehlt aufgrund einer chronischen Darmreizung oder aufgrund eines Gendefektes das Enzym Laktase, das auf der Darmschleimhaut sitzt und Milchzucker zersetzen kann. Ohne die Aufspaltung des Milchzuckers wirkt dieser stark abführend, wird von den Darmbakterien vergoren und verursacht Bauchschmerzen. Das Immunsystem ist

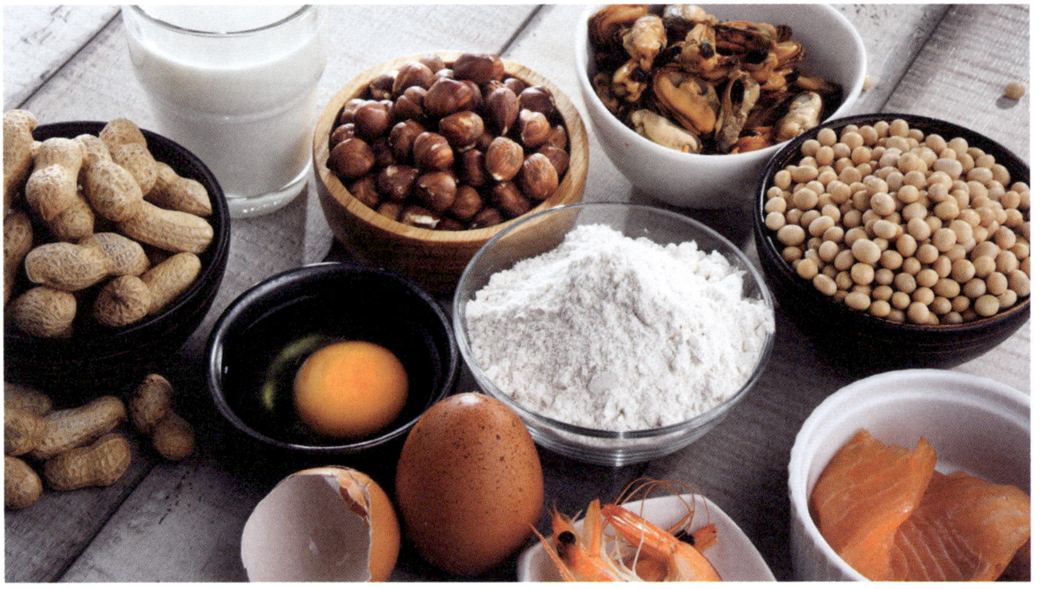

Die häufigsten Nahrungsmittelallergene: Soja, Erdnuss, Haselnuss, Kuhmilch, Hühnerei, Fisch, Schalentiere und Weizen.

an dieser Reaktion primär nicht beteiligt. Es ist also keine Allergie! Die Mehrzahl der Menschen in der Welt besitzt diesen Gendefekt. Bei Kaukasiern, also bei uns Europäern, ist die Rate des Gendefektes mit fünf bis fünfzehn Prozent recht niedrig. Deshalb gibt es hier in den Kühltheken der Supermärkte eine enorme Vielfalt an Milchprodukten, die man in Asien und Afrika vermisst, wo die meisten Menschen von Natur aus laktoseintolerant sind.

Es gibt weitere Unverträglichkeiten gegen Fruchtzucker (Fruktose) und gegen den Zuckeralkohol Sorbit, ein natürlicher Süßstoff, der in einigen Obstsorten wie Apfel, Birne, Trauben und Pflaumen vorkommt sowie manchen Lebensmitteln wie zuckerfreien Kaugummis oder Bonbons zugesetzt wird.

Während die Unverträglichkeiten gegen Laktose, Fruktose und Sorbit allgemein anerkannt sind und mittels sogenannter H2-Atemtests diagnostiziert werden können, werden in der ganzheitlichen Medizin zwei weitere Unverträglichkeiten beschrieben: die Nahrungsmittelunverträglichkeit vom IgG-Typ und die Histaminintoleranz.

Nahrungsmittelunverträglichkeit vom IgG-Typ

Die IgG-Nahrungsmittelunverträglichkeit ist eigentlich eine Allergie, und zwar vom Immunkomplex-Typ (Allergie-Typ 3). Es wird also eine Reaktion des Immunsystems ausgelöst. Während bei der klassischen Allergie vom Sofort-Typ IgE-Antikörper und Histamin freigesetzt werden, sind es bei diesem Allergie-Typ IgG-Antikörper – der eine Buchstabe macht hier den Unterschied. Die IgG-Abwehrkörperchen verbinden sich untereinander und mit dem Auslöser-Allergen zu sogenannten Immunkomplexen. Diese lagern sich in den Blutgefäßen und im Gewebe ab. Dort lösen sie unterschwellige Entzündungsreaktionen aus – medizinisch *Silent Inflammation*, also »stille Entzündung« genannt. Dies kann zu diffusen Beschwerden führen, die zeitlich bis zu mehrere Tage nach der Aufnahme des intoleranten Nahrungsmittels auftreten können, sodass man sie nicht mehr genau auf den Verursacher zurückführen kann. Die Symptomatik ist sehr vielfältig. Alle Arten von Darmbeschwerden und Hautveränderungen, aber auch Müdigkeit und Gelenk- oder Muskelschmerzen gehören dazu.

IgG-Antikörper gegen Nahrungsmittel können im Blut gemessen werden. Bei starken Reaktionen wird eine vorübergehende Auslassdiät empfohlen. In der Regel treten diese Unverträglichkeiten bevorzugt bei einer gestörten Barrierefunktion der Darmschleimhaut auf (Leaky Gut). Denn dann dringen zu viele Nahrungsbestandteile ungefiltert durch die »poröse« Darmwand und aktivieren das darunterliegende Immunsystem. Die Abwehrzellen produzieren nur IgG-Antikörper gegen besonders reizende Nahrungsmittel. Neben dem Auslassen der intoleranten Speisen ist die Stärkung und Abdichtung des Darms ein wichtiger therapeutischer Ansatz.

IgG-Nahrungsmittelintoleranzen und deren Diagnostik werden von der Schulmedizin häufig strikt abgelehnt. Leider gibt es kaum wissenschaftliche Daten zu diesem Thema. Die Erfahrung vieler naturheilkundlicher Ärzte zeigt jedoch, dass eine solche Diagnostik in bestimmten Fällen sinnvoll sein kann.

Anaphylaxie – der ganze Körper schreit »Allergie«

Eine gefürchtete allergische Reaktion ist die Anaphylaxie, der allergische Schock. Dabei kommt es zu einer überschießenden Freisetzung von Histamin und weiteren Entzündungsstoffen im gesamten Körper, was eine massive Erweiterung der Blutgefäße, ein Aufweichen der Aderwände und ein Verkrampfen der Atemwege zur Folge hat. Dadurch bricht der Kreislauf zusammen, die Sauerstoffzufuhr wird blockiert. Und letztendlich kann die Anaphylaxie sogar zum Tode führen.

Die häufigsten Auslöser einer Anaphylaxie sind Insektengifte, Nahrungsmittelallergene und Medikamente. Deshalb muss man diese Allergien sehr ernst nehmen – das komplette Vermeiden der möglichen Auslöser ist entscheidend wichtig.

Seltene Auslöser einer schweren allergischen Reaktion sind das *Alpha-Gal-Syndrom* und die *anstrengungsinduzierte Weizenallergie*.

Wenn Histamin außer Kontrolle gerät – Histaminintoleranz und Mastzellaktivierungssyndrom

Die Histaminintoleranz ist eine Unverträglichkeit, bei der mehr Histamin im Körper gebildet oder weniger davon abgebaut wird. Häufig besteht ein Defekt der Diaminoxidase, kurz DAO, also des histaminabbauenden Enzyms im Darm. Deshalb wird aus der Nahrung mehr Histamin aufgenommen als üblich. Der Mangel an DAO kann vererbt sein, aber auch spontan auftreten, zum Beispiel durch eine chronische Darmreizung ausgelöst werden oder durch einen Mangel an »Helferlein« der DAO, nämlich die sogenannten Co-Faktoren Vitamin C, Vitamin B6 und Kupfer. Außerdem kann ein Zuviel an histaminreichen Lebensmitteln wie Rotwein, Thunfisch, gereifter Käse, Tomatensoßen, Auberginen und Hefe zu einer Histaminintoleranz führen. In manchen Fällen wird Histamin vermehrt von bestimmten ungünstigen Darmbakterien im Rahmen einer Fehlbesiedlung – *Dysbiose* genannt – produziert. Auch bei chronischem Stress ist der Abbau von Histamin im Organismus eingeschränkt. Dadurch kann eine Histaminintoleranz aktiviert werden.

Es treten dann pseudoallergische Beschwerden auf, also Symptome, die an eine Allergie erinnern, aber keine echte Allergie sind. Sie werden zwar durch Histamin ausgelöst, es fehlt aber die Bildung von IgE-Antikörpern, die für Allergien vom Sofort-Typ erforderlich sind.

Symptome der Histaminintoleranz sind anfallsartige Durchfälle – meistens ein bis zwei Stunden nach einer histaminreichen Mahlzeit –, migräneartige Kopfschmerzen, Herzrasen, Unruhe, Quaddeln an der Haut, Naselaufen, Husten oder sogenannte *Flushs* – das sind akute Rötungen und Überwärmungen im Gesicht.

Eine Histaminintoleranz verursacht fast immer eine Darmbarrierestörung, also ein Leaky-Gut-Syndrom. In der ganzheitlichen Medizin erfolgt bei der Histaminintoleranz neben dem Verzicht auf histaminreiche Lebensmittel eine Sanierung der Darmflora und der Darmschleimhaut, eine Ergänzung fehlender Co-Faktoren sowie ein gezieltes Entspannungstraining. Dadurch lässt sich die Erkrankung oft gut behandeln – es braucht aber etwas Zeit und Geduld.

Große Ähnlichkeiten mit der Histaminintoleranz und ein überlappendes Krankheitsbild mit weitgehend ähnlichen Beschwerden besitzt das *Mastzellaktivierungssyndrom* (aus dem Englischen: *mast cell activation disease*, kurz *MCAS*). Als Auslöser kommen Medikamente, Infektionen, Impfungen, Alkohol, psychische und körperliche Überlastungen infrage. Bei diesem Krankheitsbild sind bei akuten Beschwerden die Blutmarker *Tryptase* und *Chromogranin A* sowie der Urinwert *Methylhistamin* erhöht. Außerdem findet man in Gewebeproben aus dem Darm Mastzellnester.

Das Mastzellaktivierungssyndrom wird auf eine Überempfindlichkeit der Mastzellen zurückgeführt. Die histamingefüllten Abwehrzellen setzen dann bei geringster Reizung massenweise Histamin frei, was die allergieähnlichen Beschwerden bedingt. Typische Symptome sind Bauchschmerzen, Durchfälle und Übelkeit, Herzrasen, Blutdruckschwankungen und Kreislaufschwäche, verstopfte Nase und Ohren, Kurzatmigkeit, Flushs und Nesselsucht (Quaddeln der Haut), Muskel- und Gelenkschmerzen sowie Erschöpfung und Konzentrationsstörungen.

Die Behandlung des Mastzellaktivierungssyndroms besteht in der Regel aus Histaminblockern vom Typ 1 und 2 (zum Beispiel *Fexofenadin* und *Famotidin*) sowie Mastzellstabilisatoren *(Cromoglicinsäure)*. Naturheilkundlich können alle mastzellstabilisierenden und histaminabbauenden Maßnahmen, Entspannungsverfahren und eine komplexe Darmsanierung eingesetzt werden. Da beim Mastzellaktivierungssyndrom manchmal schwere anaphylaktische Reaktionen auftreten, wird den Betroffenen oft ein Notfallset mit einem Adrenalin-Injektor verschrieben.

Beim Alpha-Gal-Syndrom besteht eine Typ-1-Allergie gegen *Galaktose-alpha-1,3-Galaktose* (kurz *Alpha-Gal*), einen Zucker, der in Säugetierfleisch – also nicht in Fisch oder Geflügel – sowie Milch vorkommt. Angestoßen wird diese Erkrankung oft durch einen Zeckenbiss, wenn der Zeckenspeichel Alpha-Gal enthält.

Bei der anstrengungsinduzierten Weizenallergie (*wheat-dependent exercise-induced anaphylaxis*, kurz *WDEIA*) liegt eine Allergie gegen das *Omega-5-Gliadin*, ein Eiweiß aus dem Weizen, vor.

Bei beiden Erkrankungen ist typisch, dass die allergische Reaktion, die oft sehr schwer verlaufen kann, häufig nur dann auftritt, wenn neben dem Fleisch- beziehungsweise Weizenverzehr weitere Faktoren hinzukommen. Typischerweise sind diese Mitauslöser stärkere Anstrengung, Schmerzmittel, Alkohol oder bei Frauen auch die Periode. Dadurch soll es kurzfristig zu einer vermehrten Durchlässigkeit der Darmschleimhaut kommen, sodass das Immunsystem mit den genannten Allergenen in Kontakt tritt und die allergische Reaktion auslöst.[25]

Wenn Sie schon einmal eine schwere allergische Reaktion erlitten haben, informieren Sie bitte Angehörige und Freunde über das Krankheitsbild, wichtige Behandlungsmaßnahmen und die Wiederbelebung. Wichtige Informationen dazu finden Sie auch in der Tabelle sowie im folgenden Abschnitt.

Wie macht sich ein beginnender allergischer Schock bemerkbar?	
Haut	zunehmender Ausschlag, Quaddeln/Nesseln, Juckreiz, Schwellungen, vor allem im Gesicht, kalter Schweiß
Mund-Rachen-Raum	Kribbeln und Brennen in Mund und Nase, Zungen- und Lippenschwellung, Engegefühl im Hals, Heiserkeit
Augen	geschwollene Augenlider
Lunge	Kurzatmigkeit, pfeifende Atmung, Husten
Verdauungstrakt	Durchfall, Übelkeit, Erbrechen
Herz und Kreislauf	Herzrasen, Schwindel, schwarz vor Augen, Blutdruckabfall
Nervensystem	Schwäche, Benommenheit, später Bewusstlosigkeit

Was tun bei Anaphylaxie(-gefahr)?

Die Anaphylaxie, der drohende allergische Schock, ist eine lebensbedrohliche Situation. Bei den in der Tabelle genannten Warnsymptomen ist ein sofortiges Handeln erforderlich.

Nehmen Sie Abstand von dem potenziellen Auslöser. Wählen Sie sofort den Notruf 112 und fordern Sie den Notarzt an. Wenn Sie ein Notfallset besitzen, setzen Sie sich die Adrenalin-Spritze mit dem Autoinjektor in den Oberschenkel (durch die Kleidung hindurch) und nehmen Sie – wenn vorhanden – antiallergische Medikamente. Der Autoinjektor kann auch von Laien angewandt werden, allerdings ist die Anwendung bei jedem Injektor unterschiedlich. Am besten machen Sie sich und Ihre Angehörigen regelmäßig mit dessen Einsatz vertraut.

Verständigen Sie zusätzlich Menschen in Ihrer Umgebung und bitten Sie sie, Ihnen zu helfen. Versuchen Sie, möglichst ruhig zu bleiben.

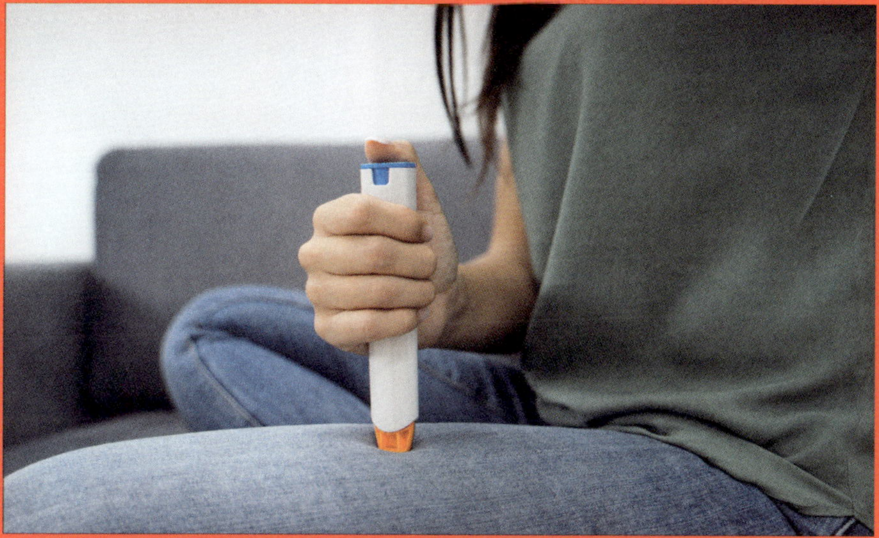

Der Adrenalin-Autoinjektor ist eine spezielle Spritze, die Adrenalin zur Aufrechterhaltung der Herz-Kreislauf-Funktion beim allergischen Schock enthält.

Bei einem Herz- oder Atemstillstand müssen die Begleiter oder Passanten sofort mit einer Herzdruckmassage beginnen und diese fortführen, bis der Notarzt eintrifft.

Drücken Sie als Ersthelfer im Zweifelsfall kräftig auf das Brustbein (länglicher Knochen in der Mitte der Brust) und beginnen Sie mit der Wiederbelebung. Bei einem Fehlalarm wird sich der Betroffene melden.

In der folgenden Illustration ist anschaulich dargestellt, wie Sie vorgehen sollten: Sie knien neben dem Betroffenen. Legen Sie den Ballen einer Hand auf die Mitte des Brustkorbs über das Brustbein (siehe Fadenkreuz in der linken Abbildung). Setzen Sie den Ballen der anderen Hand auf die erste (zweite Abbildung). Strecken Sie beide Arme und drücken Sie durch Bewegungen Ihres ganzen Körpers den Brustkorb circa 5 cm nach unten und entlasten Sie wieder. Dies machen Sie 100- bis 120-mal pro Minute. Das ist sehr schnell. Es entspricht dem Takt des Liedes *Ah, ha, ha, ha, stayin' alive* von den Bee Gees. Wenn Sie keine Kraft mehr haben, lassen Sie sich ablösen. Eine Mund-zu-Mund-Beatmung ist nach heutigem Kenntnisstand nicht mehr erforderlich. Sie können nichts verkehrt machen – außer nicht mit der Wiederbelebung zu beginnen!

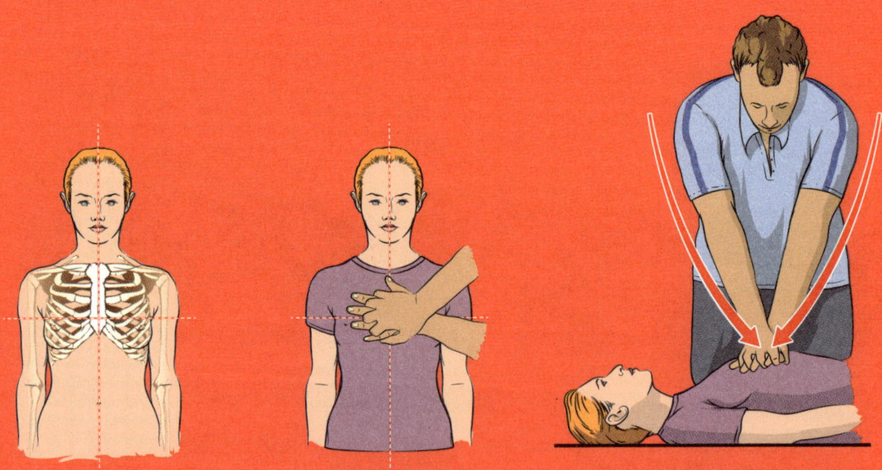

Die Wiederbelebung (Reanimation) wird bei einem Atem- oder Herzstillstand erforderlich, also wenn der Betroffene nicht atmet oder keinen Puls hat.

Wie werden Allergien getestet?

Der erfahrene Arzt oder Allergologe kann Allergien mit verschiedenen Methoden austesten. Am häufigsten wird eine Testserie auf der Haut des Unterarmes angelegt, der sogenannte *Prick-Test*. Dabei werden verschiedene Allergene sowie pures Histamin auf einzelne Hautstellen getropft. Anschließend wird die Haut durch diese Tropfen mit einer Lanzette leicht eingestochen. Beim Histamin und bei den Substanzen, auf die der Proband allergisch reagiert, entsteht eine Quaddel, eine kleine Vorwölbung und Rötung der Haut, die oft auch juckt. Dadurch lassen sich mögliche Allergien auf Pollen, Schimmelpilze, Tierhaare und Hausstaubmilben sowie Nahrungsmittel ablesen. Eine Woche vorher sollten keine allergieblockierenden Medikamente eingenommen werden.

Bei Unklarheiten im Testergebnis oder zur Testung von Substanzen, für die kein Hauttest möglich ist, können spezifische IgE-Antikörper im Blut gemessen werden.

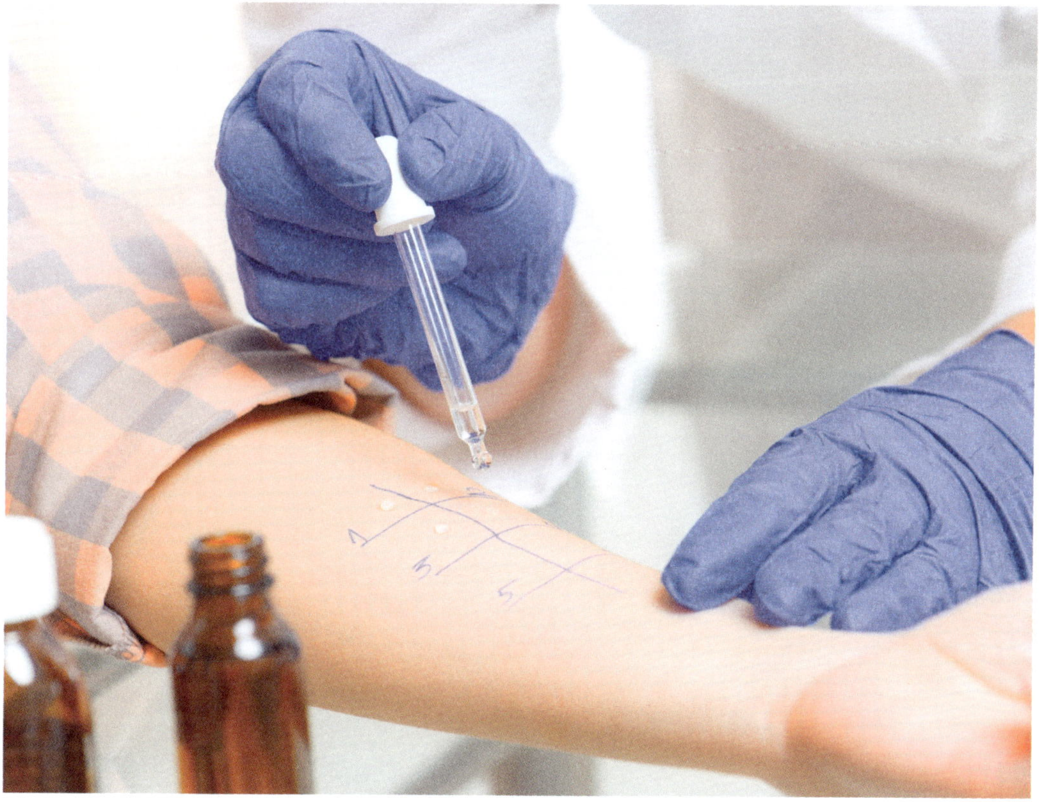

Mit einem Prick-Test wird die Reaktion von Allergenen auf der Haut gemessen.

Eine Allergie liegt erst vor, wenn ein positives Testergebnis mit typischen Beschwerden nach Kontakt zu dem Allergen kombiniert ist. Denn leider ist die Allergiediagnostik nicht sehr genau. Häufig sieht man auch falsch positive Ergebnisse, das heißt: Trotz positiven Testergebnisses besteht letztendlich doch keine Allergie.

Für spezielle Fragestellungen beim Allergologen besteht die Möglichkeit, Provokationstestungen der Nase, der Lunge oder des Darms durchzuführen. Bei vorbekannten schwerwiegenden allergischen Reaktionen wird die Testung in der Regel im Krankenhaus überwacht.

Nicht wissenschaftlich anerkannt sind Allergietestungen mittels Bioresonanz oder Kinesiologie (zum Beispiel mit dem Muskelwiderstandstest).

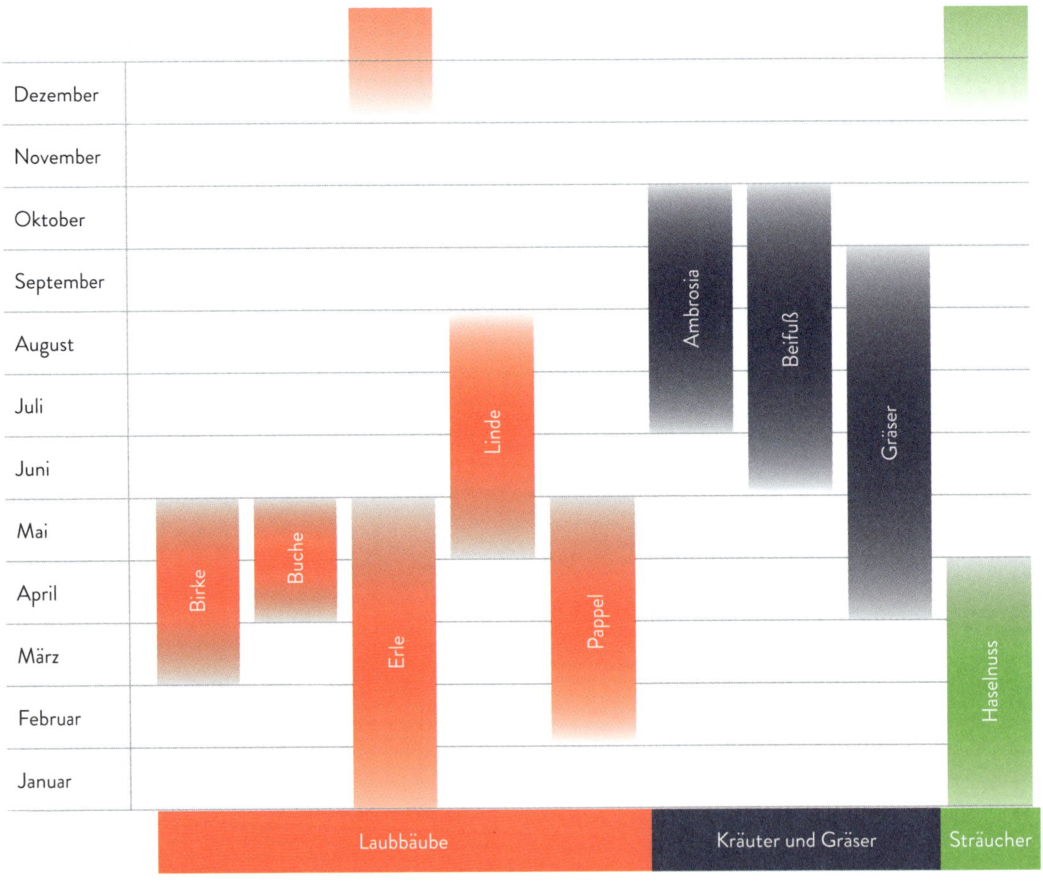

Der Pollenflugkalender gibt Aufschluss über die Intensität der Pollen während der Vor-, Haupt- und Nachblüte verschiedener Gräser, Sträucher und Bäume.

Bei Heuschnupfen und Asthma können Sie anhand des Pollenflugkalenders ganz schnell selbst herausfinden, welche Allergien in Abhängigkeit vom Zeitraum mit Beschwerden am ehesten vorliegen. Auf der Website des Stiftung Deutscher Polleninformationsdiensts finden Sie einen sehr präzisen Pollenflugkalender, der tagesgenau das Aufkommen der Pollen in Deutschland der letzten Jahre abbildet.[26] Außerdem sind im Internet tagesaktuelle Pollenflugvorhersagen für Ihren Wohnort verfügbar.

Die Diagnose Asthma wird in der Regel vom Lungenarzt aufgrund einer Testung der Lungenfunktion mit seiner typischen Reversibilität gestellt. In dem Atemtest misst dieser dann Einschränkungen der Atemflusskurve, die durch ein bronchienerweiterndes Medikament schnell zu beheben, also reversibel sind. Weil Asthma sehr schwankend auftritt, kann ein Asthmaanfall mit einem speziellen Methacholin-Test provoziert werden, sodass die Erkrankung auch beim gerade beschwerdefreien Asthmatiker nachweisbar ist.

Der Betroffene kann mittels einfacher Peak-Flow-Messer, die in der Apotheke oder im Internet erworben werden können, seine Atemfunktion selber überwachen. *Peak flow* meint den maximalen Atemfluss (aus dem Englischen: *peak*, »Gipfel«; *flow*, »Fluss«). Normale Werte liegen über 400 Liter pro Minute (l/min) beziehungsweise über 80 Prozent. Bei 250 bis 400 l/min (50 bis 80 Prozent) ist der Peak flow mäßig eingeschränkt, bei weniger als 250 l/min (weniger als 50 Prozent) sogar stark reduziert. Entsprechend diesen Messungen kann dann die Medikation des Asthmatikers angepasst werden.

3

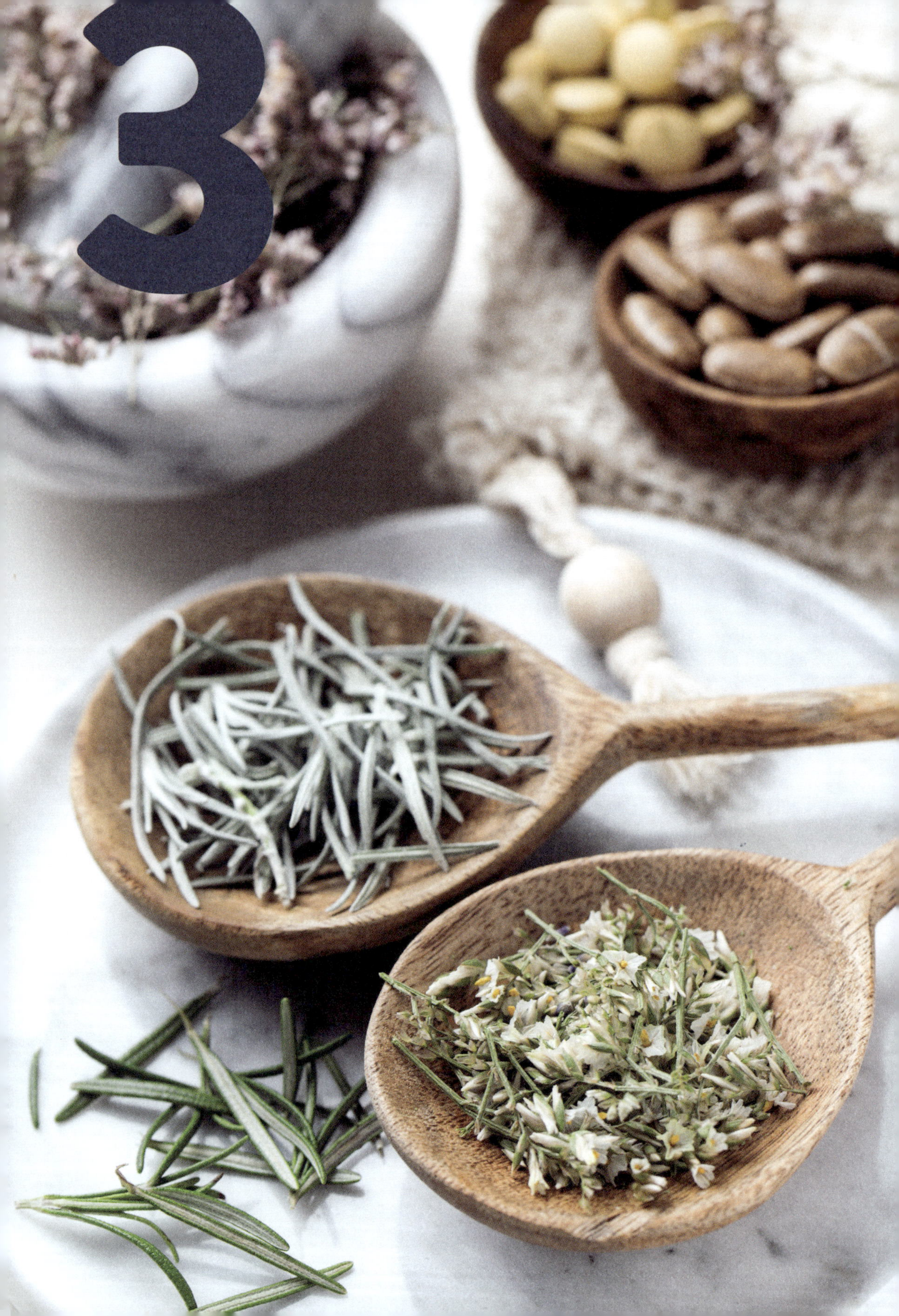

Was Sie selbst *gegen Allergien tun können*

Sie haben jetzt viel über die Allergien und ihre Entstehung gehört. Nun möchten Sie sicherlich wissen, welche natürlichen Methoden Allergien heilen oder zumindest lindern können. Dies ist das Thema dieses Kapitels. Sie erfahren, welche Heilpflanzen, Homöopathika, Vitalstoffe, Akupunkturpunkte und naturheilkundlichen Anwendungen Ihnen helfen können, wobei auch ein Augenmerk auf der Bedeutung der Darm- und Schleimhautbehandlung liegen soll. Daneben erfahren Sie, was Sie in Ihrer Lebensweise optimieren können, um Ihre Beschwerden zu lindern.

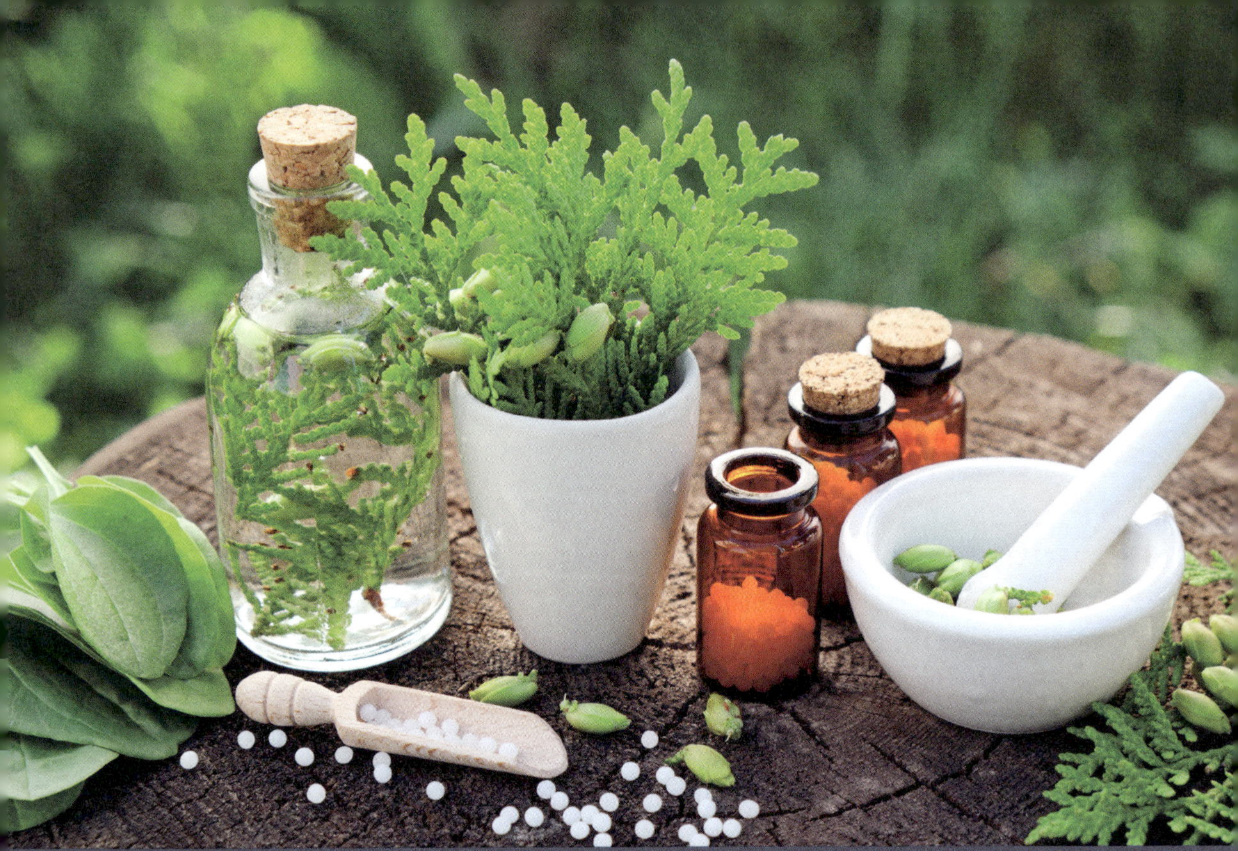

Hilfreiche Maßnahmen aus der Naturheilkunde

Die Naturheilkunde oder Komplementärmedizin ist eine erfahrungsbasierte Medizin. Manche naturheilkundlichen Behandlungsmethoden blicken auf eine Jahrhunderte oder sogar Jahrtausende alte Geschichte zurück – denken Sie beispielsweise an die Traditionelle Chinesische Medizin oder die europäische Kräuterheilkunde. Die Idee der Naturheilkunde und ganzheitlichen Medizin ist es, wenn möglich die Ursachen der Erkrankung zu beheben und nicht nur die Symptome zu lindern. In diesem Kapitel lernen Sie einige interessante Ansätze aus der Pflanzenheilkunde, der Homöopathie und der Akupunktur kennen. Außerdem erhalten Sie wertvolle Tipps für naturheilkundliche Anwendungen zum Selbermachen.

Antiallergische Heilkräfte aus der Natur

Die Kräuterheilkunde (Phytotherapie) ist eine der ältesten medizinischen Fachrichtungen und in allen Kulturkreisen belegt. Ihre Wirkungsweise wird über Jahrhunderte bis Jahrtausende überliefert. In der Regel wirken pflanzliche Mittel sanft, das heißt mit weniger Nebenwirkungen. Dafür ist jedoch die Wirkstärke oft auch geringer als in der Schulmedizin. Aus diesem Grund sind in der Pflanzenheilkunde häufiger mehrere Präparate zu kombinieren.

Das Wirkstoffgemisch wird durch Trocknung, Aufguss oder Extraktion aus der gesamten Pflanze oder aus Teilen von ihr – zum Beispiel nur Wurzeln, Blüten oder Blätter – gewonnen. Trotz der sanften Wirkweise kann es jedoch auch bei Pflanzenextrakten zu Nebenwirkungen oder Vergiftungen kommen, über die Sie sich im Vorfeld der Behandlung informieren sollten. In diesem Buch können leider nicht alle möglichen Neben- oder Wechselwirkungen aufgezählt werden. Wenden Sie sich deshalb im Zweifel bitte an Ihren Arzt.

Im Folgenden werden gemäß Erfahrung und Überlieferung bei Allergien gut wirksame Heilpflanzen genannt. Für ansonsten gesunde Menschen ist ihre Anwendung in der Regel gut verträglich, sodass Sie sich selbst damit behandeln können. Wählen Sie dazu anhand der Beschreibung ein oder zwei für Sie passend erscheinende Pflanzen aus. Bitte überschreiten Sie nicht die auf der Verpackung angegebene Dosis und setzen Sie die Pflanzenextrakte nicht längerfristig ohne fachkundigen Rat ein. Wenn Sie unter weiteren Erkrankungen leiden oder Medikamente einnehmen müssen, sollten Sie sich auf jeden Fall ärztlich zur Pflanzenheilkunde beraten lassen.

Aloe vera

Aloe vera ist eine Sukkulente, also eine Pflanze, die in ihren Blättern Wasser speichern kann. Sie stammt aus den Halbwüsten des Orients und wird aufgrund ihrer hohen Heilkraft weitverbreitet angebaut. Während der Blattsaft als starkes Abführmittel nicht ganz unproblematisch anzuwenden ist, sollte bei Neurodermitis das Aloe-vera-Gel Verwendung finden. Es wird aus dem Wasserspeichergewebe der Blätter gewonnen, nachdem der bittere Blattsaft entfernt wurde. Achten Sie bei Pflegeprodukten auf einen hohen Aloe-vera-Gehalt. Sie sollten zweimal täglich auf die Neurodermitis-Stellen aufgetragen werden.

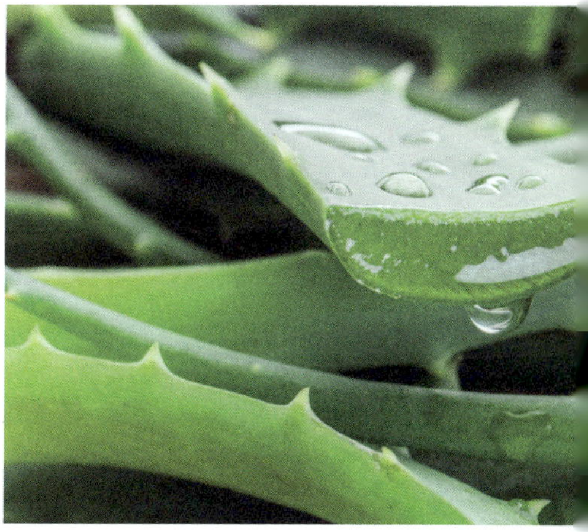

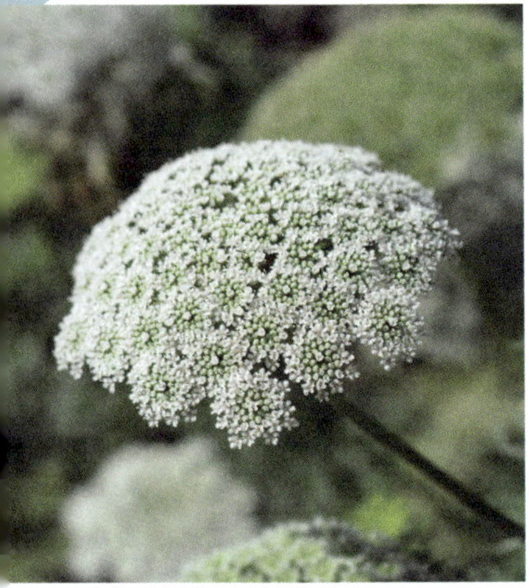

Bischofskraut

Das Heilkraut der alten Ägypter (auch als *Khella* oder *Ammi visnaga* bekannt) ist die natürliche Ausgangssubstanz für den Mastzellstabilisator *Cromoglicinsäure* aus der Schulmedizin. Das Pflanzenextrakt wirkt nicht nur krampflösend in den Atemwegen durch die Verhinderung der Histaminfreisetzung aus den Mastzellen, sondern auch gegen Viren, Bakterien und Entzündungen. Da die meisten Präparate ihre Zulassung verloren haben, gibt es Bischofskraut nur noch als homöopathische *Ammi-Visnaga-Urtinktur D1*. Die Einnahme sollte besser in Rücksprache mit dem Arzt erfolgen, denn es können auch Nebenwirkungen wie Magen-Darm-Probleme, Leberreizungen, Kopfschmerzen und Kreislaufbeschwerden auftreten.

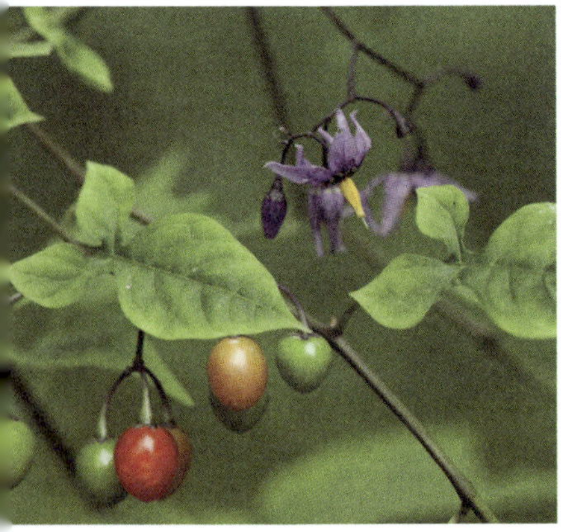

Bittersüßer Nachtschatten

Das giftige Nachtschattengewächs *Dulcamara*, auch Bittersüßstängel genannt, mit seinen meist violetten Blüten und roten Früchten enthält den Wirkstoff *Solasodin*, der cortisonartig wirkt. Dadurch wird eine starke entzündungshemmende und allergieblockierende Wirkung entfaltet. Weitere Inhaltsstoffe wirken wundheilend, juckreizmindernd und gegen eine Infektion mit Bakterien oder Pilzen. Dulcamara wird aufgrund möglicher Nebenwirkungen nur noch als Salbe bei Neurodermitis empfohlen (im Anhang auf Seite 170 finden Sie eine Tabelle mit empfohlenen Präparaten).

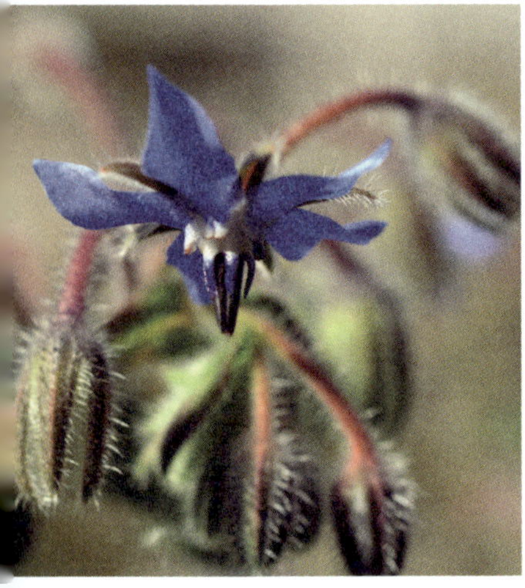

Borretsch

Die ursprünglich mediterrane Pflanze Borretsch besitzt behaarte Laubblätter und blüht strahlend blau. Während ihre Blätter, die auch Gurkenkraut genannt werden, giftige Eigenschaften haben, enthalten ihre Samen zu circa 20 Prozent Gamma-Linolensäure. Es handelt sich dabei um eine dreifach ungesättigte Omega-6-Fettsäure mit stark entzündungshemmenden Eigenschaften. Borretschsamenöl wird bei Neurodermitis innerlich eingenommen und auf die betroffenen Hautstellen aufgetragen. Für die innere Einnahme sind zwei bis drei Gramm Borretschsamenöl täglich für Erwachsene (das entspricht circa einem Teelöffel) und zwei Gramm für Kinder zu empfehlen. Es ist auch als Kapsel erhältlich.

Efeu

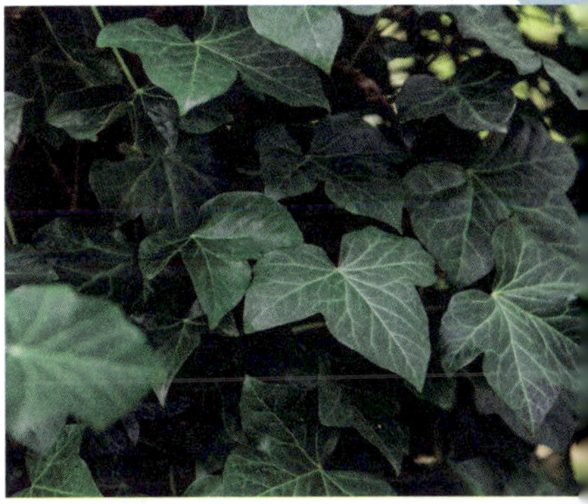

Efeu ist eine weitverbreitete Kletter- und Kriechpflanze, deren Bestandteile alle giftig sind. Spezielle Extrakte können aber medizinisch sicher angewendet werden, sogar bei Kindern. Der bekannteste Einsatz ist bei produktivem Husten im Rahmen einer Bronchitis. Aber auch bei Asthma wirkt Efeu positiv. Es verbessert die *Surfactant* genannte Schutzschicht der Bronchialschleimhaut, erleichtert damit das Abhusten und entkrampft die Bronchien. Für Kinder und Erwachsene stehen verschiedene Arzneimittel zur Verfügung (siehe Seite 170).

Eukalyptus

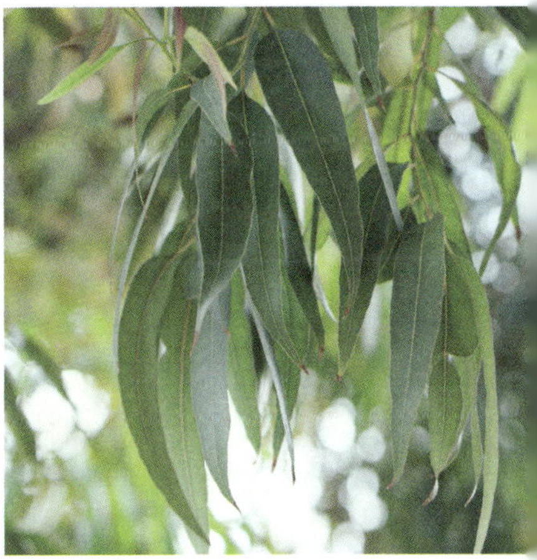

Das ätherische Öl Cineol aus den Blättern eines australischen Eukalyptusbaumes bewirkt bei Atemwegsinfekten und Asthma eine Lockerung des Bronchialschleims, einen verbesserten Auswurf, eine Entzündungshemmung und eine Erweiterung der Bronchien. Die Einnahme von dreimal täglich 200 Milligramm Eukalyptusöl (siehe Seite 170) senkt relevant die Zahl von Asthmaattacken und verbessert die Wirksamkeit einer konventionellen Asthma-Medikation. Aber Vorsicht: Fur Kinder ist Eukalyptus wegen der Gefahr von Kehldeckelkrämpfen nicht geeignet. In seltenen Fällen kann Eukalyptus auch bei Erwachsenen Asthmaanfälle auslösen.

Indisches Lungenkraut

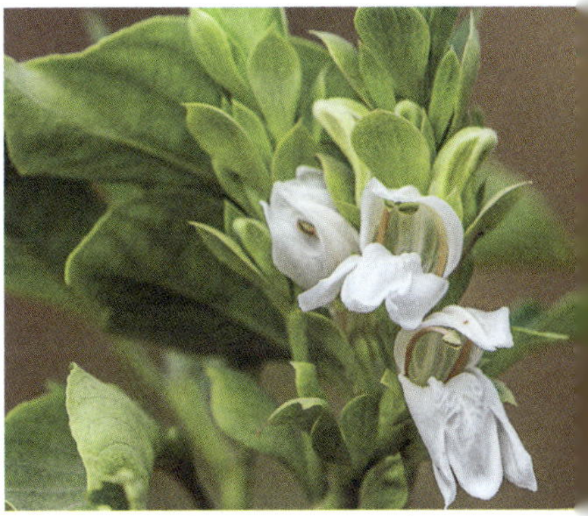

Aus Indien stammt die Pflanze Adhatoda, die schon seit Jahrtausenden in der ayurvedischen Medizin gegen Asthma und Tuberkulose eingesetzt wird. Das Pflanzenextrakt erweitert die Bronchien, lockert den Schleim und stoppt allergische Reaktionen. Aus dem Hauptinhaltsstoff *Vasicin* wurde das schleimlösende Medikament Ambroxol entwickelt. Indisches Lungenkraut, das hierzulande vor allem als wenig verdünntes Homöopathikum vertrieben wird (siehe Seite 170), findet sowohl bei Asthma als auch bei Heuschnupfen Anwendung.

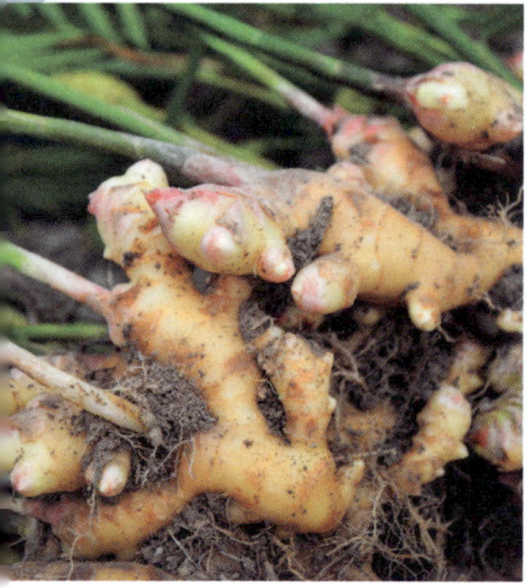

Ingwer

Ingwer ist eine in Süd- und Südostasien gern verwendete Gewürzpflanze mit einem erfrischend scharf würzigen Geschmack. Der Wurzelstock wird aber auch als Arzneipflanze bei Erkältungen, Schwindel, Verstopfung und Übelkeit genutzt. 500 Milligramm Ingwer-Extrakt wirken bei Heuschnupfen laut einer kleinen wissenschaftlichen Studie ähnlich gut wie 10 Milligramm des antiallergischen Pharmakons Loratadin.[27] Ingwer hemmt Entzündungen, fördert die Durchblutung an den Schleimhäuten, hemmt die Th2-Immunantwort, also die Allergie-Antwort des Immunsystems, und stabilisiert die histamingefüllten Mastzellen, sodass sie den allergieauslösenden Botenstoff möglichst nicht ausschütten.

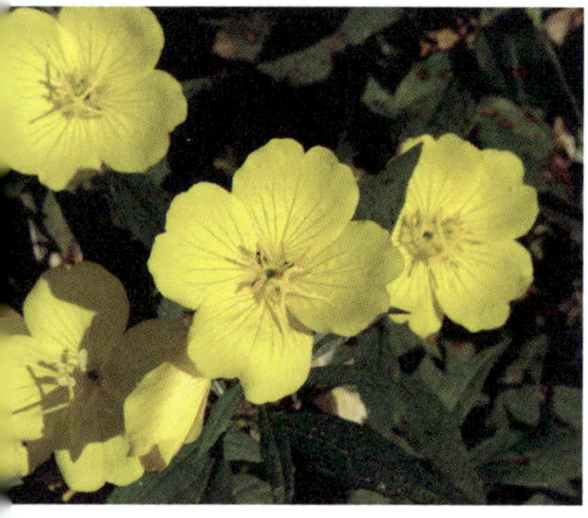

Nachtkerze

Die Nachtkerze öffnet ihre Blüten erst am Abend. Ihre Samen enthalten wie Borretsch Gamma-Linolensäure. Diese langkettige essenzielle Fettsäure ist eine Vorstufe für entzündungshemmende Botenstoffe. Zudem wirkt sie der Bildung von IgE-Antikörpern bei Typ-1-Allergien entgegen. Vor allem bei Neurodermitis besteht häufig ein Defekt der Gamma-Linolensäure-Bildung. Insofern ist hier die Einnahme von zwei bis drei Gramm Nachtkerzenöl am Tag zu empfehlen (siehe Seite 170).

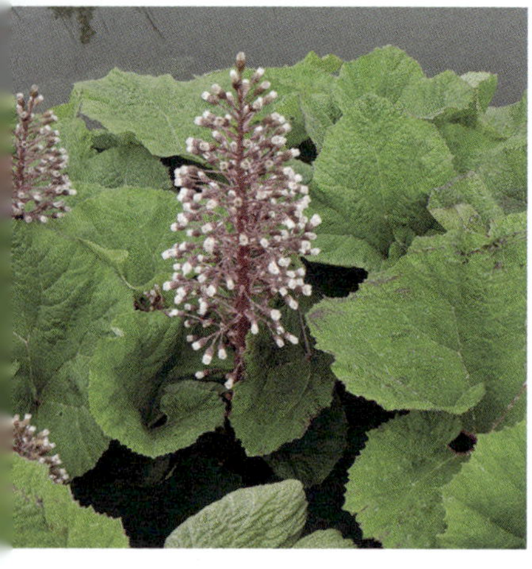

Pestwurz

Pestwurz ist eine heimische Pflanze, die gerne auf feuchten Wiesen oder am Flussufer wächst. Ihre Inhaltsstoffe sind entzündungshemmend, lindern eine spastische Atmung und wirken dem Allergiebotenstoff Histamin entgegen. Es handelt sich wahrscheinlich um einen der stärksten pflanzlichen Histaminblocker. Leider kann Pestwurz auch die Leber schädigen, sodass die üblichen Apothekenpräparate vom Markt genommen worden sind. Über die Schweiz kann eine spezielle schonende Züchtung (nähere Informationen finden Sie im Anhang auf Seite 170) bezogen werden. Die Einnahme sollte jedoch ärztlich abgestimmt werden.

Propolis

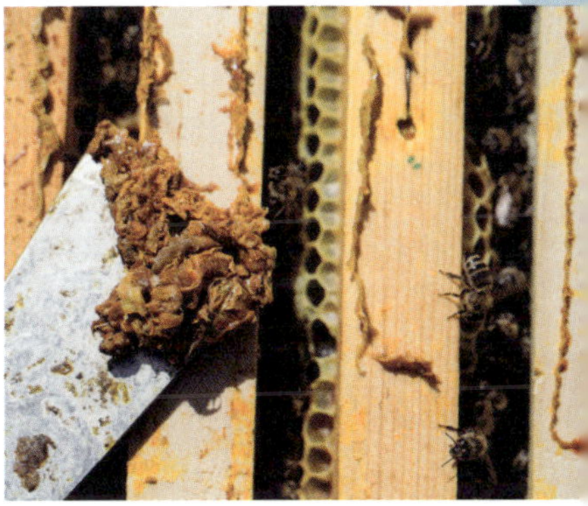

Diesen Kittharz gewinnen die Bienen aus verschiedenen Baumharzen. Im Bienenstock dient er zum Abdichten von Fugen und als Schutz vor Bakterien, Pilzen und Viren. Die alten Ägypter benutzten ihn zum Mumifizieren. Propolis hat antibiotische, antivirale und entzündungshemmende Effekte. Bei der innerlichen Einnahme kann es bei moderatem Asthma hilfreich sein. Dazu nimmt man dreimal täglich 75 Milligramm Propolis ein. Aber Achtung: Die in Propolis enthaltenen Kaffeesäuren können selbst auch Kontaktallergien auslösen.

Schwarzkümmel

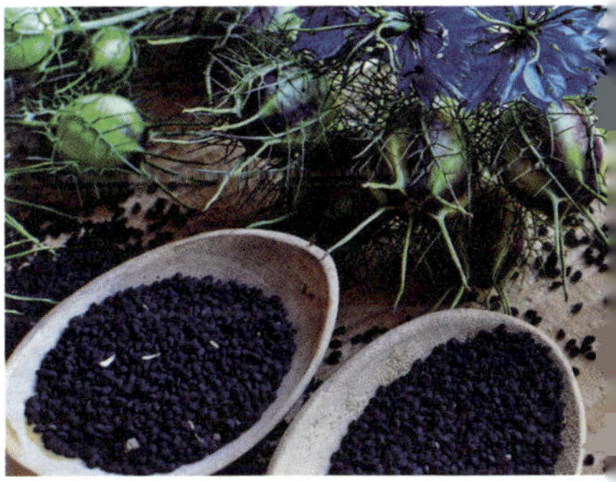

Das wohlriechende, leicht scharfe »Allheilmittel« des Orients ist die Nummer eins der natürlichen Asthmamittel. Schwarzkümmel reduziert Asthmabeschwerden, verbessert die Lungenfunktion und senkt die beim Asthma häufig erhöhten eosinophilen (»morgenroten«) Entzündungszellen. Auch bei Heuschnupfen mindert es die Beschwerden. Empfehlenswert ist die Einnahme von zweimal täglich 500 Milligramm Schwarzkümmelöl in Kapseln als Nahrungsergänzung.

Spirulina

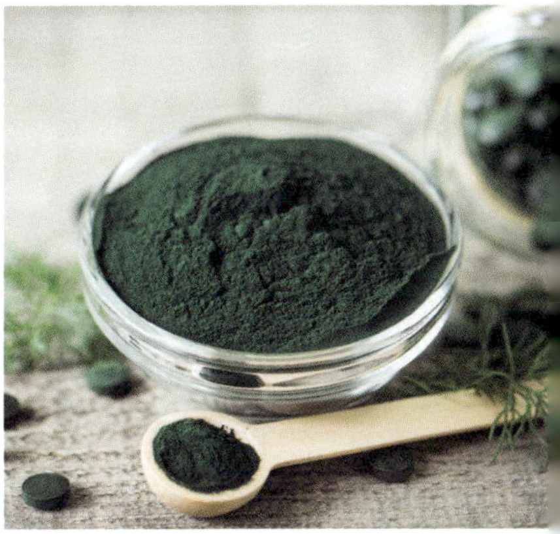

Spirulina wird inzwischen nicht mehr als Blaualge, sondern als *Cyanobakterium* gesehen. Sie lebt in Süßwasser- und Salzseen und hat eine mehrzellige wendelförmige Struktur. Neben ihrer bekannten entgiftenden Wirkung ist Spirulina entzündungshemmend und stabilisiert die Mastzellen, sodass die Histaminausschüttung reduziert wird. In einer Studie an Heuschnupfen-Patienten konnten die Beschwerden merkbar gemindert werden.[28] Ein Behandlungsversuch mit zwei Gramm Spirulina-Presslingen am Tag kann bei Heuschnupfen unternommen werden.

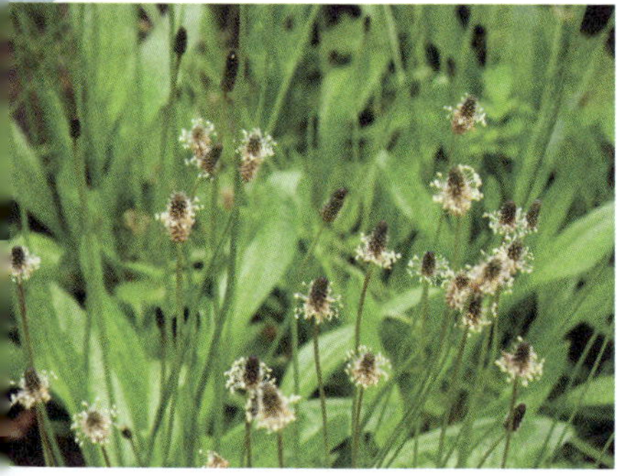

Spitzwegerich

Spitzwegerich ist eine weitverbreitete Pflanze am Wegesrand. Durch ihre spitzen lanzettenförmigen Blätter und den typischen Blütenstand ist sie auch für den Ungeübten leicht zu erkennen. Die Blätter wirken entzündungshemmend, besonders bei Heuschnupfen und Neurodermitis. Ein Teelöffel der klein geschnittenen Blätter auf eine Tasse heißes Wasser ergibt einen heilsamen Tee. Eine Kombination mit Thymian verbessert die Wirksamkeit.

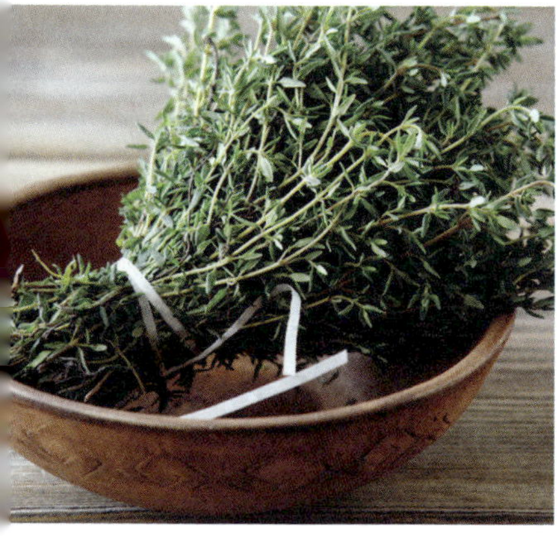

Thymian

Das ätherische Öl aus dem Gewürz und Heilkraut Thymian wirkt immunstärkend, desinfizierend, krampf- und schleimlösend. Es kann als Kapsel (Nahrungsergänzung), Tropfen (siehe Seite 170), zur Inhalation oder über eine Duftlampe sowie als Tee angewendet werden. Für einen Tee werden zwei Teelöffel getrocknete Thymianblätter in einer Tasse heißen Wassers für zehn Minuten zugedeckt stehen gelassen und danach abgeseiht (gerne mit je einem Teelöffel Spitzwegerich- und Huflattichblättern kombinieren). Der Tee wird dreimal täglich getrunken.

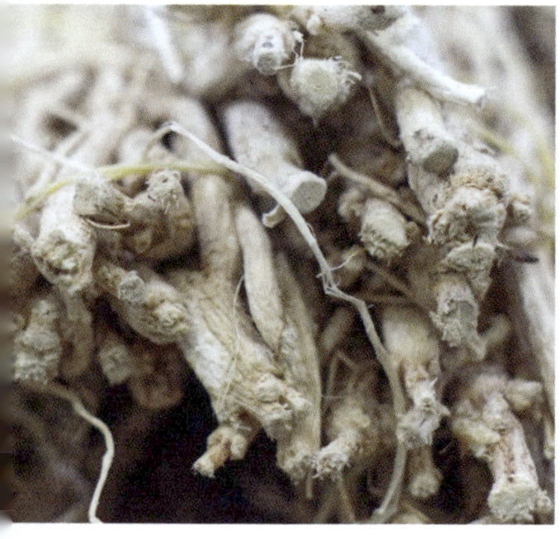

Tragant

Die Wurzel des *Astragalus* (Tragantwurzel) ist als Stärkungsmittel aus der Traditionellen Chinesischen Medizin bekannt. Dort trägt sie den Namen *Huang Qi*, was »große Lebenskraft« bedeutet. Sie kann sowohl ein schwaches Immunsystem anregen als auch eine überreagierende Abwehr wie bei Allergien in ihre Schranken verweisen.

Eingenommen werden 300 bis 500 Milligramm Tragantwurzel-Extrakt pro Tag oder ein bis zwei Kapseln täglich in der Allergiesaison (siehe Seite 170).

Weihrauch

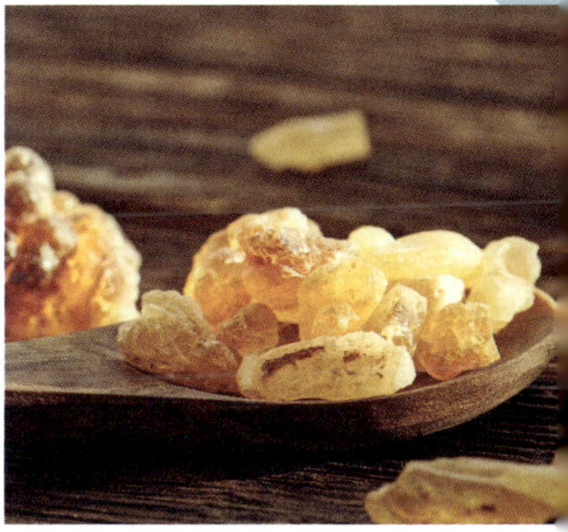

Weihrauch ist eine der Gaben der Heiligen Drei Könige aus der Bibel und wird in der Kirche zur spirituellen Reinigung eingesetzt. Verwendet wird das Harz des Weihrauchbaums, vor allem *Boswellia serrata* aus Indien. Der Hauptinhaltsstoff Boswelliasäure hemmt das Enzym 5-*Lipoxygenase*, was die Bildung von Entzündungsstoffen mindert. Positive Wirkungen für Weihrauch konnten bei Asthma und rheumatischen Erkrankungen gezeigt werden. Verwendung finden in der Regel Weihrauch-Extrakte als Nahrungsergänzung mit 300 bis 400 Milligramm pro Kapsel, die zwei- bis dreimal täglich eingenommen werden.

Zwiebel

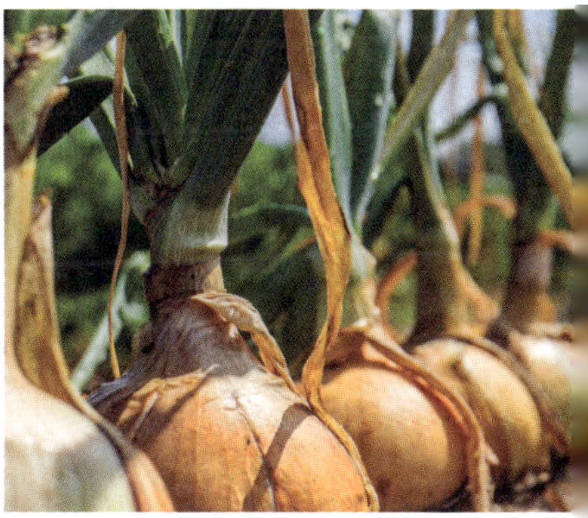

Das tränentreibende Küchengemüse wirkt auch erstaunlich gut bei Heuschnupfen und Asthma. Denn sowohl seine schwefelhaltigen Inhaltsstoffe als auch der in Zwiebeln enthaltene Vitalstoff *Quercetin* hemmen die Histaminfreisetzung aus den Mastzellen des Immunsystems und die Freisetzung von entzündungsfördernden Botenstoffen. Eingenommen werden kann die Zwiebel als naturreiner Pflanzensaft (dreimal täglich ein Esslöffel), frisch geschnitten (circa 50 Gramm täglich), getrocknet (20 Gramm täglich) oder als Zwiebeltropfen.

ZWIEBELTROPFEN SELBST HERSTELLEN

Schälen Sie vier kleine rote Zwiebeln und hacken Sie sie in feine Stücke. In 100 Millilitern etwa 40-prozentigem Alkohol (zum Beispiel Schnaps) lassen Sie die Zwiebelstücke drei Stunden lang zugedeckt stehen. Danach seihen Sie die Mischung durch ein Sieb in einen Messbecher mit Ausguss ab. Die Flüssigkeit geben Sie in eine Flasche.

Dosierung: dreimal täglich einen Teelöffel für Erwachsene

Homöopathie – Allergien lindern mit den kleinen Kügelchen

Keine naturheilkundliche Medizinrichtung ist heftiger umstritten als die Homöopathie. Wo die einen sanfte Heilung erfahren oder zumindest erhoffen, sehen andere eine wirkungslose Behandlung mit Zuckerkügelchen. Homöopathie ist eine sehr individuelle Medizin, die sich mit klassischen wissenschaftlichen Studien schlecht erfassen lässt. In der Behandlung von Allergien sehe ich oft sehr gute Erfolge mit einigen einfach anzuwendenden Mitteln, weshalb diese Behandlungsmöglichkeit hier ebenfalls vorgestellt werden soll. Probieren Sie es aus – ob Sie daran glauben oder nicht.

Wie funktioniert Homöopathie?

Homöopathie ist die alternativmedizinische Lehre des deutschen Arztes Samuel Hahnemann (1755 bis 1843). Im Rahmen seines Chinarindenversuchs entdeckte er das Ähnlichkeitsprinzip, das bedeutet, dass eine Krankheit durch eine Arznei geheilt werden kann, die in hoher Dosis ähnliche Beschwerden wie die Krankheit auslöst. Um die Schadwirkung der Arznei zu reduzieren, wurden die Heilmittel natürlichen Ursprungs, meist pflanzlicher, tierischer oder mineralischer Herkunft, potenziert. Potenzierung meint eine schrittweise Verdünnung und Dynamisierung der oft giftigen Ursubstanz. Die Dynamisierung wird durch ein Verreiben oder Verschütteln erzielt. Dadurch entstehen homöopathische Arzneimittel in Potenzierung der D-, C- oder Q-Reihe. Bei den D-Potenzen erfolgt die Verdünnung in jedem Schritt um den Faktor 10, bei den C-Potenzen um den Faktor 100 und bei den Q-Potenzen sogar um den Faktor 50 000. Bei einer D6-Potenz wird zum Beispiel die Ausgangssubstanz sechsmal um den Faktor 10 verdünnt. Am Ende hat man etwa einen Tropfen Wirkstoff auf eine halb gefüllte kleine Badewanne. Letztendlich ist die Homöopathie dadurch eine energetische und keine pharmakologische Medizin, denn es soll die »geistartige Kraft« der Arznei wirken.[29]

Für jedes homöopathische Mittel erfolgten Arzneimittelprüfungen, in denen gesunde Probanden die Wirkungen eines Präparates an sich selbst aufschrieben. Aus diesen Beobachtungen entstanden Arzneibücher, die für jedes Mittel mögliche Effekte aufführen. Anhand dieser Symptomlisten sucht der Homöopath das passende Arzneimittel für seinen Patienten aus. Es muss möglichst den individuellen Symptomen der Krankheit und dem Wesen des Patienten ähnlich sein. Dies erfordert ein umfangreiches Wissen um die verschiedenen Arzneien und ihre Arzneibilder sowie entsprechende Erfahrungen.

Die Auflistung der homöopathischen Mittel in diesem Buch kann nicht den Besuch bei homöopathisch arbeitenden Ärzten oder Heilpraktikern ersetzen. Aber anhand der nachfolgenden Auflistung kann sich der Leser beziehungsweise die Leserin einen Überblick über die Leitsymptome der Arzneimittel machen und – wenn ein passend erscheinendes Mittel gefunden wird – eine Eigenanwendung durchführen. Hier werden immer unproblematische Potenzen angegeben. Dennoch kann es in einigen Fällen zu Erstverschlimmerungen kommen, weswegen kein Selbstbehandlungsversuch bei instabilem Gesundheitszustand empfohlen wird. Wer sich nach folgender Liste noch unsicher ist, welches Homöopathikum er oder sie nehmen soll, kann es auch mit einem antiallergischen Komplexpräparat probieren (siehe Seite 109). Darin sind die drei wichtigsten Mittel gegen klassischen Heuschnupfen enthalten, nämlich *Luffa*, *Galphimia glauca* und *Cardiospermum*.

Manche Spezialapotheken stellen auch homöopathische Allergenmischungen her, zum Beispiel aus Frühblühern oder Gräsern. Diese können dann wie eine homöopathische »Hyposensibilisierung« vor und während der Pollensaison als D12- oder C12-Potenz zweimal täglich zu je drei Globuli, also die Streukügelchen mit dem homöopathischen Wirkstoff, eingenommen werden. Bei akuten allergischen Beschwerden kann mit homöopathischem Histamin – am besten als D12-Potenz drei bis fünf Globuli mehrmals täglich – versucht werden, die Symptome in den Griff zu bekommen.

Aconitum

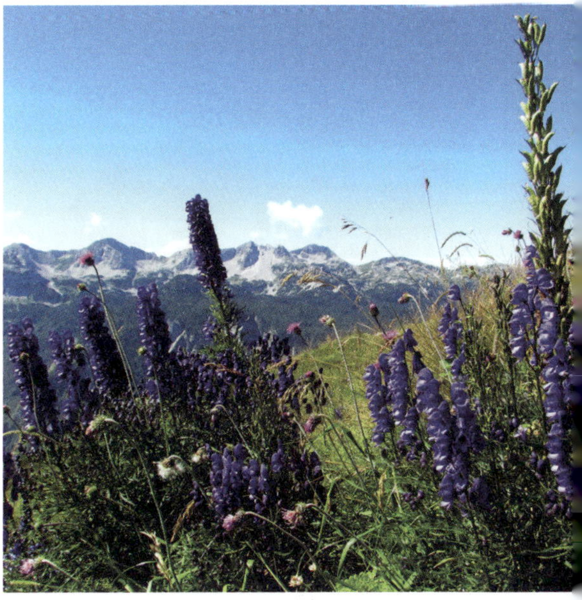

Der Sturmhut, auch Blauer Eisenhut genannt, ist eine Giftpflanze aus den Bergen. Die Kelten nutzten sie als Pfeilgift und im Mittelalter verwendeten sie angeblich die Hexen in ihrer Hexensalbe, um zum Hexentanz zu fliegen.

Leitsymptome sind plötzlicher Beginn, oft in der Nacht. Als Auslöser findet sich häufig kalter Wind oder Ärger sowie Schreck. Typisch sind trockene Hustenanfälle mit pfeifender Atmung und bedrohlicher Angst.

Eine Eigenanwendung erfolgt typischerweise im akuten Asthmaanfall in der Potenzierung C30 fünf Globuli alle fünf Minuten bis zur Besserung.

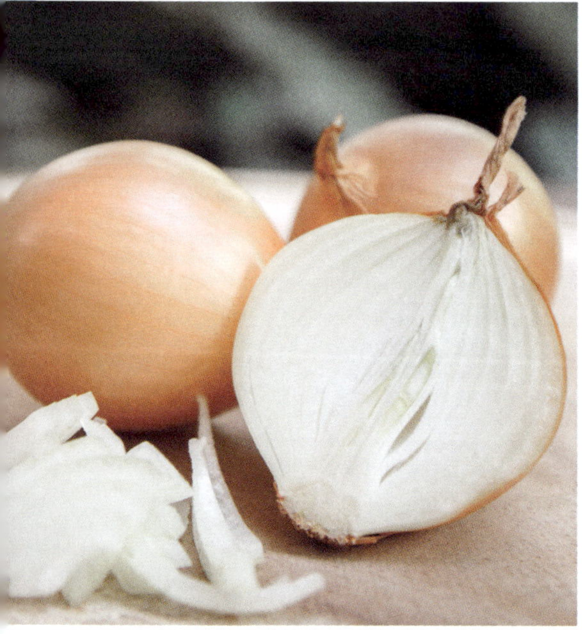

Allium cepa

Hinter diesem Fachbegriff steckt die Küchenzwiebel, wie sie in jedem Haushalt zu finden ist. Sie kennen das Brennen beim Schneiden der Zwiebel in der Küche.

In der Homöopathie besitzt sie die Leitsymptome »scharfe Nase, milde Tränen«. Gemeint sind starker, wässriger und wundmachender Schnupfen und brennende, aber nicht so stark reizende Tränen. Dazu kann Niesen oder heftiger bellender Husten vor allem beim Betreten warmer Räume kommen.

Eine Eigenanwendung bei Heuschnupfen und Asthma ist in der Potenzierung D6, C12 oder C30 mit fünf Globuli viermal täglich empfohlen.

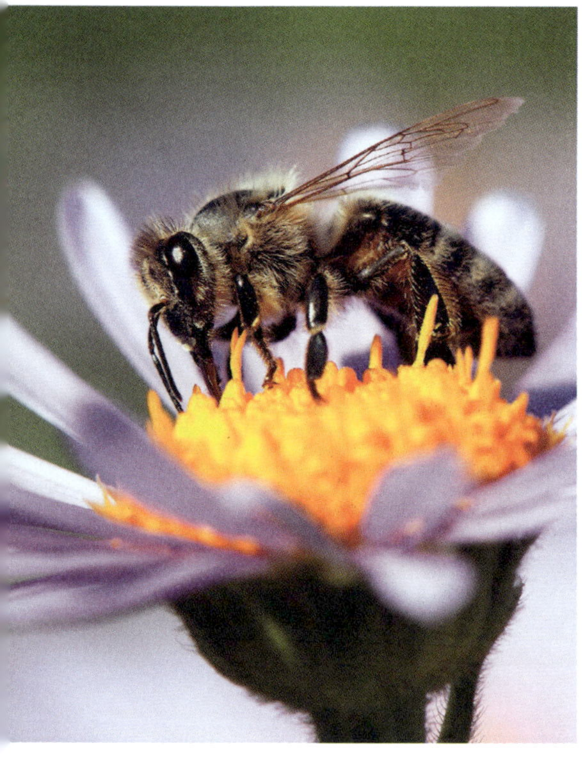

Apis mellifera

Dieses homöopathische Mittel wird aus der ganzen Honigbiene hergestellt. Das Mittel hat etwas von der unruhigen Emsigkeit der Biene und ihrem schmerzhaften Stich.

Leitsymptome sind eine deutliche Schwellung und ein brennender oder stechender Schmerz mit Juckreiz sowie eine lokale Hitze und starke Berührungsempfindlichkeit. Dazu gesellen sich Unruhe oder Getriebenheit.

Eine Eigenanwendung ist vor allem bei Insektenstichen in der Potenzierung C12 oder C30 mit drei Globuli bis viermal täglich angezeigt. Achten Sie bei bekannter Bienen- oder Wespenstichallergie aber bitte unbedingt darauf, dass eine Anwendung nur in Kombination mit der Schulmedizin erfolgt, um eine lebensbedrohliche allergische Reaktion (Anaphylaxie) zu verhindern.

Arsenicum album

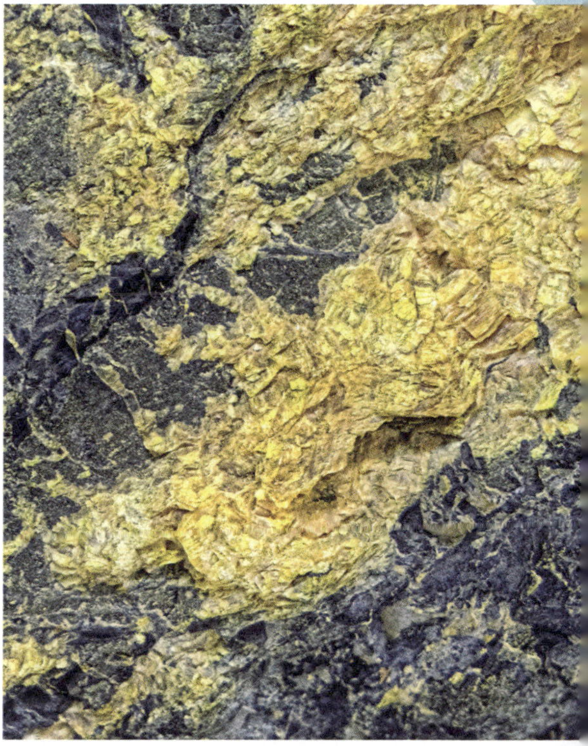

Das weiße Arsenik ist das meistverkaufte Gift seit der Antike. Zeitweise war es für rund 90 Prozent aller Giftmorde verantwortlich. Als »Mäusebutter« wurde es gegen Ungeziefer eingesetzt. Die Arsenikesser nutzten es in geringer Dosierung, um sich zu berauschen.

Homöopathische Leitsymptome sind vor allem Angst (vor Krankheit und Alleinsein), Ruhelosigkeit und wundmachende Sekrete. Bei der Neurodermitis ist eine trockene, juckende und brennende Haut mit Bluten beim Kratzen typisch. Bei Asthma ist es trockener Husten mit Brennen in der Brust. Beim Heuschnupfen zeigt sich flüssiger Schnupfen mit verstopfter Nase sowie eine Reizung der Nasenlöcher. Eine Eigenanwendung erfolgt am besten in C30-Potenzierung bis viermal täglich drei Globuli, dann ist auch sicher kein Atom Gift mehr enthalten.

Arundo mauritanica

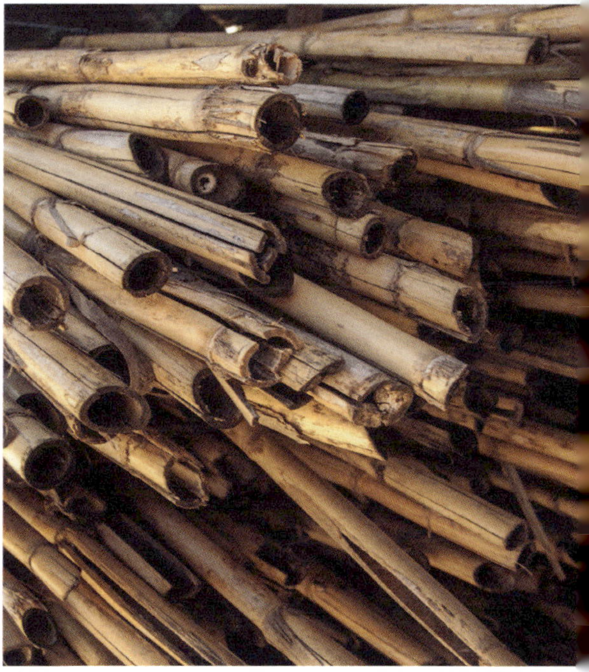

Ein selteneres homöopathisches Mittel wird aus Pfahl- oder Wasserrohr, auch Riesenschilf genannt, gewonnen. Diese Pflanze breitet sich von den Tropen und Subtropen immer weiter aus. Ihre Nutzung für Mensch und Tier ist eingeschränkt. Traditionelle Panflöten und die arabische Rohrflöte werden daraus hergestellt.

Leitsymptome von Arundo sind Juckreiz (vor allem an Augen, Gaumen und Nasenlöchern) sowie Brennen im Mund. Zusätzlich können Niesen und Schnupfen oder eine verstopfte Nase auftreten.

Eine Eigenanwendung wird in der Potenz D6 mit fünf Globuli mehrmals täglich bei akuten Beschwerden (vor allem Juckreiz und Brennen im Mund) empfohlen.

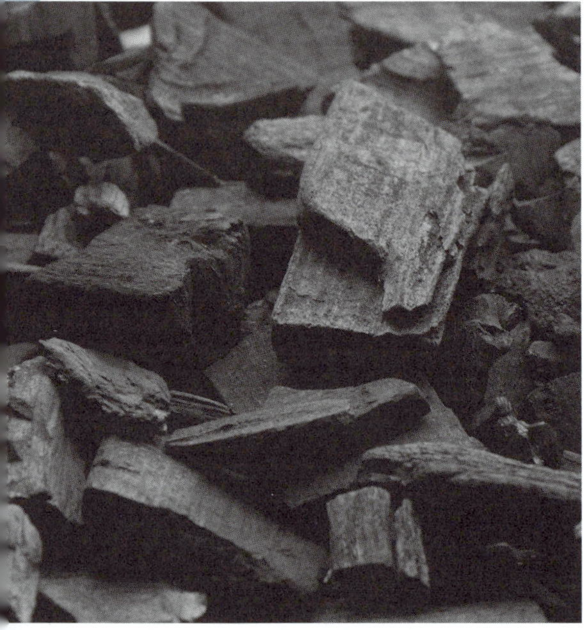

Carbo vegetabilis

Hierbei handelt es sich um ein homöopathisches Mittel aus Holzkohle. Leitsymptom ist vor allem ein starkes Verlangen nach frischer Luft, die Betroffenen fühlen sich aufgebläht und erschöpft.

Die Eigenanwendung macht Sinn bei Asthma mit Beklemmung und schneller keuchender Atmung, aber auch bei Heuschnupfen mit häufigem Niesen und mit heftigem Kribbeln und Kitzeln in der Nase. Die Dosierung ist typischerweise C12 mit viermal täglich drei Globuli.

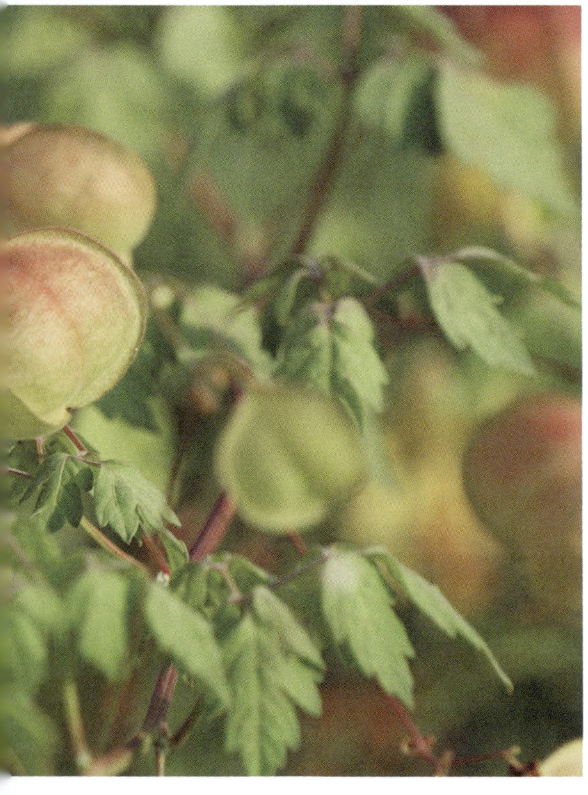

Cardiospermum halicacabum

Die tropische Kletterpflanze namens Ballonrebe ist ein Seifenbaumgewächs, das zeitweise auch als Waschmittel eingesetzt worden ist.

Leitsymptome sind trockene Haut, vor allem an den Händen, sowie Juckreiz, Rötung und Schwellung der Haut, also wie ein typisches Neurodermitis-Ekzem.

Eine Eigenanwendung ist vor allem bei typischer Neurodermitis in der Potenzierung D6 bis D12 mit fünf Globuli mehrmals täglich angezeigt. Bei einem akuten Neurodermitis-Schub ist auch eine Anwendung als Salbe in nicht potenzierter Form möglich (siehe Seite 170).

Euphrasia

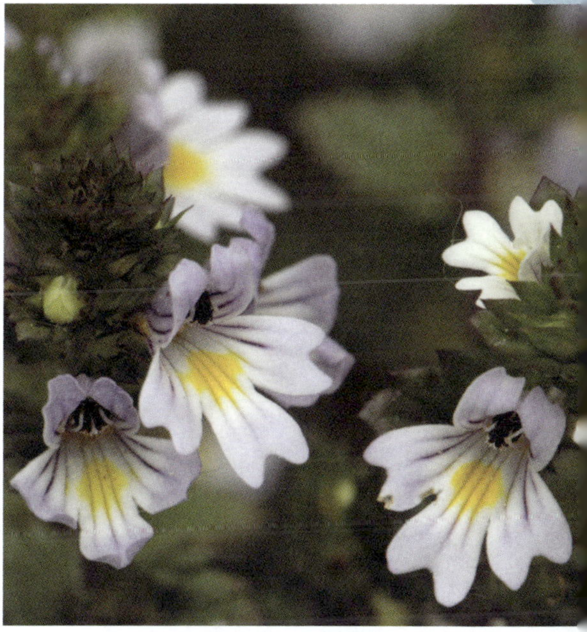

Es handelt sich um eine vor allem auf der Nordhalbkugel beheimatete Pflanze namens Augentrost. Sie ist in verschiedenen Kulturkreisen als Heilmittel für Augenleiden bekannt. Leitsymptome sind starker Tränenfluss mit nur mildem Schnupfen, Augenbrennen, Lichtscheu, heftiger Husten, Gähnen beim Gehen im Freien und Schläfrigkeit.

Eine Eigenanwendung ist bei oben genannten Beschwerden in der Potenzierung C12 mit drei Globuli bis zu viermal täglich empfohlen. Es kann auch eine geringere Potenz, zum Beispiel D6, mit fünf Globuli mehrmals täglich eingenommen werden. Auch eine lokale Anwendung am Auge als Tropfen oder Salbe ist möglich.

Galphimia glauca

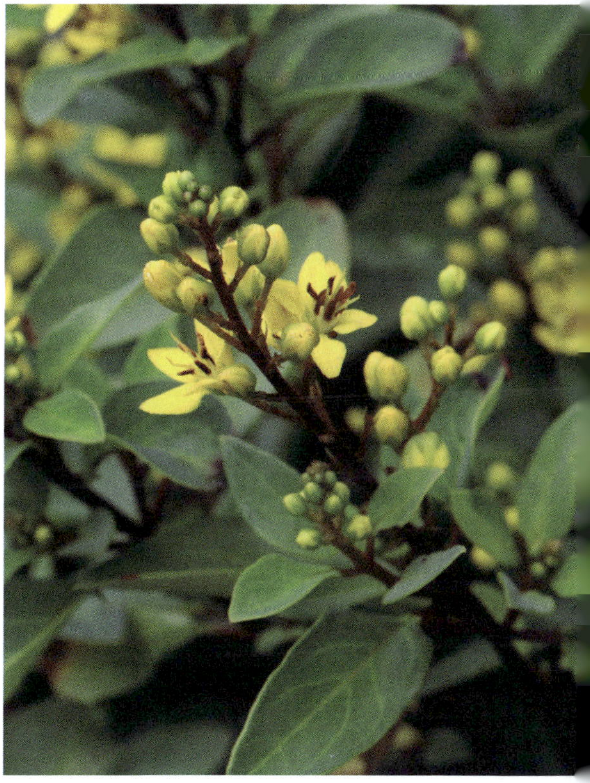

Die Inhaltsstoffe der aus Mexiko stammenden Pflanze, die auch den Namen Kleiner Goldregen trägt, haben eine nachgewiesene antiallergische Wirkung, weshalb sie in der Homöopathie in niedrigen Potenzen eingesetzt wird (also vor allem D3 bis D12).

Leitsymptome sind Reaktionen der Schleimhäute im Kopfbereich mit Jucken, Kribbeln, Brennen sowie Stock- und Fließschnupfen, starkes Tränen der Augen und häufiges Niesen. Zusätzlich treten emotionale Erschöpfung, Antriebslosigkeit oder Reizbarkeit auf. Verschlechtert werden die Beschwerden im Frühling oder bei Wetterwechsel.

Eine Eigenanwendung sollte bevorzugt in der Potenz D6 mit 5 Globuli mehrmals täglich erfolgen (zum Beispiel dreimal täglich prophylaktisch und zusätzlich bei akuten Beschwerden weitere Einnahmen bis maximal zehnmal täglich).

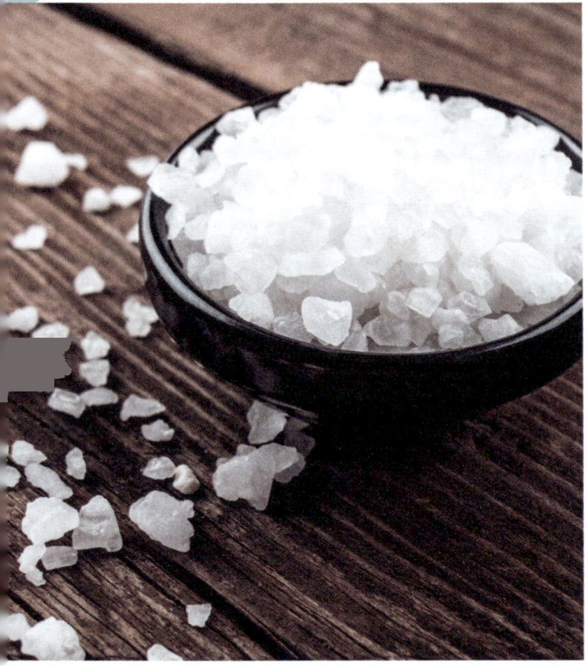

Jodum

Jod ist ein Mineral, das einen wichtigen Baustein für die Herstellung der Schilddrüsenhormone darstellt. In der Homöopathie ist es ein wichtiges Mittel gegen Heuschnupfen mit allergischem Asthma.

Leitsymptome sind eine verstopfte Nase im Innenraum und eine laufende Nase, wenn man sich draußen aufhält. Hinzu kommen ein raues Gefühl im Hals und ein bellender Husten mit Kurzatmigkeit. Frische Luft lindert die Beschwerden.

Bei einer Eigenanwendung können bis zu viermal täglich drei Globuli in der Potenz C12 bis C30 eingenommen werden.

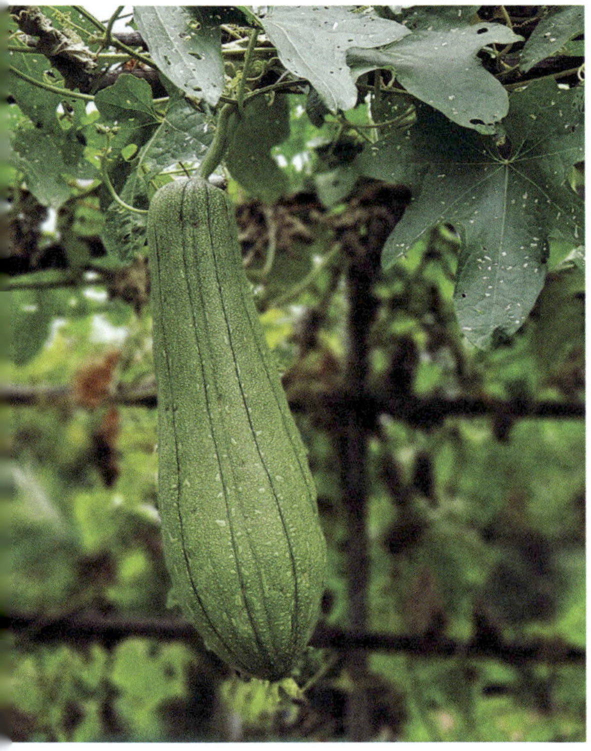

Luffa operculata

Luffa ist eine kürbisartige Pflanze aus Mittelamerika, zu der auch die Schwammgurke gehört. Denn im Inneren der Früchte befindet sich ein schwammartiges Geflecht. In der traditionellen Medizin der Indios wurde aus *Luffa operculata* ein Extrakt zur Nasenreinigung gewonnen, um einen heilsamen Schnupfen auszulösen.

Leitsymptom ist ein starker Fließschnupfen, oft begleitet von Müdigkeit.

Die Eigenanwendung erfolgt in der Potenz D12 oder C30 mit bis zu viermal täglich drei Globuli.

Sabadilla

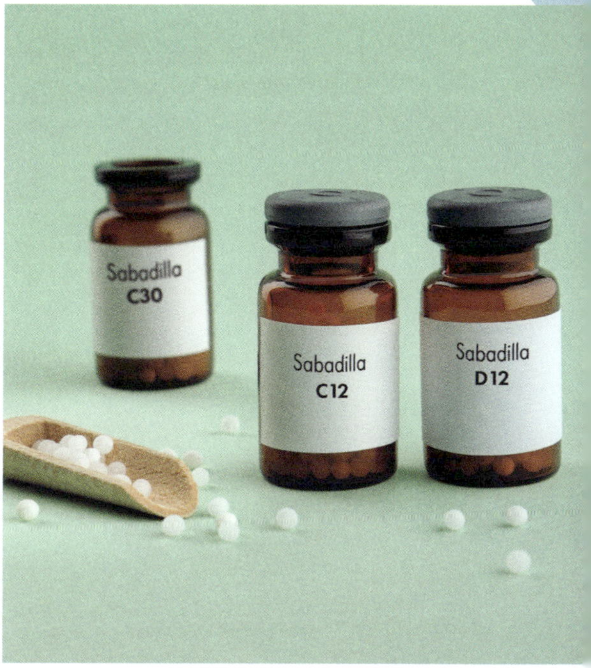

Das Mexikanische Läusekraut ist eine zwiebelartige Pflanze, deren Samen zeitweise gegen Ungeziefer und Kopfläuse eingesetzt wurden.

Leitsymptome sind heftige Niesanfälle bei Heuschnupfen mit reichlich dünnem Sekret sowie gerötete und tränende Augen. Dies gilt vor allem für kälteempfindliche Menschen.

Für eine Eigenanwendung nehmen Sie optimalerweise bis zu viermal täglich drei Globuli in der Potenz C12 ein.

Wyethia helenioides

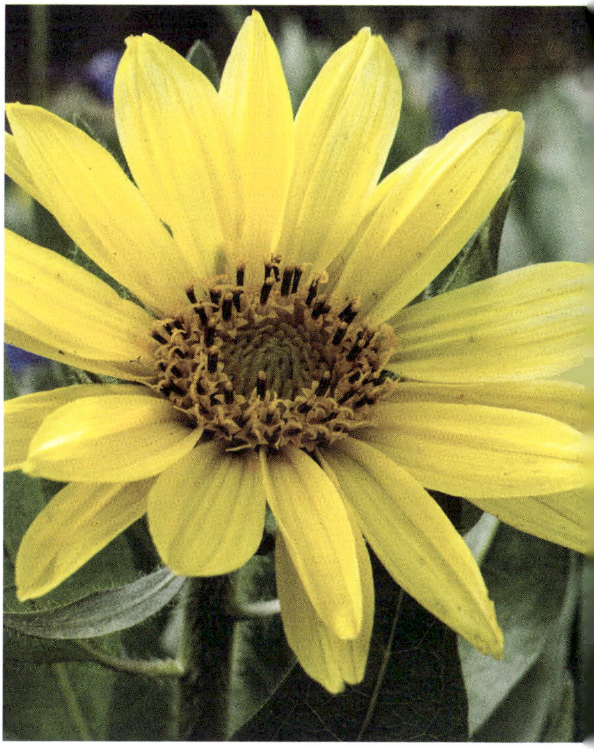

Diese relativ wenig bekannte Pflanze wurde im Rahmen von Expeditionen des Erfinders und Geschäftsmannes Nathaniel Jarvis Wyeth in Nordamerika entdeckt und nach ihm benannt.

Leitsymptom ist eine Reizung der gesamten Schleimhäute mit Reizhusten, Räusperzwang und Halsschmerzen. Wärme und Schonung lindern die Beschwerden. Eine Verschlimmerung tritt vormittags und nach dem Essen auf.

Für eine Eigenanwendung werden in der Regel drei Globuli mit der Potenz C12 bis zu viermal am Tag empfohlen.

Naturheilkundliche Anwendungen

Die klassische Naturheilkunde bezieht sich gerne auf den bayrischen Pfarrer Sebastian Kneipp (1821 bis 1897), der als Nichtmediziner anfangs trotz eines Kurierverbotes Menschen mit Wasser behandelte – also als »Kurpfuscher« seine Karriere startete. Später entwickelte er im Rahmen der Gründung »seines« Kurortes Bad Wörishofen und nach Aufhebung des Kurierverbotes ein komplexeres Behandlungsregime, das auf fünf Säulen ruht:

1. Die Hydrotherapie oder Bäderbehandlung beinhaltet Wärme-, aber vor allem die für Kneipp typischen Kälteanwendungen, wie die Kneippschen Güsse mit kaltem Wasser, Tautreten, Kneipp-Becken oder kalte Brustwickel.

2. Die Pflanzenheilkunde hatte in Europa schon eine lange Tradition, die Pfarrer Kneipp geschickt für seine Kurgäste zu nutzen wusste.

3. Die Ernährung als Basis der Gesundheit soll viele natürliche Lebensmittel enthalten, vor allem viel Obst und Gemüse.

4. Die Bewegungstherapie passt Kneipp besonders an den Zustand und die Gesundheit seiner Patienten an.

5. Die Ordnungstherapie kümmert sich um die seelische und spirituelle Gesundheit. Hier empfahl Kneipp geregelte Lebensabläufe und das richtige Maß der Dinge.

Diese fünf Säulen sind bis heute wichtige Grundpfeiler der klassischen Naturheilkunde und tauchen auch in diesem Buch zur Behandlung von allergischen Erkrankungen alle wieder auf.

Die Atemwege stärken – das Schleimhautregime

Wir haben gesehen, dass das Schleimhautorgan wichtige Schutz- und Abwehrfunktionen besitzt. Deshalb haben naturheilkundliche Ärzte ein Regime entwickelt, um die Schleimhautfunktion zu stärken. Dazu gehören verschiedene Handlungen, die regelmäßig (optimalerweise täglich) durchgeführt werden sollen. Aber auch das Anwenden einzelner dieser Maßnahmen hat schon positive Effekte, denn sie verbessern die Durchblutung der Schleimhäute und stärken damit ihre Abwehrfunktion. Zudem wird das Immunsystem in Richtung Infektabwehr unterstützt. Das vegetative Nervensystem, die Feinsteuerung des Menschen, wird in die Vagus- oder Parasympathikus-Aktivität gebracht, das heißt, das Entspannungsnervensystem stärkt die Organfunktionen.

Ölziehen

Zum Ölziehen nehmen Sie einen Esslöffel Sesam- oder Sonnenblumenöl und spülen damit einige Minuten Ihren Mund. Das Öl sollte durch die Zähne gezogen werden, bis es schaumig wird. Dann können Sie es einfach ausspucken und putzen anschließend die Zähne, um im Öl gelöste Schadstoffe und Bakterien aus dem Mundraum und den Schleimhäuten zu entfernen. Als positiven Nebeneffekt kann das Ölziehen zu strahlend weißen Zähnen beitragen – wie ein natürliches Bleaching.

Zungenbürsten

Mit einer Zahnbürste oder einem speziellen Zungenschaber wird vorsichtig über die Zunge und die Schleimhäute im Mundraum geschabt. So werden Nahrungsrückstände, die sich auf der Oberfläche der Zunge sammeln, entfernt und die Papillen von Speichelresten und anderen Sekreten befreit. Einen solchen Schaber kann man in jeder Apotheke oder Drogerie erwerben.

Nasendusche

Wie Sie Ihren Körper mehrmals die Woche duschen, möchte auch Ihre Nase gereinigt werden. Jedenfalls ist es eine hilfreiche Maßnahme bei Heuschnupfen und Allergien. Sie ist aber auch wirksam bei Infektanfälligkeit. Am besten besorgen Sie sich dazu eine Nasendusche aus Plastik oder Keramik in der Apotheke, im Drogeriemarkt oder im Internet. Wichtig ist die Verwendung von isotonen Salzlösungen zum Spülen – also nicht mit reinem Wasser, das tut weh und schädigt die Schleimhaut. Verwenden Sie dafür bereits portioniertes Nasensalz oder nehmen Sie 1,8 Gramm Natursalz auf 200 Milliliter frisches lauwarmes Wasser und schwenken Sie die Nasendusche, bis sich das Salz aufgelöst hat. Wenden Sie die Nasendusche gemäß Gebrauchsanweisung an. Hilfreich ist das Öffnen des Mundes, damit kein Wasser hinten in den Rachen läuft.

Es kann sein, dass Sie etwas Übung und Überwindung für das Nasenduschen benötigen, aber dann ist es eine hervorragende Angewohnheit. Meine Nasendusche geht überallhin mit mir auf Reisen.

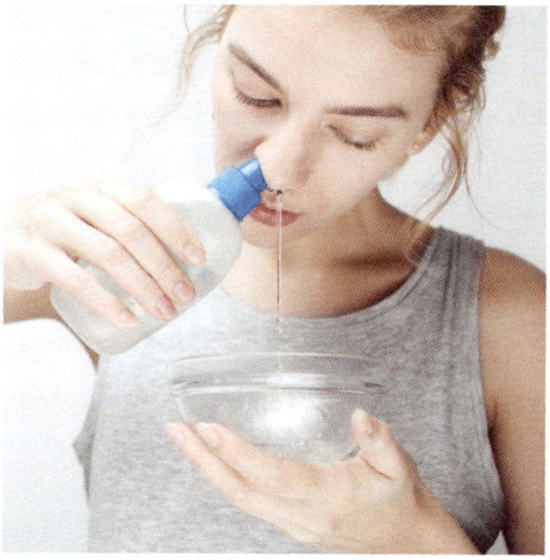

Nasenduschen reinigt und pflegt die Nasenschleimhäute. Die Resistenz gegenüber Pollen kann steigen.

Gesichtsguss

Ein kalter Gesichtsguss kann das Schleimhautregime abrunden. Zum Beispiel führen Sie in der Dusche einen kalten Wasserstrahl in kreisenden Bewegungen durch das Gesicht. Sie beginnen an der Stirn, dann leiten Sie ihn an der Nase runter, hoch zum Auge, runter zum Kiefer und im Bogen über die Schläfe zurück zur Stirn. Anschließend geht es hinüber zur anderen Seite, hier führen Sie den gleichen Ablauf durch. Dabei atmen Sie entspannt weiter – trotz der Kälte.

Nasenschleimhäute schützen

Die Nasenschleimhaut ist eine häufige Eintrittspforte für Pollen. Deshalb braucht sie besonderen Schutz und Pflege. Nasenöle und Zellulose-Derivate können hier helfen, die Schleimhaut ausreichend feucht zu halten und den Kontakt zu Pollen durch Bildung eines Schutzfilmes zu reduzieren.

Bewährt hat sich vor allem Sesamöl, das inzwischen in verschiedenen Arzneimitteln oder Medizinprodukten zum Einsatz kommt (siehe Tabelle ab Seite 170). In der Eigenanwendung genügen aber oft schon handelsübliche Küchenöle (Sesamöl oder Olivenöl), die auf den kleinen Finger geträufelt und dann in den Naseneingang eingebracht werden. Da auch Sesamöl in seltenen Fällen Allergien auslösen kann, bitte vor allem am Anfang vorsichtig anwenden!

Zudem werden Nasensprays mit Zellulose, einer harmlosen Pflanzenfaser, oder mit dem befeuchtenden Zellulose-Abkömmling *Hypromellose* angeboten. In Österreich gibt es das Nasenspray als zellulosehaltiges Produkt zu kaufen, während in Deutschland im regulären Verkauf ausschließlich eine Kombination von Hypromellose mit Meersalz, Dexpanthenol (Vitamin B5 zur Schleimhautpflege) und ätherischen Ölen erhältlich ist (siehe Seite 171).

Das Immunsystem stärken mit kaltem Wasser

Vom »Wasser-Pfarrer« Kneipp haben wir oben schon gehört. Er schrieb in seinem »Testament für Gesunde und Kranke«: »Zu einer guten Entwicklung gehört vor allem eine vernünftige Abhärtung, denn die Verweichlichung bewirkt Schlaffheit und Untätigkeit.«[30] Zur Abhärtung – oder wie man in der Medizin heute sagt: Roborierung – gehören vor allem Anwendungen mit kaltem Wasser.

Kneippscher Knieguss

Am bekanntesten sind sicher die Kneippschen Güsse. Diese lassen sich idealerweise mit einem speziellen Gussrohr (ausreichend harter und dicker Strahl kalten Wassers), aber auch ganz einfach mit einem Gartenschlauch oder dem voll aufgedrehten Duschkopf zu Hause durchführen.

Beim klassischen Knieguss beginnt man am rechten Außenfuß (also herzfern) und geht mit vollem kaltem Wasserstrahl in kreisenden Bewegungen langsam aufwärts bis handbreit übers Knie. Dort wird kurz verweilt, sodass das Wasser flächig über den Unterschenkel läuft, und dann wird wieder in kreisenden Bewegungen die Innenseite des Beines hinabgegossen bis zur Fußinnenkante. Im Anschluss behandelt man auch das linke Bein in derselben Weise. Nach dem Guss soll das Wasser vom Körper nur abtropfen. Es wird nicht abgetrocknet oder warm nachgeduscht. Nach kurzer Zeit sollen sich die Beine von selbst zumindest leicht erwärmen. Geschieht dies nicht oder friert man sogar, sollte vor einer nächsten Behandlung eine ausreichende Erwärmung der Beine erfolgen, zum Beispiel durch eine warme Dusche vorab oder ein warmes Fußbad. Kneipp-Güsse wirken außerdem durchblutungsfördernd und blutdrucksenkend. Sie können sowohl einen aktivierenden als auch einen regulativ-entspannenden Effekt haben.

Kalter Brustwickel

Eine sehr schöne, umstimmende und abhärtende Wirkung entfaltet der kalte Brustwickel. Ich gebe zu, es kostet zunächst etwas Überwindung, sich in ein kalt-feuchtes Leinentuch zu legen. Aber die Wirkung ist erstaunlich – gerade bei chronischem Asthma ist der kalte Brustwickel sehr empfehlenswert, aber auch bei Stress, Bluthochdruck und Erschöpfung.

Zunächst müssten Sie sich ein Leinentuch für Brustwickel (circa 40 mal 170 Zentimeter) besorgen – am besten im Internet für diesen Zweck suchen. Das Leinentuch wird mit kaltem Wasser komplett benetzt und dann bis zu einem klamm-feuchten Zustand ausgewrungen. Es wird als innerer Wickel quer eng um den Brustkorb gewunden. Als zweite Schicht wickeln Sie ein Baumwolltuch ebenfalls quer über das Leinentuch – hierzu genügt auch ein großes Badetuch. Mit diesen beiden Wickeln legen Sie sich bequem ins Bett und decken sich mit Ihrer Bettdecke zu. Genießen Sie die entspannte Kühle für 30 bis 45 Minuten – beobachten Sie Ihre Atmung oder träumen Sie etwas vor sich hin. In diesem Zeitraum sollten Sie nicht durchgehend frieren. Falls das der Fall ist, empfiehlt sich eine Wärmflasche an den Füßen oder etwas Vorwärmen (zum Beispiel vorher ins warme Bett legen oder ein warmes Fußbad nehmen) vor dem nächsten Wickel.

Warmer Thymianbrustwickel

Eine Alternative zum kalten Brustwickel ist bei akutem Asthma oder bei einem bronchialen Infekt der warme Thymianbrustwickel. Dazu lassen Sie zwei Teelöffel Thymiankraut (frisch oder getrocknet) zehn Minuten in 500 Milliliter kochendem Wasser ziehen. Anschließend seihen Sie es in eine Schüssel ab. Wenn die Flüssigkeit nicht mehr so heiß ist, geben Sie das Leinentuch in die Schüssel und wringen es etwas aus. Das Vorgehen ist dann ähnlich wie beim kalten Brustwickel. Das Leinentuch wird innen um den Brustkorb gewickelt (vorher noch mal die Temperatur prüfen, um Verbrennungen zu vermeiden!), dann kommt als zweiter Wickel das Baumwolltuch darüber und zum Schluss Ihre Bettdecke.

Entlastende Inhalation

Ein altbewährtes Mittel bei Asthma, Heuschnupfen und Atemwegsinfekten ist die Inhalation, also das Einatmen von Wasserdampf oder Aerosolen (fein zerstäubten Tröpfchen). Diese können tief in die Atemwege gelangen, die Schleimhäute befeuchten und pflegen. Zum Hausgebrauch können Sie heißes Wasser in eine Schüssel geben, über die Sie Ihren Kopf unter einem Handtuch halten (aber Vorsicht: Bitte achten Sie auf die Verbrennungsgefahr!). Alternativ gibt es Inhaliergeräte für heißes Wasser in der Apotheke, die direkt ein Mund- oder Nasenstück besitzen und meistens einen doppelwandigen Topf für das heiße Wasser. Optimalerweise wird das Wasser durch Hinzufügen von Salz nach dem Kochen auf eine sogenannte physiologische 0,9-prozentige Kochsalzlösung gebracht. Das heißt, Sie brauchen 0,9 Gramm Salz (ohne Zusatzstoffe) für 100 Milliliter Wasser. Das ist dann ein knapp gehäufter Teelöffel für 500 Milliliter Wasser. Zudem kann das Wasser mit ätherischen Ölen angereichert werden. Gut geeignet für Allergiker und Asthmatiker sind Eukalyptus-, Kamillen-, Latschenkiefer- und Thymianöl, die desinfizierend, schleimlösend und entkrampfend wirken können. Bitte überprüfen Sie aber vorher, ob Sie auf diese Zusätze allergisch reagieren. Speziell bei Asthmatikern ist auf eine atemwegsreizende Wirkung zu achten. Die Öle, die dem einen helfen, können bei einem anderen Bronchospasmen, also gefährliche Atemwegskrämpfe, auslösen. Deshalb ist hier Vorsicht geboten. Wenn die Anwendung mit ätherischen Ölen gewünscht ist, starten Sie möglichst zunächst mit einer geringen Konzentration in einer stabilen Gesundheitssituation, um die Verträglichkeit zu testen.

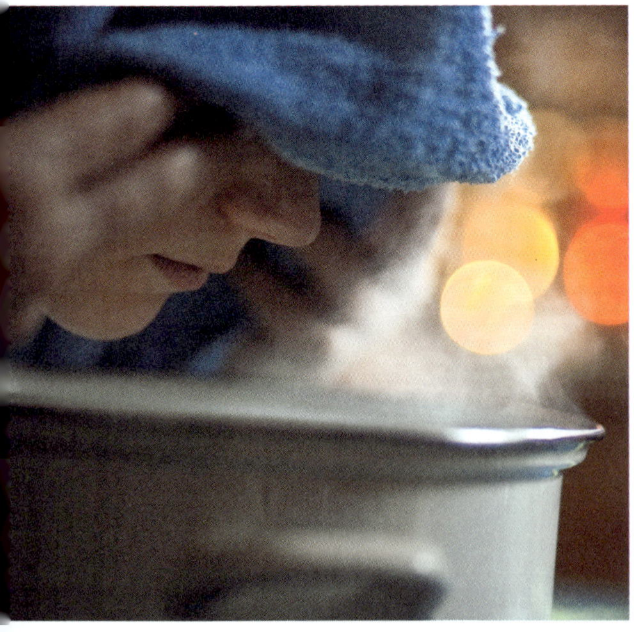

Eine andere Alternative ist die Vernebelung der Öle im Raum über Duftlampen. Hier ist allerdings auf eine regelmäßige Reinigung zu achten, um eine Verkeimung zu vermeiden.

Für chronische Asthmatiker empfiehlt sich die Anschaffung eines elektrischen Inhaliergerätes (siehe Seite 171) in der Apotheke, bei dem die Kochsalzlösung vernebelt wird. Leider gibt es in der Regel keine Präparate mehr mit ätherischen Ölen für diese Geräte. Bitte ergänzen Sie hier keine Öle, weil dadurch das Inhaliergerät beschädigt werden kann.

Inhalation mit heißem Wasserdampf tut nicht nur bei Erkältungen, sondern auch bei Asthma bronchiale gut.

Heilende Bäder

Die Bäder- oder Meerestherapie (Balneo- oder Thalassotherapie) kann bei Neurodermitis sehr hilfreich sein. Viele Neurodermitis-Geplagte berichten über eine Verbesserung ihrer Hautbeschwerden in einem sonnigen Urlaub an der See. Besonders geeignet ist das Tote Meer mit seinem hohen Salzgehalt. Aber auch ein Urlaub am Mittelmeer oder an der Nordsee kann hilfreich sein. Wem dies nicht möglich ist oder wer eine regelmäßigere Behandlung benötigt, kann Salzwasserbäder zu Hause mit Badezusätzen selbst durchführen. Alternativ können Sie auch einfach dem Badewasser 500 Gramm Meersalz hinzufügen.

Eine weitere Form der Heilbäder stellen Getreidebäder dar, wofür sich besonders Weizenkleie oder Hafer eignen. Für das Weizenkleiebad werden dem Badewasser 100 Gramm Kleie beigemengt und am besten zusätzlich 250 Milliliter Milch. Eine umfangreichere Mischung gibt es als Fertigprodukt im Drogeriemarkt zu kaufen. Für das Haferbad nimmt man eine Handvoll handelsüblicher Haferflocken. Vor dem Einsteigen in die Badewanne sollte das Badewasser mit dem Getreide etwas ziehen. Die Badezeit beträgt maximal zehn Minuten. Aber Vorsicht: Es besteht Rutschgefahr durch das Getreide in der Wanne. Sicherer ist die Verwendung eines Baumwollsäckchens, in das Sie das Getreide füllen und das Sie dann ganz einfach in das Badewasser hängen können.

Letztendlich ist aber jedes normale Baden für den Neurodermitiker sinnvoll. Dadurch gelangt nämlich mehr Feuchtigkeit in die Haut, sie wird von reizenden oder allergisierenden Stoffen befreit und alte Hautschuppen werden abgespült. Wichtig sind eine gemäßigte Wassertemperatur und eine Badedauer von maximal zehn Minuten, optimalerweise mit Ölbädern oder Seifen mit einem natürlichem pH-Wert (Säuregehalt) um die 5 sowie ein anschließendes Eincremen der Haut.

Die richtige Hautpflege

Nach dem Baden kommt die Hautpflege. Dazu sind verschiedene natürliche Salben und Öle geeignet.

Die Anwendung einer fünfprozentigen Dexpanthenol-Salbe ist bei Kindern mit Neurodermitis ebenso wirksam wie eine einprozentige Cortison-Salbe.[31] Dexpanthenol ist eine Vorstufe von Vitamin B5 (Pantothensäure), einem wichtigen Heilmittel für die Haut. Es wirkt wundheilungsfördernd, feuchtigkeitsbindend und trägt zur Regeneration der Haut bei. Geeignet ist das Präparat sowohl bei trockener Haut als auch bei Juckreiz und aktiver Neurodermitis (siehe Seite 171).

Einen ähnlichen Effekt auf die Haut hat Mandelöl, das zusätzlich noch juckreizlindernd wirkt.

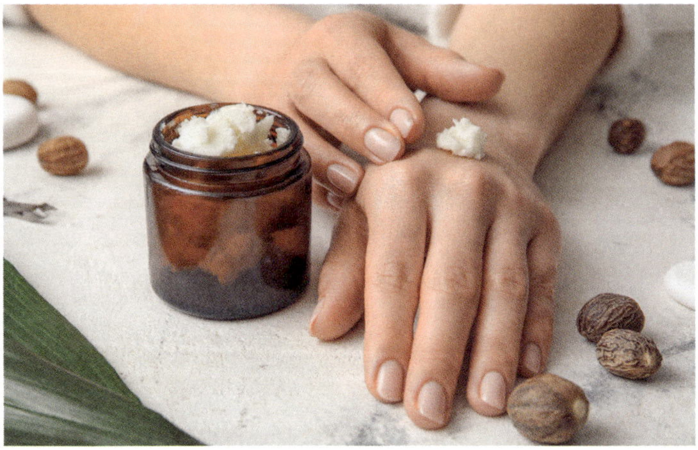

Sheabutter wird aus den Früchten des Sheanussbaums gewonnen. Sie hat viele wohltuende Effekte für Neurodermitiker.

Ein weiteres wirksames Heilmittel aus der Natur ist Sheabutter. Sie wird aus den Sheanüssen des gleichnamigen Baumes aus der afrikanischen Sahelzone gewonnen. Sheabutter enthält verschiedene wohltuende Inhaltsstoffe, dazu gehören Linol- und Ölsäure, Stearin- und Palmitinsäure sowie Phytosterole. Linol- und Ölsäure sind Fette, die tiefer in die Haut eindringen, diese widerstandsfähiger machen und feucht halten. Die Fette Stearin- und Palmitinsäure bilden auf der Hornschicht der Haut einen wichtigen Schutzfilm. Phytosterole dichten den Schutzschirm der Haut ab und erhöhen den Feuchtigkeitsgehalt. Allantoin ist ein Harnsäurestoff, der wundheilungsfördernd und entzündungshemmend wirkt.

Wichtig ist bei Allergikern immer die Testung der Pflanzenextrakte auf Verträglichkeit, indem zunächst nur ein kleiner Bereich oder sogar zunächst ausschließlich gesunde Haut behandelt wird.

Nässende Haut natürlich behandeln

Bei nässender, stark entzündeter Haut bei Neurodermitis gibt es verschiedene natürliche Behandlungsansätze. Einer davon ist eine spezielle Quercus-Salbe aus der anthroposophischen Medizin (siehe Seite 171). Sie enthält die Heilpflanzen Borretsch, Eiche und Zaubernuss *(Hamamelis)*. Aus Erfahrung gut wirksam sind auch Teeauflagen aus Kamillen- oder Schwarztee. Dafür wird der Tee aufgebrüht und auf eine lauwarme Temperatur abgekühlt. Tränken Sie ein Tuch oder eine Kompresse damit und legen Sie es für 15 bis 20 Minuten auf die entzündete Hautstelle. Vor allem der schwarze Tee sollte 10 bis 15 Minuten ziehen, damit ausreichend Gerbstoffe freigesetzt werden.

Gerbstoffe machen eigentlich aus Haut Leder – dafür werden sie traditionell eingesetzt. Die in der Medizin verwendeten, viel niedriger dosierten Gerbstoffe wirken hingegen auf der Haut entzündungs-, juckreiz- und schmerzhemmend sowie abheilungsfördernd auf den nässenden Ausschlag. Oft werden auch synthetisch hergestellte Gerbstoffe wie Tamol angewendet, die in verschiedenen Darreichungsformen auf dem Markt sind, unter anderem als Badezusatz und als Salbe (siehe Seite 171).

Bei akuter Entzündung der Haut mit Juckreiz kann auch ein Gel aus Aloe vera hilfreich sein. Es beschleunigt die Wundheilung, wirkt kühlend und lindert den Juckreiz.

Antikratztraining

Bei der Neurodermitis neigt die trockene, aber auch die entzündete Haut zu Juckreiz. Dies verführt zum Kratzen. Das Kratzen gibt eine kurze Linderung, bewirkt aber durch die Fingernägel eine weitere Schädigung der Haut, sodass der Juckreiz schlimmer wird. Ein Teufelskreis aus Jucken – Kratzen – Jucken hat begonnen.

Wichtig ist, dass Sie aus diesem Teufelskreis wieder austreten. Was hilft, ist ein Antikratztraining. Ja, genau, Sie müssen lernen, sich nicht zu kratzen.

Hilfreich dabei, dies besser durchzustehen, sind auf jeden Fall aktive Entspannungsverfahren wie Atemübungen, Yoga oder Meditation sowie sportliche Betätigung. Dies führt zu einem Ausgleich der Stresshormone und reduziert das Kratzverlangen.

Bei akutem Juckreiz ist das Kühlen betroffener Hautbereiche wichtig. Dies können Sie mit einem feucht-kalten Waschlappen, mit Kühlpacks oder kühlen Lotionen sowie Aloe-vera-Gel erreichen. Hilfreich können auch kühlende Umschläge mit Kamillentee sein. Dazu brühen Sie vier Teebeutel auf, lassen sie ausreichend ziehen und dann den Tee abkühlen. Anschließend tränken Sie ein Tuch mit dem abgekühlten Tee und legen es als Auflage 15 bis 20 Minuten auf die betroffene Stelle. Ähnlich funktioniert es auch mit Schwarztee. Ein weiteres Hausmittel ist Apfelessig, den Sie mit derselben Menge Wasser verdünnen. Mit der Mischung können Sie die betroffenen Hautstellen betupfen. Eine vielleicht etwas einfachere Alternative ist Zinksalbe, die Sie in der Apotheke kaufen können. Sie wirkt zusammenziehend, entzündungshemmend und kühlend.

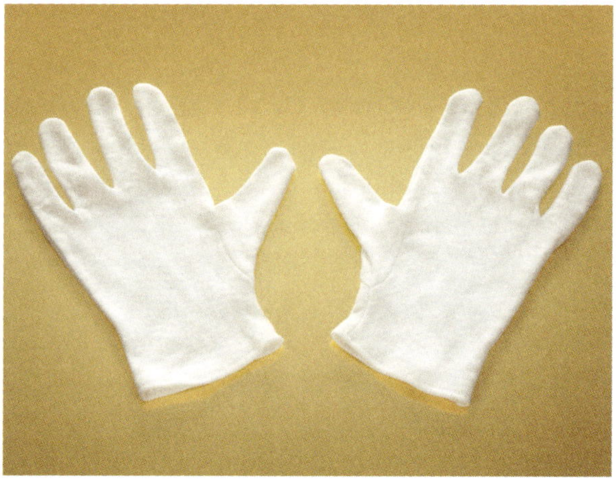

Einfache Baumwollhandschuhe können helfen, nächtliches unbewusstes Kratzen zu verhindern.

Wenn Sie es dennoch nicht schaffen, den Kratzreiz zu unterdrücken, besorgen Sie sich einen Kratzersatz. Dazu können Sie einen glatten Stein oder ein Kuscheltier verwenden. Oder Sie basteln sich aus einem kleinen Holzstück einen »Kratzklotz«, indem Sie ihn mit einem Fensterleder umwickeln und das Leder daran festkleben. Jetzt dürfen Sie mit dem Klotz, Stein oder Kuscheltier vorsichtig kratzen.

Die regelmäßige Pflege der Haut ist begleitend natürlich ebenfalls sehr wichtig, um die Schädigungen schneller zum Abheilen zu bringen und den Juckreiz zu lindern. Außerdem ist es hilfreich, die Fingernägel kurz und glatt zu halten, um den Schaden beim versehentlichen Kratzen möglichst gering zu halten. Bei nächtlichem unbewusstem Kratzen können dünne Handschuhe aus Baumwolle helfen.

Auf alle Fälle sollte Kratzen verhindert werden, denn dies verschlimmert Ihre Beschwerden garantiert und kann außerdem zu vernarbtem Hautgewebe führen.

Hilfe aus Fernost: Akupunktur und Chinesische Medizin bei Allergien

Die Ursprünge der Traditionellen Chinesischen Medizin (kurz TCM) sind bis zu 3000 Jahre alt. Es handelt sich um eine vom Taoismus geprägte alternative Medizin mit einem komplett eigenständigen Erklärungsmodell für Gesundheit und Krankheit. Dadurch, dass den Chinesen keine Obduktionen erlaubt waren, weichen die anatomischen Angaben deutlich von den heutigen Erkenntnissen ab.

Lebensenergien und fünf Elemente

In der Chinesischen Medizin geht es vor allem um die Regulation verschiedener Lebensenergien, allen voran dem Yin und Yang sowie dem Qi. Das Qi durchströmt wie eine wärmende und nährende Lebenskraft entlang der Meridiane den Körper und die Organsysteme. Die Meridiane sind energetische Leitbahnen, die die Akupunkturpunkte miteinander verbinden, die aber anatomisch nicht nachweisbar sind. Die TCM kennt fünf wesentliche Organsysteme, die den fünf Elementen entsprechen: *Leber*, *Herz*, *Milz*, *Lunge* und *Niere* entsprechend Holz, Feuer, Erde, Metall und Wasser.

Es gibt fünf wesentliche Therapieansätze: Akupunktur, Ernährung, Bewegung (hier vor allem Qigong), Tuina-Massagen und Kräutertherapie. In Europa wird am häufigsten die Akupunktur isoliert von den übrigen chinesischen Therapiezweigen praktiziert.

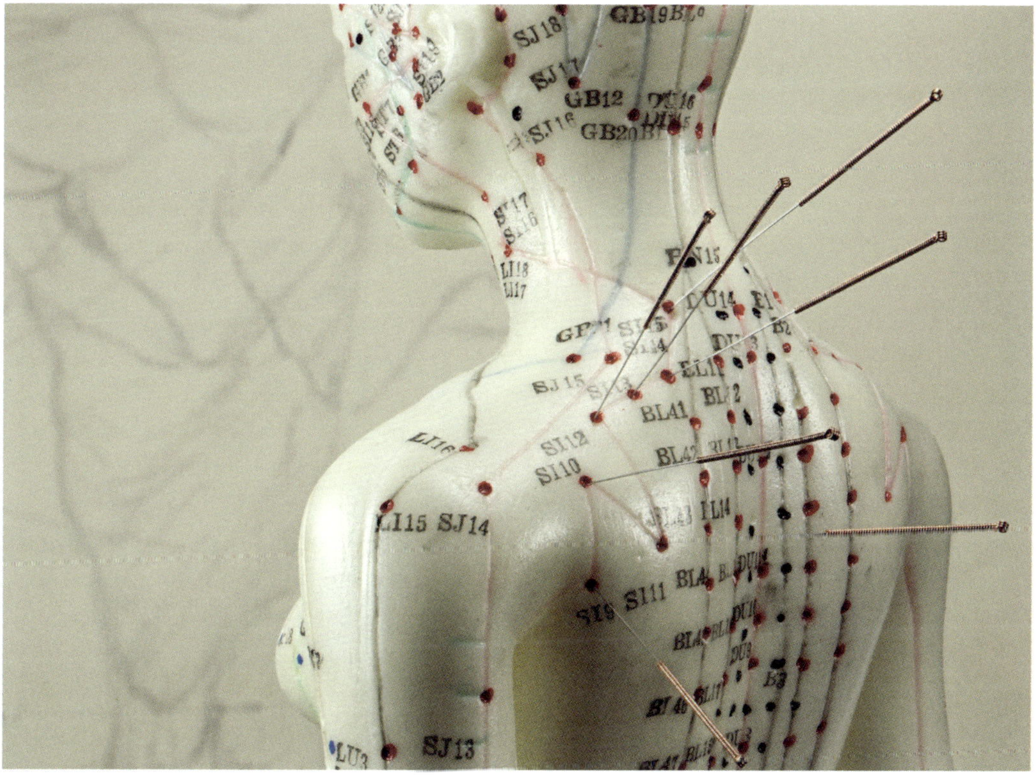

Mit Nadelstichen an Akupunkturpunkte soll in der TCM die Regulation des Organismus wiederhergestellt werden.

Die chinesische Lunge ist bei Allergien betroffen

Bei Erkrankungen aus dem allergischen Formenkreis ist nach chinesischer Vorstellung häufig das Organsystem Lunge gestört. Die Lunge ist der »Premierminister« im Körper und unterstützt direkt den »Kaiser«, das Herz. Sie nimmt die Energie über die Atmung aus der Luft auf und bildet Atem-Qi, das nach unten zur Niere geleitet wird und diese zusammen mit dem Nähr-Qi des Verdauungsapparates wie einen Akku auflädt. Der westliche Akupunktur-Guru Giovanni Maciocia beschreibt die chinesische Lunge als »Mittlerorgan zwischen dem Organismus und der Umwelt«[32] – es ist also die Grenzfläche, das Haut- und Schleimhautorgan, wie wir es am Anfang dieses Buches kennengelernt haben (siehe Seite 32). Und wirklich, in der Chinesischen Medizin ist die Lunge eng mit der Haut, dem Immunsystem (chinesisch: Abwehr-Qi) und dem Dickdarm verbunden.

Diese Zusammenhänge sind für die alten Chinesen nicht ganzheitlich genug. Auch der emotionale Aspekt wird berücksichtigt. Die Lungen-Geschwächten (also die Allergiker) haben nicht nur ein Problem mit ihrer körperlichen Grenze (Haut und Schleimhäute) und dem dort ansässigen Immunsystem, sondern häufig auch eine emotionale Abgrenzungsproblematik oder Überempfindlichkeit. Also nicht nur der kleine Pollen sorgt bei ihnen für Kummer, sondern auch so mancher Mitmensch.

Bei Heuschnupfen und Asthma kann die Akupunktur sehr hilfreich sein. Vor allem bei akutem Heuschnupfen können die unten genannten Punkte häufig eine zügige Linderung bewirken. Aber die Akupunktur kann auch prophylaktisch vor oder zu Beginn der Pollensaison eingesetzt werden. In der Regel sind bei chronischen Beschwerden 10 bis 20 Sitzungen erforderlich. Bei akuten Zuständen reichen oft deutlich weniger Behandlungen aus. Bei der Akupunktur stechen dafür ausgebildete Ärzte oder Heilpraktiker hauchdünne Nadeln an spezielle Punkte auf der Haut. Die Nadeln, meistens 10 bis 25 Stück, verbleiben in der Regel für 20 Minuten, während Sie eine Ruhezeit einlegen dürfen.

Selbsthilfe mit Akupressur

Sie brauchen zur Behandlung Ihrer Allergie aber nicht zwingend zu Therapeuten zu gehen. Mit der Akupressur, also der Massage einzelner Akupunkturpunkte, können Sie vielmehr versuchen, sich selbst zu helfen. Im Folgenden finden Sie wichtige Punkte für die Allergiebehandlung. Wählen Sie die passenden Punkte aus und massieren Sie sie mit dem Daumen oder Zeigefinger in leicht kreisenden Bewegungen in mittlerer Tiefe mehrmals täglich für ein paar Minuten (optimal 5 bis 15 Minuten). Bei der Punktsuche gehen Sie wie unten beschrieben vor. Sie haben den Akupressurpunkt erreicht, wenn Sie eine leichte Schmerzempfindlichkeit spüren (besonders am Punkt Dickdarm 4). Bei der Akupressur sollte ein deutlicher Druck bis zu einem leichten bis mäßigen Schmerz zu verspüren sein – dann ist die Intensität Ihrer Massage genau richtig. Bei Unklarheiten lassen Sie sich aber bitte dennoch von ausgebildeten Therapeuten beraten.

Dickdarm 4 – freier Fluss für die Lebensenergie

Dickdarm 4 ist ein sehr starker Akupunkturpunkt in der Chinesischen Medizin. Er bewirkt einen freien Fluss der Lebensenergie Qi im gesamten Körper, stärkt vor allem die Lungen-Energie und befreit die Oberflächen, also das Haut- und Schleimhautorgan. Außerdem vertreibt Dickdarm 4 »Wind« – das steht in der Chinesischen Medizin für akut auftretende, wie angeflogen kommende Erkrankungen. Beispielhaft sind akutes Niesen und Augentränen bei Pollenflug oder ein Asthmaanfall zu nennen. Bitte beachten: In der Schwangerschaft darf der Punkt nicht angewendet werden.

Der Punkt ist relativ einfach zu finden. Legen Sie den Daumen längs dicht an den Zeigefinger. Zwischen beiden Fingern entsteht eine kleine Falte. Am Ende dieser Falte liegt ein kleiner Hügel. Auf dem Höhepunkt dieses Hügels befindet sich der Punkt Dickdarm 4. Sie werden es merken!

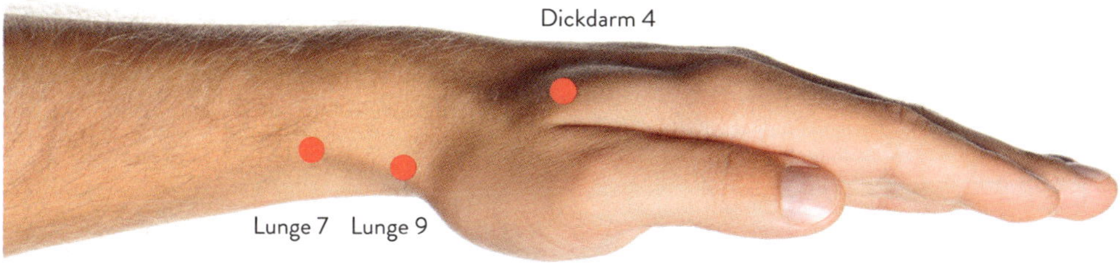

Durch Aktivierung des Akupressurpunktes Dickdarm 4 wird das Qi im gesamten Körper aktiviert. Die Punkte Lunge 7 und 9 sprechen direkt eine Verbesserung der Lungenfunktion an.

Lunge 7 und 9 – die Lunge stärken

Lunge 7 und Lunge 9 sind wichtige Punkte auf dem Lungen-Meridian an der Innenseite des Handgelenks. Lunge 7 finden Sie, wenn Sie von der Handgelenksfalte an der Daumenseite in Richtung Ellenbogen entlang tasten. Sie spüren direkt eine etwa daumendicke Knochenvorwölbung an der Speiche, den *Griffelfortsatz*. Am oberen Ende des Griffelfortsatzes (also Richtung Ellenbogen) liegt der Punkt Lunge 7 in einer kleinen Rille. Am unteren Ende des Griffelfortsatzes, also etwa am daumenseitigen Ende der großen Handgelenksfalte, befindet sich der Punkt Lunge 9. An beiden Punkten bitte nur leicht massieren, weil darunter wichtige Nerven und Blutgefäße verlaufen.

Während Lunge 9 eher bei chronischen Lungenerkrankungen und zur Durchblutungsförderung geeignet ist, ist Lunge 7 ein hervorragender Punkt bei Heuschnupfen und Asthma.

Herzbeutel 6 – befreit den Brustkorb

Vielen Frauen ist der Punkt Herzbeutel 6 aus der Schwangerschaft bekannt, dort wirkt er gegen Übelkeit. Wichtig ist aber seine Bedeutung als »inneres Tor« zur Befreiung und Entspannung des Brustkorbes und zur Lösung von Ängsten und Anspannungen. Insofern eignet sich der Punkt auch sehr gut bei Asthmaanfällen mit Druck im Brustkorb und Angstreaktion.

Der Akupressurpunkt Herzbeutel 6 liegt zwei Daumen breit über der Handgelenkslinie zwischen zwei auffälligen Sehnensträngen. Er öffnet und entspannt den Brustkorb.

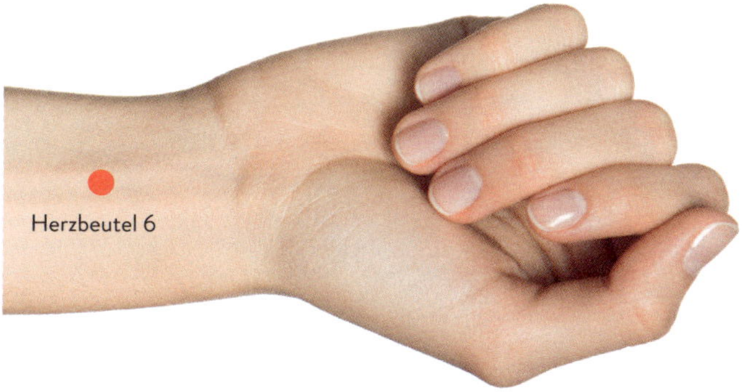

Herzbeutel 6 finden Sie, wenn Sie von der Innenseite des Handgelenks mittig den Unterarm zwischen zwei auffälligen Sehnen entlang schulterwärts streifen. Circa zwei Daumen breit von der Handgelenksfalte entfernt können Sie eine kleine Mulde zwischen den Sehnen ertasten. Dort sind Sie genau richtig. Hier können Sie mittelkräftig drücken und massieren.

Dickdarm 11 – der Immunregulator

Der Akupunkturpunkt Dickdarm 11 stärkt das System Dickdarm und reguliert die Abwehrkräfte. Er ist hervorragend geeignet für alle allergischen Erkrankungen, besonders in Kombination mit Dickdarm 4.

Dickdarm 11 finden Sie bei angewinkeltem Unterarm am Ende der Falte, die an der Oberseite des Ellenbogens entsteht. Hier sollten Sie tastend suchen, bis Sie eine druckempfindliche Stelle entdecken.

Dickdarm 20 – Düfte empfangen

»Düfte empfangen« ist die chinesische Bezeichnung für den Punkt Dickdarm 20. Er ist bekannt dafür, alle möglichen lokalen Probleme der Nase zu lösen. Seine Hauptaufgabe ist allerdings, eine verstopfte Nase zu befreien. Der Punkt ist ideal bei Heuschnupfen mit Niesen, Fließschnupfen oder Nasenverstopfung.

Dickdarm 20 liegt auf beiden Seiten direkt neben den Nasenflügeln.

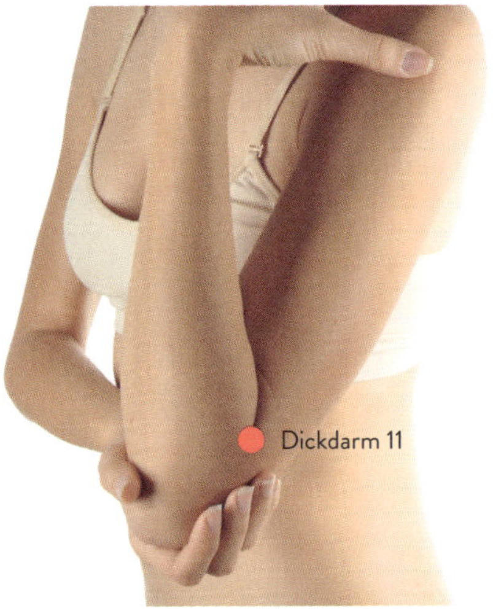

Der Akupressurpunkt Dickdarm 11 liegt am Ende der Falte, die bei angewinkeltem Ellenbogen entsteht.

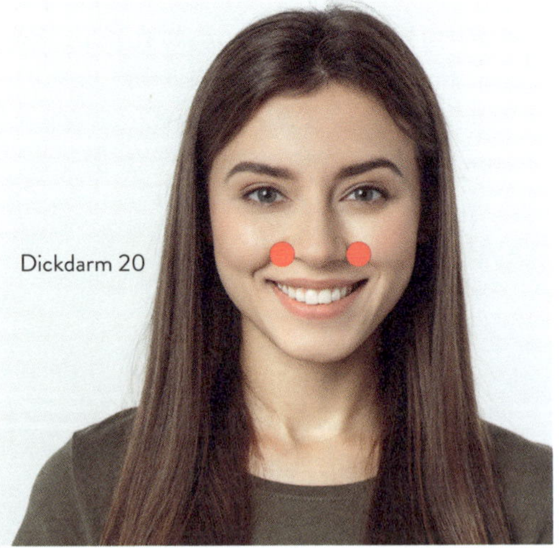

Der Akupressurpunkt Dickdarm 20 öffnet die Nase und liegt beidseits zwischen Nasenflügeln und Nasenfalte.

Histaminpunkt am Ohr

An der höchsten Erhebung des Ohres, also der Ohrspitze, liegt der Histamin-Punkt. Dieser wirkt histaminsenkend und damit antiallergisch. Massieren Sie diesen Punkt vorsichtig bei Heuschnupfen, Pollen- und Nahrungsmittelallergien.

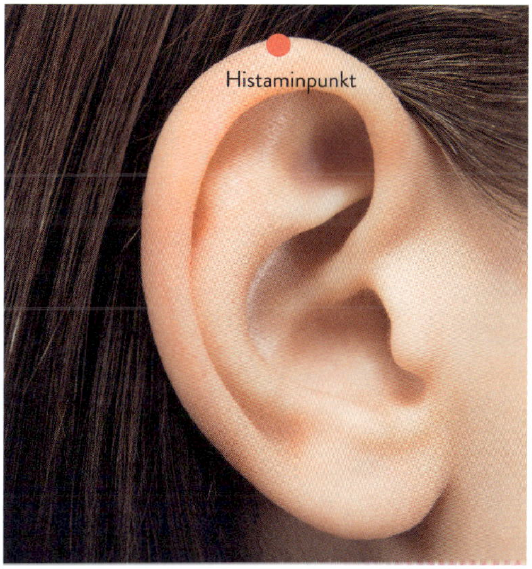

Der Histamin-Punkt liegt an der höchsten Stelle des Ohres. Er dämpft die allergische Wirkung des Histamins ab.

DAUERNADELN ZUR SELBSTANWENDUNG BEI ALLERGIEN

Wenn Sie mit der Akupressur und deren Anwendung schon in Grundzügen vertraut sind und die Wirkung noch etwas verstärken möchten, können Sie – am besten nach Anleitung durch einen Spezialisten – an den Akupunkturpunkten Dickdarm 4 und 11 kleine Dauernadeln aufkleben. Vorher ist eine gründliche Desinfektion der Stelle erforderlich. Die anderen genannten Punkte dürfen nur von ausgebildeten Therapeuten genadelt werden, weil Verletzungsgefahr besteht. Dauernadeln sind sehr kleine und dünne Akupunkturnadeln, die an einem kleinen Pflaster befestigt sind. Die Nadel wird über das Pflaster auf dem Akupunkturpunkt fixiert. Die Liegedauer beträgt maximal zwei Wochen. Nach Ablauf dieser Zeit oder bei deutlicher Schmerzhaftigkeit oder Rötung muss die Nadel entfernt werden. Es besteht sonst Infektionsgefahr. Der kleine Plastiknoppen über der Nadel kann zur verstärkten Stimulation leicht massiert werden, zum Beispiel drei- bis fünfmal täglich oder bei Beschwerden. Dieses Verfahren ist sehr gut geeignet bei saisonalen Pollenallergien. Die Dauernadeln können in der Apotheke oder im Internet bezogen werden.

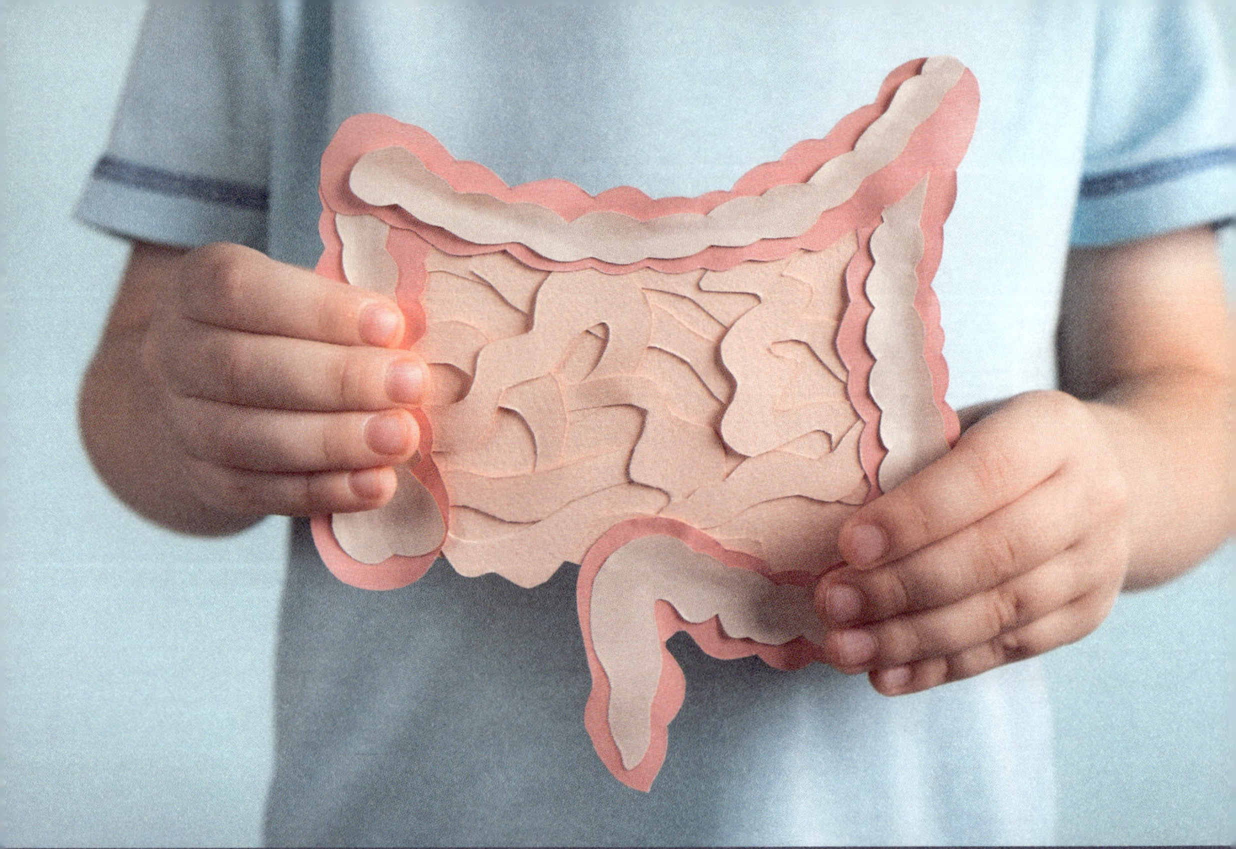

Darm und Ernährung

Was Sie essen und wie Sie verdauen, ist besonders wichtig, damit Ihr Immunsystem gut arbeitet. Dies gilt genauso bei Infektanfälligkeit und Immunschwäche wie bei Überreaktionen der Abwehrkräfte im Rahmen von Allergien oder Autoimmunerkrankungen. Viele Lebensmittel machen unsere Abwehr aggressiv, andere harmonisieren sie. Und besonders wichtig sind eine balancierte Darmflora und eine gut funktionierende Darmschleimhaut.

Wie Sie über die Regulation Ihres Darmes und über die Zufuhr verdauungsstärkender und immunregulierender Nahrungsmittel Ihre Allergie in den Griff bekommen können, ist Thema dieses Kapitels.

Wie halte ich meine Darmflora fit?

Für eine fitte Darmflora brauchen Sie eine angepasste pflanzenreiche Kost mit prä- und probiotischen Lebensmitteln sowie wahrscheinlich auch eine kurweise Einnahme von Prä- und/oder Probiotika.

Präbiotika sind Nahrungsmittel oder Ergänzungen, die meistens aus Pflanzenfasern oder langen Kohlenhydratketten bestehen. Sie können vom Menschen nicht verdaut werden, aber von unseren Freunden im Darm, den guten Darmbakterien. Sie gedeihen optimal unter einer ausreichenden Zufuhr dieser Ballaststoffe. Als Belohnung bilden sie uns daraus kurzkettige Fettsäuren wie Buttersäure *(Butyrat)*, die unsere Darmschleimhaut schmieren und füttern. Präbiotika kann man wie einen Dünger für unsere Darmflora verstehen.

Probiotika sind dagegen Lebensmittel oder Nahrungsergänzungen, die tote oder lebende Bakterien enthalten. Damit kann die Darmflora direkt aufgefüllt oder zumindest angeregt werden.

Wie unterstütze ich meine Darmflora durch Ernährung?

Eine angepasste Ernährung ist wichtig für die Zusammensetzung der Darmflora beziehungsweise des Mikrobioms. Die Ernährungsempfehlungen sind gerade bei Allergikern und Reizdarm-Betroffenen immer individuell an die Erkrankung und die Verträglichkeit anzupassen. Deshalb können hier nur pauschale Angaben gemacht werden, die zur Stärkung der Darmflora beitragen. Weitere Informationen zur Ernährung bei Allergie finden Sie ab Seite 110 unter »Ernährung als Waffe gegen Allergien«.

Die freundlichen Mitbewohner im Darm mögen gerne eine ballaststoffreiche vegetabile Kost, also viele pflanzliche Lebensmittel mit für uns unverdaulichen Faserstoffen. Einem gereizten Darm kann es schwerfallen, diese Stoffe zu verarbeiten. Deshalb ist in diesem Fall kein abrupter Ernährungswechsel, sondern ein sehr langsames Erhöhen der Ballaststoffzufuhr zu empfehlen. Prinzipiell gehören dazu alle nicht oder wenig verarbeiteten pflanzlichen Lebensmittel, wohingegen Weißmehle und Zucker stark verarbeitet sind und definitiv nicht dazu zählen!

Besonders viele Präbiotika sind enthalten in Hülsenfrüchten, Kohlgemüse und Zwiebelgewächsen, Topinambur, Spargel, Schwarzwurzel und Chicorée, Pfirsich und Wassermelone sowie Getreideflocken und vorgegartem Getreide (zum Beispiel Grünkern, gegarter Weizen oder Quinoapops). Vor allem die erste Hälfte der genannten Lebensmittel ist für Menschen mit gereiztem Darm oft schlecht verträglich. Bei einem langsamen Einführen dieser

Nahrungsmittel in den Speiseplan kann jedoch oft eine Toleranz erzielt werden. Zu Beginn eignen sich besonders Haferflocken, Quinoapops, Brokkoli und Tofu (Achtung: Soja ist ein Hauptallergen! Bitte prüfen Sie daher vorher die Verträglichkeit!).

Zudem gibt es Lebensmittel, die lebende »Darmbakterien« enthalten – natürlich nicht aus einem fremden Darm, denn Bifidobakterien und Laktobazillen kommen überall in der Natur vor. Bei fermentierten Lebensmitteln werden sie durch den Reifungsprozess angereichert. Dazu gehören zum Beispiel Joghurt, Sauerkraut, Kimchi (aus Korea: vergorener Chinakohl oder Rettich) sowie Miso und Natto (aus Japan: fermentierte Sojabohnen). Ein Bäcker aus Lünen vertreibt deutschlandweit ein Getränk aus vergorenem Getreide, das reichlich Milchsäurebakterien enthält (siehe Seite 171).

Auch rohes Obst und Gemüse ist besiedelt mit diesen günstigen Bakterien. Sein Verzehr in eher ungewaschenem Zustand kann die Darmflora stärken, zum einen durch die Laktobazillen und Bifidobakterien, zum anderen durch die Ballaststoffe und Vitamine. Allerdings eignet sich dafür nur Obst und Gemüse aus biologischem oder noch besser aus eigenem Anbau im Garten. Denn ansonsten empfiehlt es sich dringend, die Pestizidrückstände lieber abzuwaschen.

Wie gestalte ich für meine Darmbakterien ein besseres Milieu?

Wie schon gesagt sind für die Darmflora pflanzliche ballaststoffreiche Lebensmittel wichtig, am besten auch Präbiotika. Aber die guten Bakterien brauchen auch eine freundliche, leicht saure Umgebung im Darm. Deshalb ist eine ausreichende Produktion von Säure im Magen wichtig. Diese fördert auch die gute Zersetzung der Nahrungsbestandteile im oberen Dünndarm. Denn nur mit Säure können vor allem die eiweiß- und fettaufspaltenden Enzyme richtig arbeiten.

Die Schutzflora trägt auch selbst zum Ansäuern bei, indem sie Milchsäure herstellt – deshalb auch der Name Milchsäurebakterien oder Säuerungsflora.

Was der Darm und seine Bewohner gar nicht mögen, ist die Einnahme von Magensäureblockern. Dann wird das Darmmilieu basischer, die guten Darmbakterien werden vertrieben, Problemkeime können ungehindert einwandern, die Zersetzung der Nahrungsmittel gelingt nicht mehr richtig und zudem können wichtige Vitalstoffe wie Vitamin D, B12 und Magnesium nicht mehr aufgenommen werden. Magensäureblocker (sogenannte Protonenpumpenhemmer) sollten – wenn überhaupt – nur kurzfristig angewendet werden. Aber Achtung: Falls Sie die Medikamente absetzen wollen, besprechen Sie dies bitte mit Ihrem Arzt, denn vielleicht schützen sie Sie auch vor schlimmeren Erkrankungen wie einem Magengeschwür oder einer Magenblutung.

Ebenfalls ungünstig ist die Einnahme von Basen-Tabletten. Diese enthalten neben Mineralien oft auch Natriumhydrogencarbonat, das auch unter dem Namen Natron bekannt ist und Teil des Backpulvers ist. Besser geeignete Basenpräparate bei Übersäuerung des Stoffwechsels sind Basencitrate. Zur Klarstellung: Eine basische Ernährung ist sinnvoll für den Stoffwechsel und den Darm. Sie führt im Darm zu einer Ansäuerung und hat im Gewebe einen basischen Effekt. Eine gesunde pflanzenbasierte Kost ist eine typische basische Ernährungsform. Natron oder die meisten üblichen Basenmittel machen dagegen beides basisch, Darm und Gewebe, was für die Verdauungsorgane nicht so förderlich ist.

Sehr ungünstig für die Mikrobiota im Darm sind natürlich Antibiotika. Bei schweren bakteriellen Infektionen wie einer Lungenentzündung sind sie sicherlich unersetzlich – dann sollte begleitend und im Anschluss ein Probiotikum (ein Nahrungsergänzungsmittel mit guten Bakterien) eingenommen werden. Bei leichteren oder banalen Infekten können konventionelle Antibiotika meistens durch pflanzliche Alternativen ersetzt werden, zum Beispiel auf der Basis von Kapuzinerkresse und Meerrettich (siehe Seite 171).

Sollte das Erzielen eines sauren Darmmilieus schwierig sein, kann zeitweise Milchsäure ergänzt werden. Nähere Informationen zu den Präparaten finden Sie auf Seite 171.

Die Bedeutung der Präbiotika für die guten Darmbakterien

Wenn die darmflorafördernde Ernährung ohnehin schon eingehalten wird oder sich aufgrund von Verträglichkeitsproblemen schwierig gestaltet, können Präbiotika helfen, die Zahl der guten Darmbakterien zu erhöhen. Das sind Nahrungsmittelbestandteile oder Nahrungsergänzungen, die gezielt die Darmflora »düngen« können. Präbiotika enthalten im Gegensatz zu den Probiotika keine Mikroorganismen, sondern meistens spezielle Ballaststoffe, die den Darmbakterien als Nahrung dienen und deren Vermehrung stimulieren.

Wichtige Präbiotika sind *Fruktooligosaccharide* (kurz *FOS*), Inulin, *Galaktooligosaccharide*, Resistente Stärke und Akazienfasern.

Fruchtzuckerketten für eine gute Darmflora

Inulin ist eine lange Kette von Fruchtzucker-Molekülen (Fruktose) und gehört zu den *Fruktanen*. Es kann in kurze Fruktose-Ketten zersetzt werden, die man dann Fruktooligosaccharide nennt. Beides sind präbiotisch wirksame Ballaststoffe, die der menschliche Darm nicht zersetzen kann. Es wird also kein Fruchtzucker freigesetzt. Inulin und FOS ernähren die Schleimhautschutzflora aus Bifidobakterien und Laktobazillen sowie zusätzlich den Schleimhauternährer und Buttersäurebildner *Faecalibacterium prausnitzii*. Inulin ist vor allem in Topinambur enthalten, aber auch in Knoblauch, Zwiebeln, Lauch, Artischocke und Spargel. Doch was assoziieren Sie mit einem Teil dieser Nahrungsmittel? Ja, richtig,

Blähungen. Denn das können Nebenwirkungen der »Party« sein, die Ihre freundlichen Darmbakterien starten, wenn Sie Inulin oder FOS auftischen. Für Darmkranke ist dieses Präbiotikum nicht so gut geeignet. Und obwohl eigentlich keine Fruktose entstehen sollte, vertragen Personen mit Fruchtzuckerintoleranz diese Ballaststoffe manchmal ebenfalls nicht so gut.

GOS – das Präbiotikum aus der Muttermilch

Galaktooligosaccharide (kurz GOS) sind kurze Ketten des Schleimzuckers Galaktose. Dies stellt für den Menschen einen unverdaulichen Ballaststoff dar, aber für die guten Darmbakterien wie die Säuerungsflora aus Laktobazillen und Bifidobakterien sowie die Schleimhauternährer Akkermansia und Faecalibacterium sind es wahre Leckerbissen. Die Beta-Form der GOS ist relativ gut verträglich und ein wichtiger Bestandteil der menschlichen Muttermilch, kommt aber in der Kuhmilch kaum vor. Die Alpha-GOS findet man vor allem in Hülsenfrüchten.

GOS können auch als Nahrungsergänzung erworben und eingenommen werden.

Resistente Stärke – die gesunden Aspekte von Nudeln, Reis und Kartoffeln

Nudeln, Reis und Kartoffeln enthalten viel Stärke, die im Körper schnell in Traubenzucker (Glukose) umgewandelt werden kann und dann den Blutzucker stark anhebt – also nicht besonders gesund! Aber erwärmt und wieder abgekühlt werden die genannten Speisen plötzlich gesund. Aus der Stärke wird Resistente Stärke, ein Ballaststoff, der von unseren Verdauungssäften nicht verwertet werden kann, aber unseren guten Darmbakterien als Quelle zur Bildung von Buttersäure und weiteren gesunden kurzkettigen Fetten dient. Also besser Nudel- und Kartoffelsalat als frische Pasta oder Salzkartoffeln. Die Resistente Stärke bleibt sogar noch bestehen, wenn die abgekühlten Lebensmittel wieder aufgewärmt werden, also bei Pasta von gestern oder Bratkartoffeln. Und der Blutzucker-Anstieg fällt auch noch geringer aus.

Resistente Stärke lässt sich auch als Pulver im Rahmen einer Nahrungsergänzung zuführen.

Akazienfasern – optimaler »Dünger« für die Darmflora

Die Akazie ist der typische Baum der afrikanischen Savanne und ein Meister im Überleben. Sie kann auch das Leben in unserem Darm verbessern. Denn ihre Fasern, die beim Anritzen des Stammes aus dem weißen Milchsaft gewonnen werden, sind reich an einem Ballaststoff namens *Arabinogalaktan*. Dieser kann als Nahrungsergänzung unter dem Namen Akazienfasern erworben werden und füttert alle schleimhautschützenden Darmbakterien an, auch die besonders wertvollen Butyratbildner wie Faecalibacterium prausnitzii und die Akkermansia. Akazienfasern sind meist gut verträglich. Dennoch empfiehlt sich ein langsames

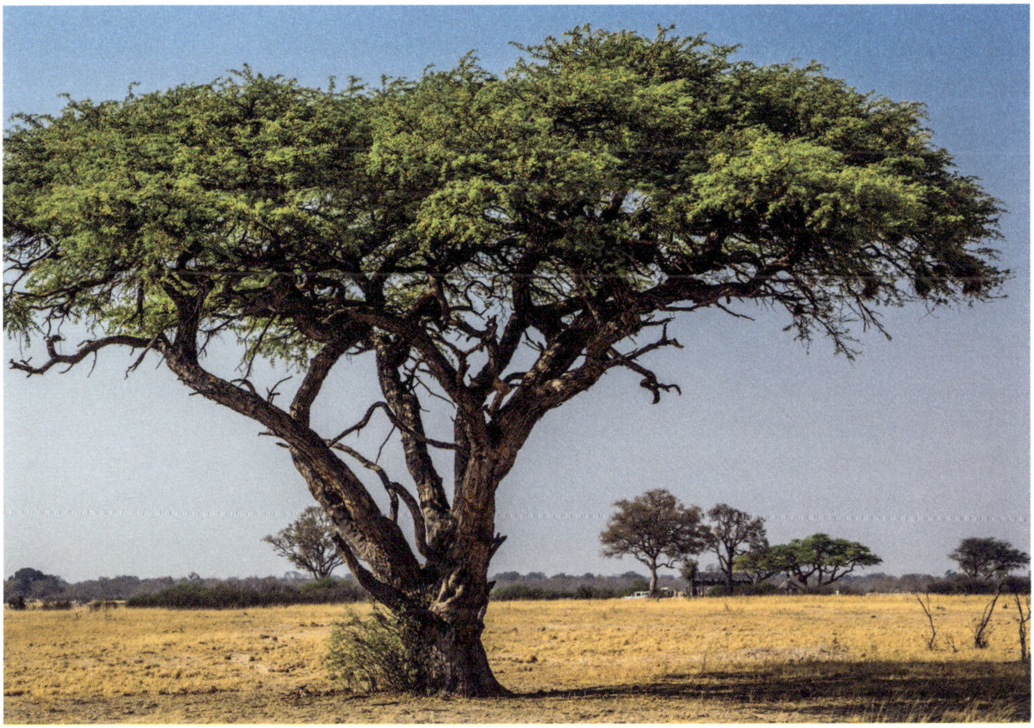

Eine Akazie in der afrikanischen Savanne. Ihr Milchsaft ist die Grundlage für Akazienfasern, die als Präbiotikum hervorragende Dienste leisten bei der Stärkung der schleimhautschützenden Darmbakterien.

Einschleichen der Dosierung. Als Zieldosis werden zwei Esslöffel täglich empfohlen. Die Fasern der Akazie tragen besonders zur Regeneration der Darmschleimhaut bei. Prinzipiell können sie in ein Müsli-Frühstück als eine Art Superfood integriert werden.

Gute Darmbakterien nachfüllen mit der Kraft der Probiotika

Von probiotischen Lebensmitteln haben wir schon gehört. Wer diese nicht verträgt oder nicht regelmäßig in seine Ernährung einbauen kann oder aber eine Extradosis braucht – was recht häufig der Fall ist –, der muss zu Probiotika in Pulver- oder Tablettenform greifen. Dort sind unsere Freunde aus dem Darm gefriergetrocknet enthalten – ähnlich wie Trockenhefe in der Küche. Und mit etwas Wärme und Feuchtigkeit in unserem Magen erwachen sie zu neuem Leben und können unsere Darmflora stärken. Kleiner Tipp: Wer die Darmfreunde nicht ganz so unsanft aus ihrem gefriergetrockneten Schlaf wecken und direkt mit unserer Magensäure konfrontieren möchte, sollte die guten Keime zunächst in einem Glas lauwarmem Wasser an das Milieu des Magens gewöhnen. Das verbessert auch die Wirksamkeit des Präparates.

Es gibt zwei Formen von Probiotika: Präparate mit lebenden Bakterien und Zubereitungen mit Bakterienbestandteilen (also ohne Lebewesen). In herkömmlichen, auf dem Markt befindlichen Probiotika ist in der Regel die typische Schutzflora aus Bifidobakterien und Laktobazillen enthalten, entweder als einzelne Stämme oder als breite Mischung in Form eines Multistrain-Probiotikums. Ein breites Spektrum an Keimen bringt häufig eine bessere Wirksamkeit. Für empfindliche Menschen oder bei Intoleranzen ist es in der Regel sinnvoll, zunächst ein abgestimmtes schmalspurigeres Präparat zu nehmen (zum Beispiel spezielle histaminreduzierende Probiotika). Des Weiteren gibt es Probiotika mit Bierhefen vom Typ *Saccharomyces boulardii*, die eher bei Durchfallerkrankungen oder begleitend zur Antibiotikatherapie als Darmschutz Anwendung finden. Wichtiger für die Behandlung von Allergien sind Probiotika, die immunmodulierende Keime enthalten, vor allem Enterokokken oder gute E.-coli-Bakterien. Während die Behandlungen mit Letzteren eher in die Hände eines erfahrenen Therapeuten gehören, kann *Enterococcus faecium* auch von Laien zur Immunregulation kurweise selbst angewendet werden (siehe auch Seite 171). Oft sind Enterokokken auch in Multistrain-Präparaten zusammen mit Lakto- und Bifidobakterien enthalten.

In der Regel empfiehlt sich bei einer Darmsanierung die Einnahme eines Multistrain-Probiotikums für mindestens drei Monate. Möglichst gleichzeitig sollte ein Präbiotikum wie Inulin oder besser Akazienfasern ergänzt werden. Ich halte gerade bei Allergien auch die Mitbehandlung der Darmschleimhaut für wichtig, wie sie im folgenden Abschnitt erläutert wird.

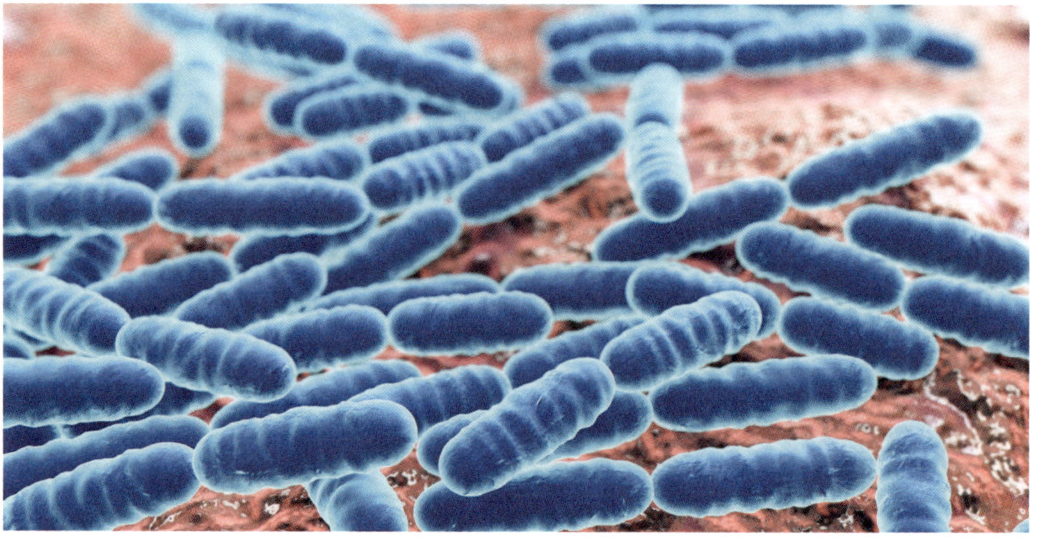

Die Schutzflora liegt der Schleimschicht unseres Darmes auf und schützt vor der Besiedlung mit Krankheitserregern. Gleichzeitig bilden die guten Darmbakterien wichtige Nährstoffe und regulieren das Immunsystem.

Die Mikroorganismen aus den Probiotika siedeln sich im Darm oft nicht dauerhaft an, sondern kommen nur kurzfristig dort vor (oft nur während der Einnahme der Ergänzungen). In dieser Zeit beeinflussen sie die Darmflora positiv und lenken sie in eine gesunde Richtung. Wenn die Wirkung nach einer gewissen Zeit nachlässt, ist häufig eine Wiederholung der Probiotika-Kur nach einigen Wochen oder Monaten sinnvoll. In schweren Fällen ist eine längerfristige durchgehende Einnahme erforderlich.

Probiotika mit lebenden Kulturen dürfen nicht bei schwerer Immunschwäche (zum Beispiel im Rahmen einer Chemotherapie) oder bei schwer organisch geschädigtem Darm (zum Beispiel bei Bauchwasser, also der Ansammlung einer größeren Menge von Flüssigkeit in der Bauchhöhle) eingesetzt werden, weil einzelne Fälle mit probiotikabedingter schwerer Entzündung des Bauchraums beobachtet wurden. Für den sonst eher gesunden Menschen ist die Anwendung in der Regel – bis auf gelegentliche Magen-Darm-Nebenwirkungen – gut möglich. Im Zweifelsfall fragen Sie bitte Ihren Arzt oder Therapeuten.

Wie halte ich meine Darmschleimhaut dicht?

In den vorausgegangenen Kapiteln sind Sie bereits mehrfach dem Problem der durchlässigen Darmschleimhaut, des Leaky Gut, begegnet. Dieses führt durch eine Reizung der Darmschleimhaut zu einer vermehrten Durchlässigkeit für Antigene, Giftstoffe und Bakterienbestandteile in den Organismus. Das unter der Darmschleimhaut sitzende Darm-Immunsystem wird gereizt und überfordert, sodass sich eine Allergie oder Autoimmunerkrankung entwickeln oder verstärken kann. Ein wichtiger Bestandteil der ganzheitlichen Therapie ist deshalb die Wiederherstellung der Barrierefunktion der Darmschleimhaut.

Wichtige Faktoren, die Schleimhaut wieder abzudichten, sind als Erstes ausreichend freundliche Mitbewohner, vor allem Laktobazillen und Bifidobakterien, die wie ein zweiter Schutzschirm auf und im Darmschleim leben. Diesen Bakterien kann man wie oben beschrieben Präbiotika (also quasi »Dünger«) anbieten beziehungsweise die Bakterien direkt über Probiotika oder probiotische Lebensmittel auffüllen. Wichtig sind auch die sogenannten Butyratbildner, also eine Gruppe von Bakterien, die Buttersäure (Butyrat) zum »Schmieren« und Nähren der Darmschleimhaut produzieren. Ihr Kapitän heißt Faecalibacterium prausnitzii. Weiterhin bedeutsam ist die Akkermansia, ein Bakterium, das den Schleim auf der Schleimhaut regeneriert, indem es »verbrauchten« Schleim auffrisst und die Becherzellen zu dessen Nachproduktion anregt. Beide Gruppen, die Butyratbildner und die Akkermansia, können durch spezielle Präbiotika, vor allem jedoch Akazienfasern, unterstützt werden. Natürlich gehört zum Abdichten der Darmschleimhaut auch eine ballaststoffreiche vegetabile Kost möglichst ohne Reizstoffe wie Gluten, Kuhmilch und Zucker sowie möglicherweise weitere individuelle Antigene – das können zum Beispiel Nüsse, Kern- oder Steinobst sein.

Aber man kann auch direkt etwas für die Darmschleimhaut tun: Dazu werden traditionell verschiedene Erd- und Gesteinsbestandteile verwendet, die den Darm entgiften, zum Teil ungünstige Darmbakterien beseitigen und die Schleimhaut damit schützen.

Zu nennen ist vor allem die Huminsäure (siehe Seite 171), ein Bestandteil von Humus, Torf und Braunkohle. Sie kann wie ein »Aktivkohlefilter« im Darm ungünstige Stoffe binden und damit zur Heilung der Schleimhäute beitragen. Nicht wundern: Bei der Einnahme wird der Stuhl dunkelbraun verfärbt.

Hilfreich können auch Heilerde, Bentonit und Zeolith sein. Heilerde wird aus Löss gewonnen, also sedimentiertem feinstem Sand, bestehend überwiegend aus Silizium. Bentonit und Zeolith sind vulkanischen Ursprungs. Alle drei können Schwermetalle wie Blei oder Aluminium enthalten. Da sie insgesamt eine entgiftende Wirkung haben, weil sie Gifte binden können, und zudem nicht aus dem Darm in das Blut aufgenommen werden, wird davon ausgegangen, dass die möglicherweise enthaltenen Schwermetalle keine Schadwirkung entfalten. Bei langfristiger Anwendung sollten jedoch sicherheitshalber die Schwermetalle im Blut kontrolliert werden.

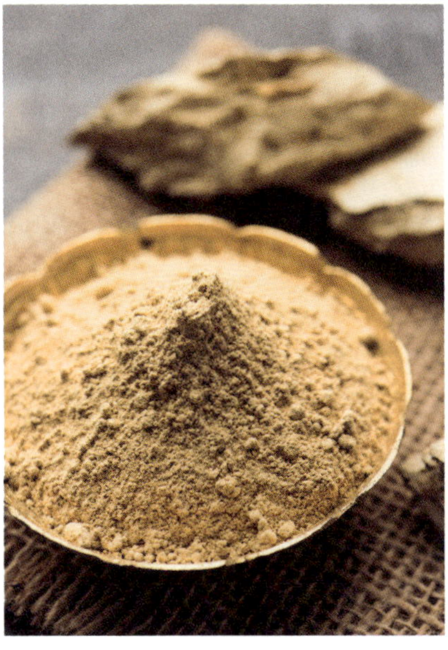

Einen anderen Ansatz verfolgt *L-Glutamin*. Es handelt sich um eine proteinbildende Aminosäure, die mengenmäßig im Blut die bedeutendste ist. Im Darm ist Glutamin wichtig für die Ernährung und Regeneration der Darmschleimhautzellen. Denn diese werden nicht vom Blut aus mit Nährstoffen versorgt, sondern über den Darminhalt, wobei Glutamin einen sehr wichtigen Faktor darstellt. Zum Abdichten eines Leaky-Gut-Syndroms empfiehlt sich daher die Einnahme von drei Gramm Glutamin täglich.

Mit verschiedenen Heilerden kann der Darm gereinigt werden. Die große Oberfläche dieser sehr feinen Sedimente bindet Gift- und Entzündungsstoffe und hilft dabei, die Darmschleimhautbarriere wiederherzustellen.

Ein weiterer Nährstoff für die Schleimhautzellen ist Lecithin *(Phosphatidylcholin)*, also ein gutes Fett. Es ist ein wichtiger Bestandteil der Zellmembranen, und wirkt somit genau dort, wo Dichtigkeit erzielt werden soll. Eine gute Dosis sind 500 Milligramm Lecithin am Tag.

Unterstützung bei Heilungsprozessen in der Darmschleimhaut bringt das Mineral Zink. Zudem wirkt es entzündungshemmend und antioxidativ. Gerade bei weiteren immunologischen Problemen wie einer Infektanfälligkeit oder bei Störungen von Haut, Haar und Nägeln kann die kurweise Ergänzung mit 15 bis 25 Milligramm Zink täglich vor dem Abendessen sinnvoll sein.

Zudem kann man Darmbarrierestörungen optimal mit einer Kombination aus den Heilpflanzen Myrrhe und Kamille sowie Kaffeekohle therapieren (siehe Seite 171). Die Inhaltsstoffe wirken Durchfällen entgegen, binden Giftstoffe, regenerieren die Darmschleimhaut und bekämpfen zudem eine Fehlbesiedlung mit ungünstigen Fäulnisbakterien und Candida-Pilzen im Darm – diese Mischung ist ein Allrounder für den Darm. (Leider belastet der Hersteller dieses natürliche Kraftpaket mit Zusatzstoffen, zu denen auch die beiden umstrittenen Substanzen Titandioxid und Talkum gehören. Es ist jedoch davon auszugehen, dass diese durch die enthaltende Kaffeekohle mit ihrer entgiftenden Funktion nicht wirksam werden. Aufgrund des kombinierten Wirkmechanismus setze ich das Präparat gern und mit Erfolg ein. Oft reicht eine kurzfristige Anwendung erfreulicherweise aus.)

Zu erwähnen ist noch der Einfluss verschiedener Arzneimittel auf die Darmschleimhaut. So können unter anderem viele Schmerzmittel und Kortison, eine Chemo- oder Strahlentherapie sowie Alkohol die Durchlässigkeit des Darmes negativ beeinflussen.

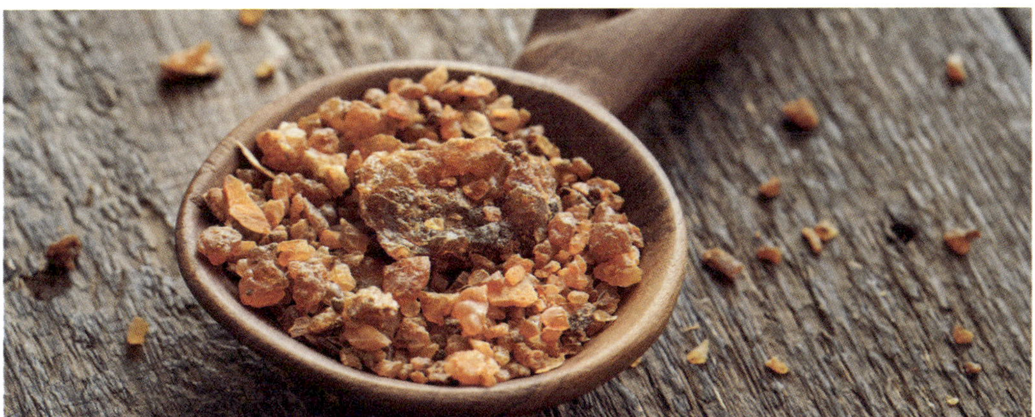

Schon die Heiligen Drei Könige brachten sie dem Jesuskind als Gabe mit: Myrrhe – eine sehr alte Heilpflanze mit entzündungshemmender und antibiotischer Wirkung.

Wo können Naturheilkundeexperten weiterhelfen?

Wie Sie sehen, ist das Darmthema ziemlich komplex. Einen Heilversuch mit einer Kombination aus Prä- und Probiotikum sowie einem Mittel zum Abdichten der Darmschleimhaut können Sie in Abwesenheit schwerer Darmbeschwerden oft problemlos selbst unternehmen. Bei Nebenwirkungen, fehlender Wirkung oder komplexeren Beschwerden sollte jedoch besser eine naturheilkundliche Ärztin oder ein Heilpraktiker weiterhelfen. In der Regel wird dann eine mikrobiologische oder metagenetische Darmfloraanalyse aus einer Stuhlprobe von einem Fachlabor durchgeführt. Diese zeigt die Zusammensetzung der wichtigsten Darmbakterien, also der Schutzflora und der Fäulniskeime sowie der Candida-Hefepilze. Außerdem können im Stuhl auch Marker für das Immunsystem, die Verdauungsleistung und die Schleimhautfunktion erhoben werden. Als Leaky-Gut-Parameter bieten sich Zonulin und indirekt Alpha1-Antitrypsin an. Anhand der Ergebnisse kann der Therapeut einen individuellen Behandlungsplan erstellen.

Ernährung als Waffe gegen Allergien

Unsere Nahrung ist eine wichtige Quelle für Stoffe, die Allergien auslösen (zum Beispiel Nahrungsmittelallergien) und das Immunsystem beeinflussen können. Es gibt Nahrungsmittel, die entzündungsfördernd wirken und damit allergische Erkrankungen verschlimmern können. Auf der anderen Seite führt der Verzehr von entzündungshemmenden Nahrungsmitteln zu einem Rückgang des Allergierisikos und der Schwere von allergischen Erkrankungen.

Deshalb macht es Sinn, dass wir uns in diesem Kapitel etwas ausführlicher mit der Ernährung beschäftigen.

Eine natürliche Ernährung

Eine natürliche Ernährung beinhaltet als Basis den abwechslungsreichen Verzehr von frischem Obst und Gemüse, Nüssen, Samen und Hülsenfrüchten. Die Kohlenhydratquellen sind eher komplex und vollwertig, zum Beispiel Vollkorngetreide und ganzes Obst. Fleisch, Eier und Milchprodukte werden nur in geringen Mengen konsumiert. Die Nahrungsmittel sind möglichst wenig verarbeitet und werden frisch zubereitet. Kalorienreiche und stärker verarbeitete Nahrungsmittel wie Zucker, Süßwaren, Gebäck, Fertiggerichte, Wurstwaren und Fast Food sollten gemieden werden. Diese Art der Ernährung hat eine geringe Energiedichte (also weniger Kalorien) sowie einen höheren Gehalt an Vitaminen und gesunden Pflanzenstoffen, die als Antioxidantien entzündliche Stoffwechselzwischenprodukte abfangen und unschädlich machen können. Außerdem enthält eine gesunde Ernährung viele Ballaststoffe, die im Darm entgiftend wirken, die Schleimhautbarriere verstärken und die gesunde Darmflora ernähren. Aus den Ballaststoffen, also aus den für uns unverdaulichen Pflanzenfasern, bilden die Darmbakterien nützliche kurzkettige Fettsäuren wie Butyrat (Buttersäure). Diese dienen der Ernahrung und der Stabilität der Darmschleimhautzellen. Aber Butyrat bewirkt auch eine Stärkung der regulatorischen T-Zellen (Treg) und damit eine Hemmung der Th2-Immunantwort – also weg von der allergischen Reaktion.

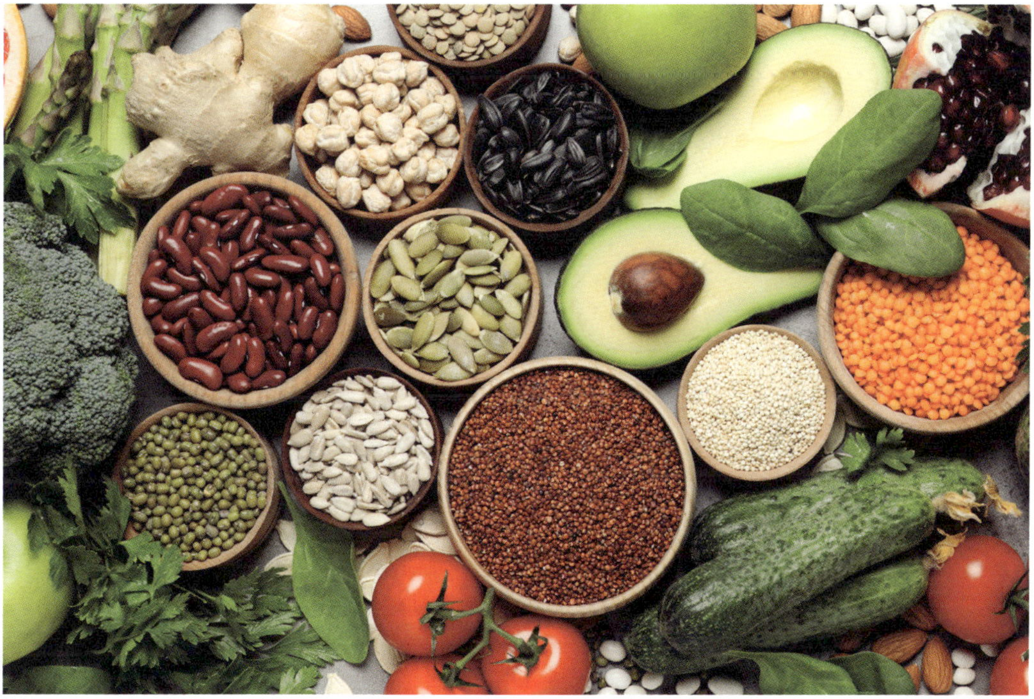

Mit einer ausgewogenen und möglichst naturbelassenen Ernährung kann einer Allergieanfälligkeit entgegengewirkt werden.

In einer gesundheitsfördernden antiallergischen Ernährung sollte der Anteil gesättigter tierischer Fette möglichst gering sein. Dafür sollten ausreichend mehrfach ungesättigte Fette, also Omega-3-Fette aus Samen und Fisch, aufgenommen werden. Eine solche natürliche Ernährung bewirkt eine Entzündungshemmung (vor allem im Bereich der Th2-Antwort) und hat damit einen positiven Einfluss auf Allergien.

Übergewicht vermeiden

Zumindest für Asthma besteht ein Zusammenhang zwischen Übergewicht und Häufigkeit von Asthmaanfällen.[33] Übergewichtige Kinder haben ein erhöhtes Risiko, ein Asthma zu entwickeln, und ein schlechteres Ansprechen auf eine Behandlung.[34] Insofern gilt es, ein möglichst normales Körpergewicht anzustreben.

Gibt es eine Anti-Allergie-Diät?

Bei naturheilkundlichen Behandlern wird Allergikern häufig eine Anti-Allergie-Diät empfohlen. Diese beinhaltet meistens einen Auslass von Zucker, Milch und Gluten (oder zumindest Weißmehl). Diese drei Nahrungsmittel heben den Blutzuckerspiegel stark an, wirken deutlich entzündungsfördernd und schädigen zudem die Schutzschicht der Darmschleimhaut. Sie fördern also die »Löchrigkeit« im Darm (Leaky Gut) und können damit indirekt die Haut sowie die Nasen- und Bronchialschleimhaut negativ beeinflussen.

Ein Auslass dieser Nahrungsmittel ist nicht ganz einfach, weil sie überall und ständig auf unserem Speiseplan in Erscheinung treten, aber ein Auslassversuch wenigstens für ein paar Wochen lohnt sich meiner Ansicht nach zumindest bei stärkerem Leidensdruck aufgrund der Allergie durchaus. Während der Anti-Allergie-Diät überprüfen Sie bitte, ob es zu einer Besserung Ihrer Beschwerden kommt. Positive Nebeneffekte können eine Reduktion des Körpergewichts und mehr Energie sein. Eine Anti-Allergie-Diät eignet sich zum Beispiel hervorragend zum Entgiften zu Beginn einer Allergiebehandlung oder beim Start in die Allergiesaison. Begleitet werden sollte sie von einer vitalstoffreichen pflanzlichen Kost und einer Darmsanierung.

Inhaltsstoffe, die problematisch werden können

Kuhmilch – ein Problemfall

Milch ist gesund, hat alles, was wir brauchen, und außerdem viel Kalzium für stabile Knochen. Oder doch nicht? Die wissenschaftliche Datenlage ist noch unklar, aber es gibt auch Studiendaten, die zeigen, dass Milchtrinker zu mehr Knochenbrüchen neigen. Viel wichtiger scheint hier eine ausreichende Versorgung mit Vitamin D zu sein, das Kalzium aus der Nahrung in den Körper holt und dann in die Knochen einbaut. Ohne die Einnahme als Nahrungsergänzung haben viele Deutsche einen Vitamin-D-Mangel, vor allem im Winter. Dann ist die Sonneneinstrahlung, die die Bildung von Vitamin D in unserer Haut anregt, in Deutschland bekanntlich schwach.

Es gibt weitere Hinweise, die Milch als nicht so gesundheitsförderndes Nahrungsmittel erscheinen lassen. Kuhmilch enthält ein Wachstumshormon namens *Insulin-like Growth Factor 1* (kurz *IGF-1*, auf Deutsch Insulin-ähnlicher Wachstumsfaktor 1), das das Zellwachstum und damit fraglich auch ein Krebswachstum anregt sowie nachweislich Milchtrinker größer werden lässt als Kinder und Jugendliche, die auf den Verzehr von Milch verzichten.

Die Kuhmilcheiweiße können auch selbst allergische Reaktionen auslösen, die Kuhmilchallergie. Meistens richtet sich die Allergie gegen Kasein oder Laktoglobulin, zwei wesentliche Milcheiweiße. Unabhängig von einer echten Allergie können Kuhmilchproteine zudem entzündungsfördernd wirken und die Durchlässigkeit der Schleimhäute erhöhen – in Richtung eines Leaky-Gut-Syndroms. Kasein macht mit circa 80 Prozent die größte Milcheiweißfraktion aus. Es wird vom Menschen nicht besonders gut verdaut. Fermentierte Milchprodukte wie Käse und Joghurt, bei denen die darin enthaltenen Bakterien das Kasein schon vorverdaut haben, führen oft zu einer besseren Verträglichkeit und gründlicheren Kasein-Verwertung als reine Milch. Vor allem Alpha-Kasein kommt vermehrt in Kuhmilch, aber deutlich weniger in Ziegen- oder Muttermilch vor. Es kann das Th2-Entzündungssystem aktivieren, das für die Entstehung von Allergien verantwortlich ist. Unverdautes Kasein führt zu einer Darmfehlbesiedlung, weil es ungünstige eiweißfressende Darmbakterien anfüttert, die dann auch Fäulnisstoffe und Histamin bilden können.

Beim Leaky-Gut-Syndrom werden in der Naturheilkunde häufig Antikörper vom IgG-Typ gegen Kuhmilch gefunden. Ein Auslass von Kuhmilch in der Ernährung verbessert dann gemäß meiner Erfahrung oft Darmbeschwerden und die Entzündungswerte im Stuhl oder Blut – ohne dass hierfür repräsentative wissenschaftliche Daten vorliegen.

Bei Leaky Gut, Allergien und Autoimmunerkrankungen wird in der Naturheilkunde deshalb häufig ein Auslassversuch von Milch empfohlen. Nach drei bis vier Wochen Verzicht kann man sehen, ob es zu einer Verbesserung der Beschwerden oder der relevanten Laborparameter kommt.

Im Gegensatz dazu scheint der Verzehr von Rohmilch (also nicht pasteurisierter und nicht ultrahocherhitzter Milch) in der Kindheit und Jugend im Rahmen des »Bauernhof-Effektes« zu einem reduzierten Allergierisiko zu führen. Dafür verantwortlich gemacht werden die darin enthaltenen Abwehrkörperchen, Antigene, lebenden Bakterien und Oligosaccharide (kurze Zuckerketten, die als »Futter« für gute Darmbakterien dienen). Auf der anderen Seite kann unpasteurisierte Milch schädliche Bakterien enthalten, die lebensbedrohliche Erkrankungen auslösen können. Deshalb ist Rohmilch leider besonders für Kinder kein geeignetes Mittel im Kampf gegen Allergien.

Der Reizstoff Gluten – oder warum Brot unserer Gesundheit schaden kann

Die Deutsche Gesellschaft für Ernährung (DGE) empfiehlt als Basis der Ernährung bis zu 60 Prozent Getreideprodukte, möglichst in der Vollkornvariante. Dazu sollen vier bis sechs Scheiben Brot und eine Portion Nudeln am Tag gegessen werden.[35] Doch diese Empfehlungen sind seit Längerem in der Kritik.[36] Bereits 2017 konnte die internationale PURE-Studie zeigen, dass eine hohe Kohlenhydratzufuhr mit einer erhöhten Sterblichkeit verbunden ist, vor allem wenn stärker verarbeitete Kohlenhydrate wie Weißmehlprodukte verzehrt werden.[37]

Doch in diesem Buch geht es nicht um Gesunderhaltung, sondern um Allergiebehandlung. Aus Studiendaten ist bekannt, dass etwa die Hälfte der Patienten, die bei Neurodermitis auf Gluten verzichten, eine Verbesserung ihrer Haut beobachten können.[38]

Was ist nun Gluten? Gluten ist eine Gruppe von Klebereiweißen im Getreide. Durch moderne Züchtung und intensive Kreuzung der industriell genutzten Weizensorten wurde der Anteil des Weizenglutens stark verändert. Es sollen im modernen Weizen bis zu 23 000 Proteine vorkommen, die die Darmbarrierefunktion stören können, also ein Leaky-Gut-Syndrom auslösen können. Ein wichtiges Gluten, das Gliadin, kann Zonulin freisetzen, ein Enzym, das die Darmdurchlässigkeit erhöht und im Stuhl gemessen werden kann.[39] Zudem kann Gluten Kreuzreaktionen des Immunsystems mit menschlichem Gewebe bewirken. Durch Ähnlichkeit der Gluten-Struktur mit menschlichen Eiweißen kann eine Abwehrreaktion gegen die Getreideeiweiße dann zu einer autoimmunologischen Reaktion führen, das Immunsystem greift den eigenen Körper an – eine Autoimmunerkrankung (wie Rheuma oder Hashimoto) ist geboren. Auch Allergien können durch die Aktivierung der Th2-Immunantwort gefördert werden.

Verstärkt wird die Schadwirkung, wenn insgesamt viele tierische Proteine konsumiert werden, denn dadurch werden die Verdauung und Entgiftung des Glutens gehemmt.[40]

Für Allergiker bedeutet das: Es kann sinnvoll sein, glutenhaltige Lebensmittel in der Ernährung zu reduzieren, vor allem bei einem akuten Allergieschub, zum Beispiel zu Beginn der Pollensaison, bei hartnäckiger Neurodermitis oder anhaltendem Asthma. Eine strenge Meidung ist meistens nur für wenige Wochen erforderlich. Im weiteren Verlauf sollte versucht werden, den Gluten-Verzehr auf einem niedrigen Niveau einzupendeln. Also nicht zweimal täglich Brot plus einmal täglich Nudeln, wie die DGE empfiehlt.

Gluten ist in den meisten in Deutschland üblichen Getreidesorten enthalten, also in Weizen, Dinkel und Roggen, aber auch in Gerste (Bier), Emmer und Kamut. Weitgehend glutenfrei ist Hafer. Glutenfreie Alternativen sind Quinoa, Amaranth, Hirse und Buchweizen sowie Reis. Mais wäre eine glutenfreie Möglichkeit, aber er sollte aufgrund des hohen Fruchtzuckergehalts und vor allem bei Anbau in den USA aufgrund der starken genetischen Veränderung und Schadstoffbelastung nicht regelmäßig verzehrt werden. In Gluten-Ersatzprodukten ist häufig überwiegend Maismehl enthalten. Bereiten Sie besser selbst frische, gesunde Lebensmittel aus den oben genannten Pseudogetreiden zu! Als Nudelersatz bieten sich Erbsen- oder Linsennudeln an. Beim Brot gibt es spezielle Rezepte aus Lupinenmehl und Flohsamen sowie gegebenenfalls Nüssen, falls diese verträglich sind.

Kreuzallergene meiden

Sie haben im ersten Kapitel gelesen, dass bei vielen Pollenallergien Kreuzreaktionen zu Nahrungsmitteln auftreten können. Meistens merkt man dann beim Verzehr der Nahrungsmittel – also zum Beispiel von Steinobst oder Nüssen bei der Birkenpollenallergie – ein Brennen und Schwellungsgefühl im Rachen, das in der Medizin auch als orales Allergiesyndrom bezeichnet wird. Es führt in der Regel nicht zu schweren allergischen Reaktionen. Es zeigt aber, dass Ihr Körper auch auf diese Nahrungsmittel allergisch (kreuz)reagiert.

Deshalb empfehle ich in der Allergiesaison einen Auslassversuch für die Kreuzallergene, auf die Sie reagieren. Bitte lassen Sie aber nicht alle Kreuzallergene weg, denn dann entgehen Ihnen viele wichtige Vitalstoffe aus Nüssen und Obst. Ziel ist es, dass zunächst das orale Allergiesyndrom verschwindet und im zweiten Schritt möglicherweise Ihre Heuschnupfen- oder Asthmabeschwerden besser werden. Am Ende der Allergiesaison können Sie versuchen, die betroffenen Nahrungsmittel wieder in Ihren Speiseplan aufzunehmen. In wenigen Fällen führt dies weiterhin zu Beschwerden in Mund und Rachen, dann sollte das Kreuzallergen zumindest nur in Maßen verzehrt werden. Insgesamt kann durch dieses Vorgehen aber versucht werden, die Histaminfreisetzung im Körper zu reduzieren.

Histaminarme Kost

Ein anderer Ansatz bei Allergien ist die Reduktion von Histamin, also dem Allergiebotenstoff, in der Nahrung. Sie haben im ersten Kapitel von der Bedeutung von Histamin in der allergischen Reaktion gelesen – zur Erinnerung: Auf einen Reiz durch ein Allergen setzen die Mastzellen Massen an Histamin frei. Im zweiten Kapitel haben Sie von der Histaminintoleranz erfahren, einer Art Pseudoallergie, bei der eine Dysbalance zwischen Histaminbildung und -abbau besteht.

Ähnlich wie bei der Histaminintoleranz können auch Allergiker versuchen, Histamin in der Nahrung zu reduzieren. Denn eine reduzierte Histaminzufuhr kann den Spiegel dieses Gewebshormones absenken und damit die Allergiebereitschaft reduzieren. Einige Pollenallergiker haben damit positive Erfahrungen in der Allergiesaison gemacht oder in Phasen mit vermehrten Asthmaanfällen beziehungsweise Hauterscheinungen. Als Test sollten Sie Histamin für drei bis vier Wochen in Ihrer Nahrung deutlich reduzieren. Begleitend ist eine Darmsanierung wie auf den Seiten 119 bis 121 beschrieben sinnvoll.

Besonders histaminreiche Lebensmittel sind:

- Rotwein
- stark gereifter Käse
- roher Schinken, Salami und andere Würste
- Thunfisch, Hering, Sardinen und Meeresfrüchte
- Sauerkraut
- Tomaten, vor allem als Soße
- Aubergine
- Spinat
- Erdbeeren
- hefereiche Lebensmittel (Hefezopf, Pizza)
- Walnüsse
- echter Kakao, dunkle Schokolade

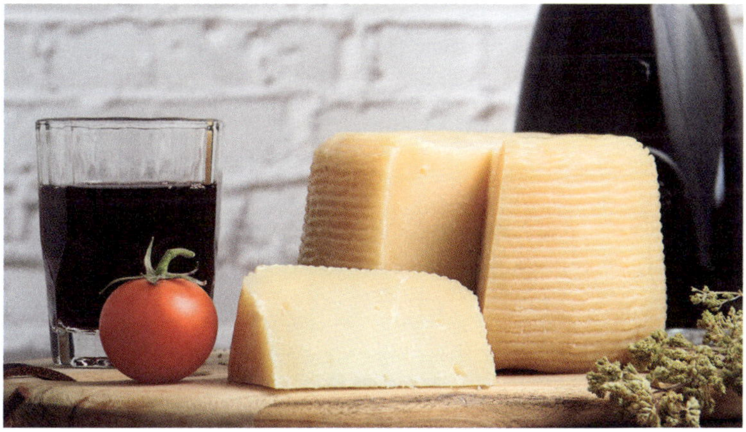

Gereifter Käse, Tomaten und Rotwein sind besonders histaminreiche Lebensmittel.

Heilfasten zur Ausleitung – eine Heilweise mit jahrtausendealter Tradition

Fasten – also der zeitweise Verzicht auf feste Nahrungsmittel – kommt in jahrtausendelanger Tradition in den meisten Kulturen der Erde vor. Das Heilfasten wurde vor allem vom deutschen Arzt Otto Buchinger in den 1920er-Jahren entwickelt. Dabei wird in der Regel für eine Woche nur flüssige Kost in Form von Säften und Gemüseabkochungen zugeführt, mit einer Kalorienzahl von unter 500 Kilokalorien pro Tag. Vor dem Fastenbeginn sollten drei Entlastungstage mit leichter vegetarischer Kost absolviert werden. Während des Fastens wird der Darm mit Glauber- oder Passagesalz sowie mit Einläufen gereinigt. Das Fastenbrechen erfolgt in der Regel mit einem gedünsteten Apfel oder einer Kartoffel. Anschließend ist ein Kostaufbau sinnvoll, woran eine gesunde vegetabile Ernährungsform anschließen sollte. Hilfe finden Sie bei verschiedenen Fastenratgebern (zum Beispiel unter dem Stichwort »Saftfasten nach Buchinger«).

Für Allergiker ist die Reinigung und Entlastung des Darmes während des Fastens wichtig. Zudem reguliert der Verzicht auf Nahrungsmittel Entzündungsreaktionen herunter. Heilfasten eignet sich ideal zum Start einer ganzheitlichen Allergiebehandlung, vor einer Ernährungsumstellung oder zu Beginn der Allergiesaison.

Nebenwirkungen des Fastens können vor allem Kreislaufbeschwerden, Kopfschmerzen, emotionale Fastenkrisen, Frieren, Hautausschläge und Mundgeruch sein. Bei diesen Beschwerden hilft es, auf eine ausreichende Trinkmenge zu achten sowie Wärme und Basencitrate zuzuführen.

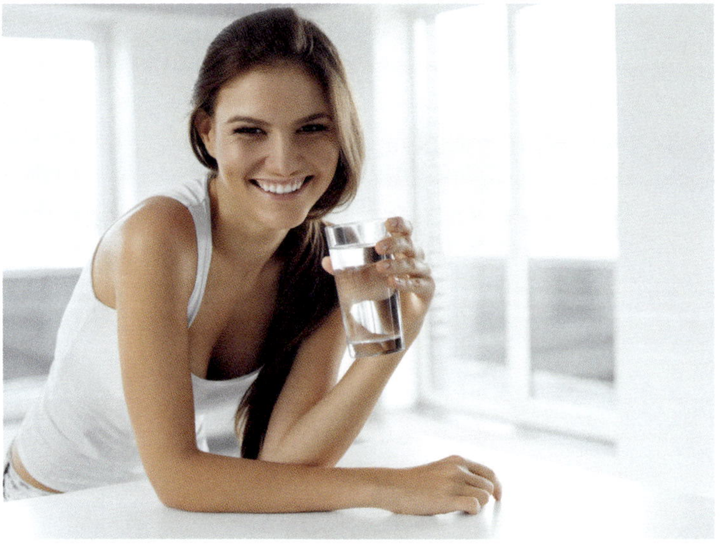

Heilfasten ist der bewusste Verzicht auf feste Nahrungsmittel für eine begrenzte Zeit. Dadurch kommt es zu einer Regulation des Verdauungsapparates und des Immunsystems.

Praktische Durchführung des Heilfastens

DREI ENTLASTUNGSTAGE

Verzehren Sie vor Beginn der eigentlichen Fastenkur für drei Tage eine leichte vegetarische Kost ohne Genussmittel und ohne Zucker, möglichst auch ohne Mehl.

1. Tag: Morgens oder spätestens mittags ist das Abführen angesagt. Geben Sie dazu zwei Esslöffel Glaubersalz in ein Glas lauwarmes Wasser und trinken Sie es in kleinen Schlucken abwechselnd mit etwas Zitronensaft. Nach zwei bis drei Stunden erwartet Sie eine starke Abführwirkung. Der Appetit schwindet.

Beachten Sie unbedingt die Trinkmenge von zwei bis drei Litern am Tag!

1. BIS 7. TAG: FASTENVERPFLEGUNG

Morgens löffeln Sie 100 Milliliter Obstsaft oder Haferabkochung und trinken dazu Kräutertee ohne Zucker.

Mittags genießen Sie achtsam ein bis zwei Teller Gemüseabkochung (also Gemüse in Wasser kochen und dann nur die Flüssigkeit verwenden ohne Einlage) – alternativ Gemüsebrühe aus dem Reformhaus ohne Salz oder angewärmten Tomatensaft. Dazu gibt es 100 Milliliter Gemüsesaft.

Abends können Sie dann noch mal ein bis zwei Teller Gemüseabkochung und 100 Milliliter Gemüse- oder Obstsaft zu sich nehmen.

Zwischendurch trinken Sie insgesamt mindestens zwei Liter Flüssigkeit (zweieinhalb bis drei Liter für Übergewichtige) aus Wasser und Kräutertees ohne Zucker. Hilfreich sind auch spezielle Fastentees.

Täglich: Nach den »Mahlzeiten« legen Sie am besten heiße Kompressen oder eine Wärmflasche auf die Leber (rechter Oberbauch) zur Verbesserung des Entgiftungsprozesses.

Jeden zweiten Tag morgens ist ein Einlauf mit lauwarmem Wasser erforderlich, um den Darm zu reinigen und kein Hungergefühl aufkommen zu lassen. Dazu benötigen Sie je einen Flüssigkeitsbeutel, ein Darmrohr oder Irrigator sowie Vaseline als Gleitmittel (alles erhältlich in der Apotheke). Sie füllen den Beutel mit lauwarmem Wasser, schließen das Darmrohr an, reiben das Ende mit Vaseline ein und führen es sich in den After ein. Dann drücken Sie langsam die Flüssigkeit vollständig in den Darm und entfernen anschließend langsam das Darmrohr. Halten Sie ein und drehen Sie sich langsam auf den Rücken und anschließend auf die rechte Seite. Versuchen Sie, so lange wie möglich einzuhalten. Dann entleeren Sie sich in die Toilette. Am besten führen Sie die ganze Prozedur im Badezimmer durch.

Während des Fastens sollten Sie auf folgende Dinge verzichten:

- feste Speisen
- Genussmittel wie Alkohol, Rauchen, Kaffee und Schwarztee
- Reizüberflutung durch Fernsehen, Radio, Handy und E-Mails
- intensiven Sport

Empfehlenswert sind:

- leichte Bewegung (angepasst an das vorausgegangene Trainingsniveau)
- täglich Entspannungsübungen und Meditation
- ausreichend Schlaf und Ruhephasen
- ruhige und bedächtige »Mahlzeiten«

1. AUFBAUTAG:

Morgens gibt es zum Fastenbrechen einen Apfel, am besten gedünstet, alternativ eine Folienkartoffel.

Mittags könnte eine dicke Kartoffel-Gemüse-Suppe ohne Salz auf den Tisch kommen.

Abends sind 40 Gramm Vollkornreis mit 150 Gramm gedünstetem Brokkoli oder anderem Gemüse (mit Kräutern, aber ohne Salz) empfehlenswert.

2. AUFBAUTAG:

Morgens sollten Sie zwei Trockenpflaumen zum Stuhlregulieren zu sich nehmen, einen kleinen Joghurt oder Quark mit Haferflocken und einen Apfel (oder anderes Obst).

Mittags könnten 40 Gramm Vollkornreis mit zwei gedünsteten Tomaten oder anderem Gemüse (mit wenig Salz) sowie ein kleiner Salat auf dem Speiseplan stehen.

Abends würden Ihnen 150 Gramm Pellkartoffeln mit 200 Gramm gedünsteten Möhren (ohne Fett) gut bekommen, alternativ Vollkorn-Knäckebrot mit Frischkäse oder vegetarischem Brotaufstrich.

AB DEM 3. AUFBAUTAG:

Leichte Vollwertkost. Das heißt:

- mehr Gemüse und Obst (mindestens fünf Portionen am Tag)
- weniger tierische Lebensmittel
- Fisch ein- bis zweimal pro Woche
- eine Rohkostportion täglich

Funktionelle Medizin – weniger allergisch durch Vitamine, Mineralien und natürliche Hormone

Die Funktionelle Medizin ist ein ganzheitliches Behandlungskonzept, das in den 1990er-Jahren in den Vereinigten Staaten entstanden ist. Ziel ist es, die Ursache der Symptome zu finden. Dafür wird vor allem geschaut, welche biochemischen und physiologischen Vorgänge im Organismus gestört sind. Diese werden vor allem im Bereich des Zellstoffwechsels, des Immunsystems, des Verdauungsapparates und der Hormone gefunden. Die Behandlung soll den gestörten Vorgang wiederherstellen. Dazu werden in der Regel hoch dosierte Vitamine, Mineralien, Vitalstoffe oder bioidentische Hormone eingenommen. Es handelt sich sozusagen um eine angewandte Biochemie und Physiologie.

Histaminabbau fördern durch Vitalstoffe

Das Gewebshormon Histamin ist ein wichtiger Promotor der allergischen Reaktion. Deshalb ist bei Allergikern die Förderung des Histaminabbaus wichtig. Dies geschieht in den Schleimhäuten und im Gewebe vor allem über die Diaminoxidase (DAO), eines der zwei wichtigen histaminabbauenden Enzyme. Die DAO braucht ausreichend Kupfer, Vitamin C und B6, um gut arbeiten zu können. Vitamin C kann in den meisten Fällen auch längerfristig eingenommen werden. Vitamin B6 sollte aufgrund des Risikos von Nervenreizungen bei Überdosierung nur kurzfristig Anwendung finden. Kupfer sollten Sie nur bei nachgewiesenem Mangel ergänzen, weil es verschiedene Nebenwirkungen bei zu hoher Dosis verursachen kann.

Natürliche Entzündungshemmung

Ein wichtiger Faktor zur Allergieentstehung ist oxidativer Stress. Aus Sauerstoff entstehen Sauerstoffradikale, denen ein Elektron fehlt. Das sind sehr aggressive Verbindungen, die einem anderen Stoff ein Elektron entreißen möchten. Wenn sie mit einem weiteren Atom oder Molekül reagieren, entsteht dabei ein neues freies Radikal. Es setzt sich eine Kettenreaktion in Gang, die immer mehr freie Radikale im Körper erzeugt. Wir nennen dies oxidativen Stress. Dieser löst eine *silent inflammation* aus – eine unterschwellige Entzündung. Ein Zusammenhang mit Krebs, Herz-Kreislauf- und Autoimmun-Erkrankungen sowie dem (vorzeitigen) Alterungsprozess wird angenommen. Gerade beim Asthma ist nachgewiesen, dass oxidativer Stress zum einen zur Überempfindlichkeit der Schleimhaut gegenüber Allergenen wie Pollen führt, zum anderen jedoch auch eine Entzündungsreaktion auslöst, die letztendlich die Bronchien schädigt.[41]

Substanzen, die auf natürliche Weise freie Radikale abfangen und damit oxidativen Stress beseitigen können, sind die sogenannten Antioxidantien. Dazu gehören die Vitamine A, C und E sowie Carotinoide (Vitamin-A-Vorstufen), *Anthocyane* und *Flavonoide*, aber auch die schwefelhaltige Verbindung *Glutathion*.

Flavonoide und Anthocyane kommen als heilsame Stoffe in vielen Pflanzen vor. Zu nennen sind vor allem rote Beeren, Äpfel, Granatapfel, Zwiebeln, Tee, Kaffee, Kakao und Rotwein. In einer Fall-Kontroll-Studie konnten bei vermehrtem Verzehr flavonoidhaltiger Nahrungsmittel positive Auswirkungen auf die Asthmasymptomatik festgestellt werden.[42] Das stärkste antiallergische Flavonoid ist *Quercetin*. Es wird unten (auf Seite 125) genauer beschrieben.

Glutathion ist ein schwefelhaltiges Eiweiß, das im Organismus wichtige Aufgaben bei der Entgiftung und bei der Beseitigung von oxidativem Stress erfüllt. Auch dieser bedeutende Vitalstoff wird weiter unten (auf Seite 126) noch ausführlich erwähnt.

Die Balance zwischen Th1- und Th2-Immunabwehr wiederherstellen

Der Kontakt unseres Körpers mit einem Fremdstoff, einem sogenannten Antigen, wird in den Grenzflächen durch dendritische Immunzellen erkannt, die mit ihren ästchenartigen Ausläufern durch die Häute hindurchgreifen können. Packen sie ein solches Antigen, bringen sie es in den Körper und zeigen es den anderen Immunzellen. Das nennt man Antigen-Präsentation.

Die meisten Antigene haben eine Tendenz, welcher Gruppe von Immunzellen sie präsentiert werden. Als zwei wichtige Gruppen sind die Th1- und Th2-Zellen zu nennen. Beides sind sogenannte T-Helferzellen (Th), also Abwehrzellen, die aus der Thymusdrüse stammen und eine helfende und regulierende Funktion besitzen.

Wie Sie im ersten Kapitel erfahren haben, sind die Th1-Zellen (T-Helfezellen Typ 1) für die Abwehr von mit Viren oder Tumorgenen befallenen Zellen zuständig. Sie aktivieren über ihren Hauptbotenstoff *Interferon-Gamma* vor allem Fresszellen, die veränderte Körperzellen angreifen.

Die Th2-Zellen sind für die Abwehr von größeren Parasiten zuständig, die von Antikörpern markiert und von Mastzellen, Eosinophilen und Basophilen beschossen werden müssen. Deshalb werden diese Zelltypen und die Produktion von Antikörpern, vor allem vom IgE-Typ, durch den Botenstoff *Interleukin-4* der Th2-Zellen angeregt. Wenn das präsentierte Antigen allerdings kein Stück von einem Parasiten, sondern nur eine harmlose Polle ist, kurbeln die Th2-Zellen eine sinnlose allergische Reaktion an. Geschieht dies wiederholt, spricht man von einer Th2-Dominanz. Leider wird dadurch die Th1-Antwort des Immunsystems geschwächt und es kann sogar zu einer Immunschwäche für bakterielle und virale Infekte oder womöglich auch in der Krebsabwehr kommen.

Als Behandlung macht dann die Gabe von Substanzen Sinn, die hemmend auf die Th2-Antwort und fördernd auf die Th1-Zellen wirken. Dazu gehören Vitalpilze (zum Beispiel *Maitake*), Purpurner Sonnenhut *(Echinacea)*, Zitronenmelisse, Astragalus (Tragant), Süßholzwurzel, Selen, Zink und Glutathion. Außerdem ist das männliche Geschlechtshormon Testosteron förderlich. Ein Hormonmangel entsteht häufig in den Wechseljahren der Frau oder eher schleichend beim alternden Mann beziehungsweise bei jungen Männern mit starker Zivilisationsbelastung aus Handystrahlung, Sitzwärme, Stress und Weichmachern. Östrogene (weibliche Geschlechtshormone) wirken dagegen Th2-fördernd, ebenso wie sogenannte *Xenoöstrogene* (Fremd-Östrogene). Diese kommen in Plastikprodukten, Seifen, Cremes und Reinigungsmitteln als *Bisphenol A (BPA)* und *Phthalat* vor sowie in Körperpflegeprodukten als *Parabene*. Benutzen Sie also natürliche Pflegeprodukte aus natürlichen Rohstoffen wie Zuckertensiden! Damit tun Sie sich etwas Gutes und schützen gleichzeitig die Umwelt. Vermeiden Sie generell Plastik – auch Plastikverpackungen um Ihre Speisen!

Wenn Sie nur unter einer Allergie leiden, womöglich noch eine Infektanfälligkeit haben und sonst gesund sind, können Sie die Th2-Bremse aktivieren mit ein paar der genannten Substanzen. Wenn Sie aber mehrere Erkrankungen erworben haben, vor allem wenn es sich um Autoimmunerkrankungen (auch Hashimoto) handelt, ist die Situation viel komplexer. Dann sollten Sie ohne fachkundige Beratung und Messung der Th1/Th2-Balance im Blut keine immunregulierende Behandlung starten.

Vitamin C – der Entzündungshemmer

Vitamin C *(Ascorbinsäure)* kann von fast allen Säugetieren selbst hergestellt werden – außer von Meerschweinchen, Affen und Menschen. Für uns ist die Zufuhr über die Nahrung essenziell. Bei einem schweren Vitaminmangel entsteht die Krankheit Skorbut, die vor allem bei den alten Seefahrern gefürchtet war. Zu Beginn treten Zahnfleischbluten und Mundfäule auf, bei anhaltendem Mangel durch fehlende Obst- und Gemüsezufuhr kann die Erkrankung zum Tode führen. Ein leichter Vitamin-C-Mangel tritt häufig bei schweren Krankheiten, bei ungesunder Ernährungsweise oder durch vitaminverarmte Lebensmittel aufgrund der industriellen Anbaumethoden, der langen Lagerung und der weiteren Verarbeitung auf. Das macht sich in der Regel durch eine Entzündungsneigung, Infektanfälligkeit und Störungen im Bindegewebe, vor allem bezüglich der Wundheilung, bemerkbar. Vitamin C ist in Obst und Gemüse enthalten. Circa 30 Prozent der Deutschen erreichen jedoch nicht die geforderte Mindestaufnahme von Vitamin C mit der Nahrung gemäß der Nationalen Verzehrsstudie.[43]

Für den Allergiker ist Vitamin C sehr wichtig, denn es senkt den Histaminspiegel im Blut, indem es zum einen die Neubildung von Histamin aus der Aminosäure Histidin hemmt und zum anderen seinen Abbau fördert. Außerdem wird die Freisetzung von Histamin aus den Mastzellen reduziert. Es wirkt also als Mastzellen-Stabilisator.

Die wichtigste Aufgabe von Vitamin C ist die Antioxidation. In unserem normalen Stoffwechsel und speziell bei stärkerer körperlicher, geistiger oder emotionaler Belastung (Stress) sowie nach Operationen, Erkrankungen und Entzündungen fallen vermehrt freie Radikale an, die in einer entzündlichen Kettenreaktion andere Substanzen in unserem Organismus angreifen. Vitamin C ist ein wichtiger »Kettenbrecher« bei dieser Reaktion des oxidativen Stresses.

Die Einnahme von Vitamin C ist relativ unproblematisch, weil Überdosierungen über den Darm als Durchfall sowie über die Niere im Urin ausgeschieden werden. Höhere Vitamin-C Dosierungen sind bei Neigung zu Nierensteinen und bei Eisenspeicher-Krankheiten allerdings zu meiden. Typische Dosierungen bei der Behandlung von allergischen Krankheitsbildern sind 500 bis 2000 Milligramm täglich.[44] Bei einer längerfristigen Einnahme kontaktieren Sie bitte Ihren Arzt.

Quercetin – volle antiallergische Kraft

Quercetin gehört zur Gruppe der Flavonoide, das sind gesundheitsfördernde Pflanzenstoffe. Zwiebeln, Knoblauch, Kapern, Beeren und Äpfel sind reich an diesem vielversprechenden Mittel der Funktionellen Medizin gegen Heuschnupfen und Asthma.

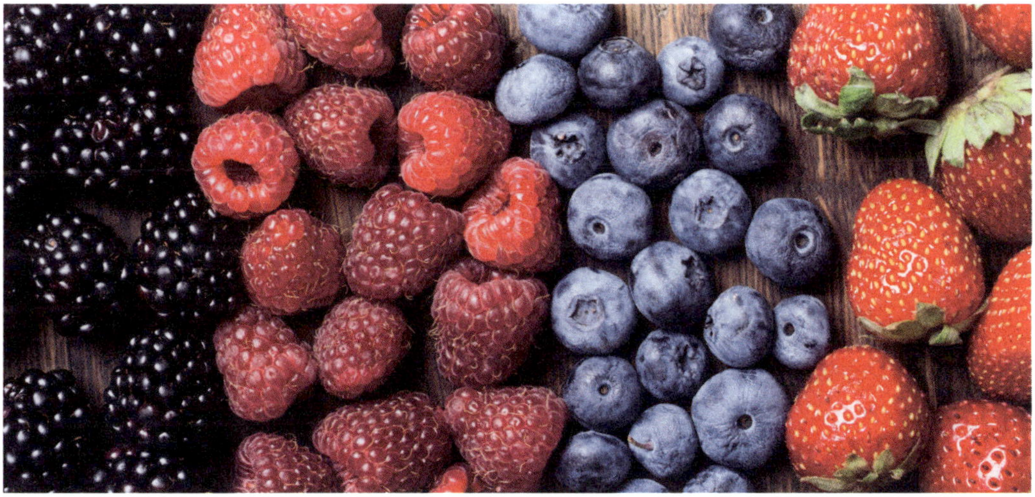

Beeren enthalten besonders viel Quercetin – ein Pflanzenstoff, der stark antiallergisch wirkt.

Quercetin hemmt die Freisetzung von Histamin und anderen entzündungsfördernden Stoffen. Es reguliert die Th1/Th2-Balance des Immunsystems und senkt die Produktion der allergietypischen IgE-Antikörper ab, die zum Beispiel gegen Pollen gerichtet sein können.[45] Als Nahrungsergänzung können 500 Milligramm Quercetin täglich zugeführt werden.

Glutathion – der Entgifter

Glutathion ist ein schwefelhaltiges Eiweiß. Es spielt eine besondere Rolle bei der Entgiftung in der Leber und hilft dabei, Schadstoffe aus dem Körper zu eliminieren. Wichtig ist auch seine Wirkung als sehr starkes Antioxidans. Es kann nicht nur die Vitamine C und E regenerieren, sondern auch selbst schädliche freie Radikale abfangen und damit Entzündungen eindämmen. Bei Allergien ist Glutathion sinnvoll, weil es zudem die Th2-Antwort eindämmen, also das Immunsystem weg von einer allergischen Aktivität führen kann. Speziell beim Asthma hat sich die Supplementierung von Glutathion 200 bis 500 Milligramm täglich bewährt.

Vitamin D macht tolerant

Vitamin D entsteht in unserer Haut aus dort befindlichen Vorstufen. Dies passiert nur bei ausreichender Sonnenbestrahlung. Eigentlich ist Vitamin D kein Vitamin, sondern ein Hormon. Im Körper ist es nicht nur wichtig für starke Knochen, sondern gerade auch für ein gut funktionierendes Immunsystem und eine stabile Barriere von Haut und Schleimhaut. Es bewirkt die Bildung von antimikrobiellen Substanzen (»innere Antibiotika«). Vitamin D kann zwar das allergiefördernde Th2-abhängige Immunsystem stärken, aber gleichzeitig regt es die Toleranzentwicklung gegenüber Fremdeiweißen (Antigenen) durch die Aktivierung sogenannter regulatorischer T-Abwehrzellen (Treg) und die Inaktivierung von dendritischen Zellen an, die dadurch weniger Antigene präsentieren und das Immunsystem weniger aggressiv machen.[46] Vitamin D bewirkt also, dass der harmlose Pollen die Abwehrkräfte nicht mehr in Alarmbereitschaft setzt.

Zudem ist allgemein anerkannt, dass ein Vitamin-D-Mangel in der Schwangerschaft und Kindheit zu einem bis zu fünffach erhöhten Allergie- und Asthmarisiko führt.[47] Trotzdem erfolgt in dieser Zeit meist nur eine sehr niedrige Ergänzung mit Vitamin D. Die Zielwerte sind umstritten. Ich halte im Blut gemessene Werte von 40 bis 60 Nanogramm pro Milliliter für sinnvoll. Dazu sind in Deutschland meistens hohe Vitamin-D-Dosierungen vor allem in der Winterjahreshälfte wegen der nur geringen Sonneneinstrahlung erforderlich. Dies sollte unter ärztlicher Kontrolle mit regelmäßigen Messungen im Blut erfolgen. Vitamin-D-Einnahmen von 1000 bis 3000 IE (internationale Einheiten) pro Tag im Winter sind in den meisten Fällen unbedenklich, erreichen aber gelegentlich dennoch nicht den antiallergischen Zielbereich. Da Vitamin D ein Fett ist, sollte es zur optimalen Aufnahme im Magen-Darm-Trakt mit einer Hauptmahlzeit eingenommen werden.

Zink für das Immunsystem und für die Zellregeneration

Zink ist ein Mineral, das wichtig für verschiedene Vorgänge in den Zellen ist. Es wirkt vor allem immunstärkend, virenabtötend und wundheilend. Das Mineral reguliert das Gleichgewicht zwischen der Th1- und der Th2-Antwort des Immunsystems.[48] Wichtig ist Zink in unserem Zusammenhang außerdem für die Regeneration der Darmschleimhaut und für das Abheilen von Hautentzündungen, zum Beispiel bei Neurodermitis.

Typische Symptome eines Zinkmangels sind weiße Flecken oder Rillen in den Nägeln, Haarausfall, Hautveränderungen und Infektanfälligkeit. Am besten lässt sich der Zinkspiegel im Vollblut, also in den Speichern der Zellen, messen. Aber auch ohne vorliegende Blutwerte kann vor allem bei Darm- oder Hautproblematik eine versuchsweise Ergänzung von 15 bis 25 Milligramm Zink täglich – unabhängig von einer Mahlzeit – für vier bis sechs Wochen sinnvoll sein.

Magnesium entspannt die Bronchien

Magnesium ist ein Mineral, das unserem Körper unbedingt zugeführt werden muss. Es ist in grünem Blattgemüse, Nüssen, Hülsenfrüchten und Vollkornprodukten enthalten. Leider erreicht gemäß der Nationalen Verzehrsstudie über ein Viertel der Deutschen nicht die empfohlene Tagesmenge.[49]

Magnesium hat vor allem eine muskelentspannende und beruhigende Wirkung. Dies kann Asthma-Patienten mit Verkrampfungen der Bronchialmuskulatur zu Gute kommen. Eine Dosierung von Magnesiumcitrat von 300 bis 400 Milligramm kann versucht werden. Vorsicht ist bei Nierenerkrankungen geboten. Magnesium kann zudem blutdrucksenkend und abführend wirken.

Biotin – das Haut- und Haar-Vitamin

Biotin ist der übliche Name für Vitamin B7. Eine andere Bezeichnung lautet Vitamin H wie Haut und Haare, weil es für diesen Bereich eine besondere Wirksamkeit entfaltet. Aber Biotin ist auch bedeutsam für unseren Stoffwechsel. Es kommt in verschiedenen Nahrungsmitteln vor, vor allem in Leber, Eigelb, Hefe, Fisch, Käse, Avocado, Beeren, Blumenkohl, Pilzen und Vollkornprodukten.

Bei Neurodermitis – ebenso wie bei anderen Hauterkrankungen – würde ich einen hochnormalen Biotinspiegel im Blut anstreben. Da man dieses Vitamin kaum überdosieren kann, ist ein Therapieversuch mit fünf Milligramm täglich über zwei Monate auch ohne eine Messung im Labor möglich.

Wichtig zu beachten ist jedoch, dass Biotin die Laborwerte verfälschen kann, weswegen es ein bis zwei Tage vor einer Blutabnahme abzusetzen ist.

Omega-3 – gutes Fett gegen Entzündung

Omega-3-Fettsäuren sind mehrfach ungesättigte Fette, die – im Gegensatz zu den gesättigten Fetten aus Fleisch und Fast Food – entzündungshemmend wirken. Die pflanzliche *Alpha-Linolensäure* kommt vor allem in Leinsamen, im Lein-, Perilla-, Hanf- und Rapsöl vor. Leider kann sie nur zu circa fünf Prozent in die für den Menschen besonders wichtigen Omega-3-Fette namens *Eicosapentaensäure (EPA)* und *Docosahexaensäure (DHA)* umgewandelt werden. Diese findet man natürlicherweise im Fisch- und Algenöl.

Omega-3-Fette können verschiedene Faktoren der allergischen Reaktion positiv beeinflussen. Es werden die allergiefördernden eosinophilen Entzündungszellen eingedämmt, Entzündungsbotenstoffe gebremst, die Bronchialschleimbildung gemindert und die Überempfindlichkeit der Bronchien auf äußere Reize herunterreguliert.[50]

Natürlicherweise kommt Omega-3 in fettem Seefisch – vor allem Makrele, Kaviar, Sardine, Hering und Lachs – vor. Für eine effektive Entzündungshemmung sind mindestens zwei Gramm EPA/DHA erforderlich. Achtung: In einem Gramm Fischöl sind meistens nur 300 Milligramm EPA/DHA enthalten! Eine effektive Ergänzung ist Omega-3 aus Fischöl- oder Algenölkapseln. (Produktvorschläge finden Sie im Anhang auf Seite 171).

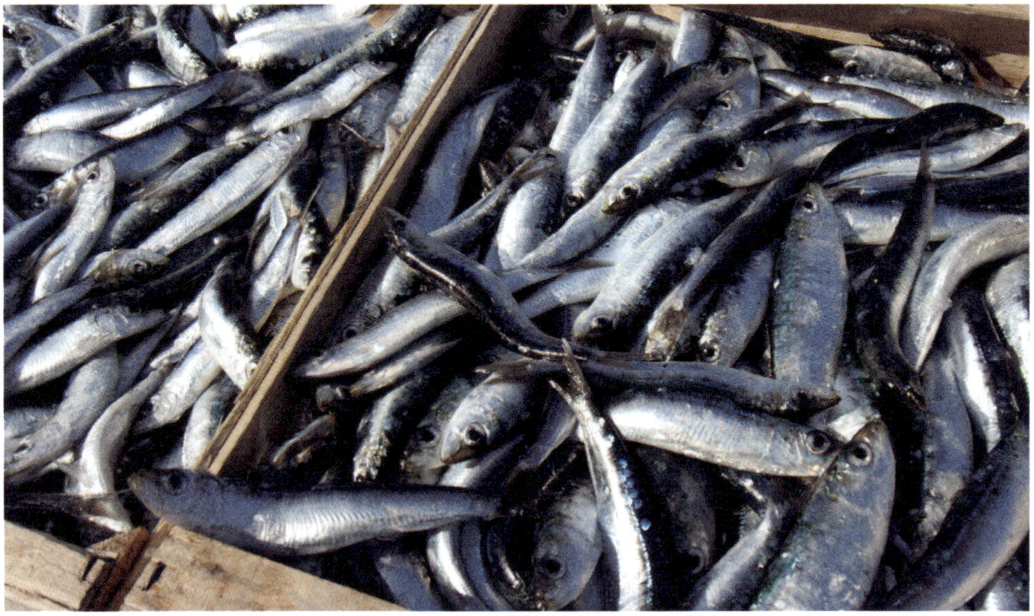

Fisch ist eine wichtige Quelle für Omega-3-Fettsäuren. Leider ist aus ökologischen und toxikologischen Gründen seine Verzehrmenge begrenzt. Neben der Überfischung der Meere schreckt die Belastung mit Schwermetallen wie Quecksilber und Arsen ab.

Weitere positive Wirkungen der Omega-3-Fette sind der Schutz des Herzens und der Blutgefäße, eine Blutdrucksenkung und stimmungsaufhellende Effekte. Nebenwirkungen können der Fischgeschmack und die leicht blutverdünnende Wirkung sein. Bei der Einnahme von Blutverdünnern ist also Vorsicht geboten, ebenso bei einer bekannten Fischallergie.

Östrogen macht allergisch – Progesteron hemmt Histamin

Interessant – vor allem für Frauen – ist der Zusammenhang zwischen den Geschlechtshormonen und der Histaminfreisetzung. Östrogene können eine vermehrte Histaminfreisetzung aus Mastzellen bewirken, während das Gelbkörperhormon Progesteron die Histaminausschüttung hemmt. Dies ist zu berücksichtigen, wenn bei einer Allergikerin oder einer histaminintoleranten Patientin Hormone zum Beispiel wegen Wechseljahresbeschwerden, Regelstörungen oder einer Gelbkörperschwäche ergänzt werden sollen.

In der ganzheitlichen Medizin wird ohnehin davon ausgegangen, dass die Balancierung der beiden weiblichen Hormone sehr wichtig ist. Häufig kommt es durch Zivilisationseinflüsse oder durch die Wechseljahre zu einer Östrogendominanz, die Allergien verschlimmern kann. Dabei überwiegt die Östrogenwirkung im Organismus gegenüber dem Progesteron. Die Geschlechtshormone sind aus dem Gleichgewicht.

Eine Regulation mit bioidentischen Hormonen ist möglich, sollte jedoch nur bei entsprechender Notwendigkeit durch einen erfahrenen Therapeuten erfolgen.

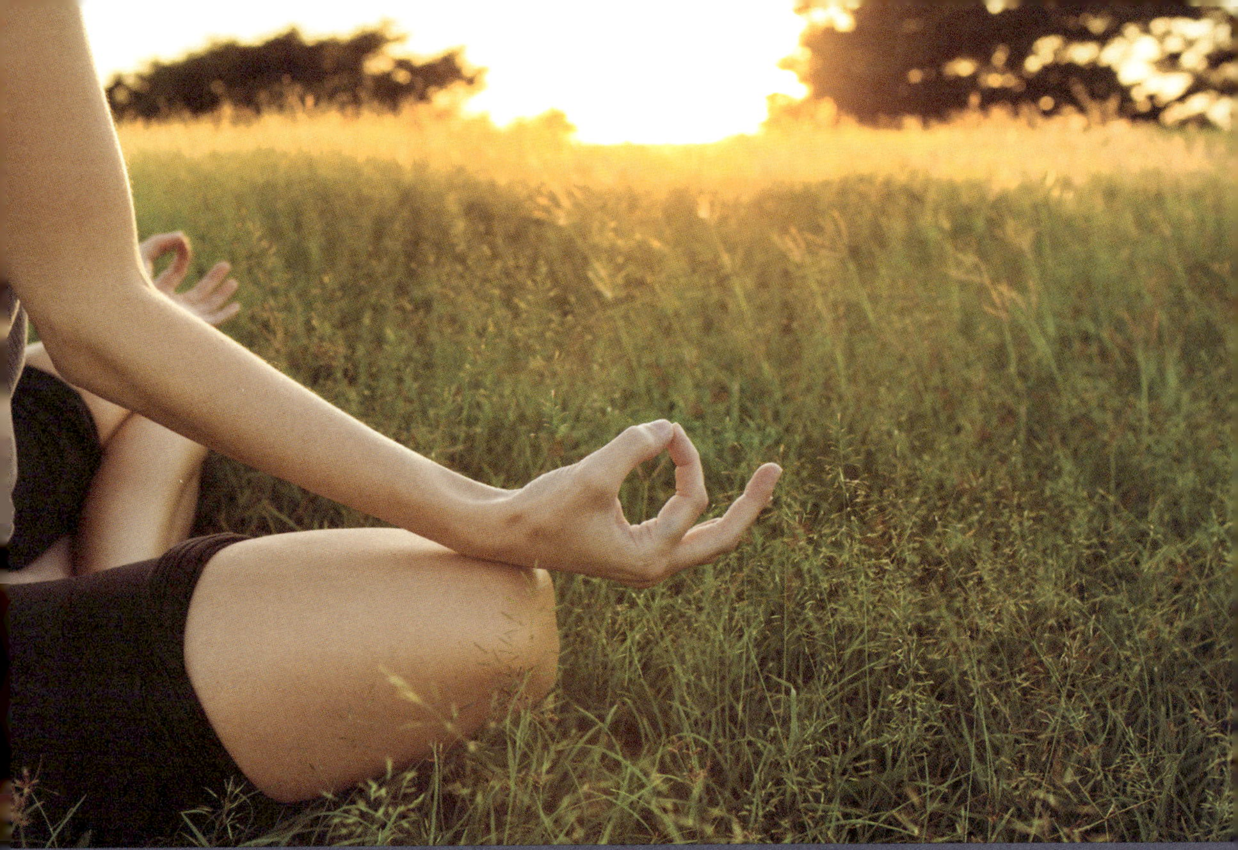

Ein gesunder Lebensstil gegen Allergien

Auf Ihre Lebensweise kommt es an, wie allergisch Sie reagieren. Leider fördert Stress die allergische Reagibilität, aber Entspannungstechniken können diesem Prozess entgegenwirken. Ein paar praktische Übungen, die Sie direkt umsetzen können, werden auf den nachfolgenden Seiten erläutert. Außerdem geht es um Bewegung und saubere Luft, vor allem in Ihrem Zuhause.

Weniger Stress – weniger Allergie

Jeder hat Stress. Aber kann Stress Allergien auslösen oder verschlimmern? Und was ist eigentlich Stress genau?

Stress ist die Antwort des Körpers auf äußere oder innere Stressoren. Diese Stressauslöser können jeweils körperlich und emotional sein. Ein äußerer körperlicher Stressor ist zum Beispiel starke Hitze. Ein äußerer emotionaler Stressor könnte zum Beispiel aus Mobbing oder aus einem Partnerschaftskonflikt bestehen. Einen inneren körperlichen Stressor stellt zum Beispiel eine Erkrankung dar. Ein innerer emotionaler Stressor ist zum Beispiel Perfektionismus oder Angst.

Die Antwort des Körpers auf den Stressreiz hat das Ziel, mit dem Stress besser umgehen zu können. Dafür wird zum einen das Stressnervensystem (in der Medizin *Sympathikus* genannt) aktiviert und zum anderen werden Stresshormone wie Adrenalin und Cortisol von der Nebenniere ins Blut ausgeschüttet. Dies führt zu einer Reaktion im ganzen Körper, vor allem zu einer Erhöhung von Puls, Blutdruck und Blutzucker, zur vermehrten Produktion von Magensäure, zur Lähmung der Darmtätigkeit, zur Unterdrückung des Immunsystems, zur Anspannung der Muskulatur und zum Schwitzen.

Eine Stressreaktion ist umso stärker, je weniger man die Idee hat, die Stresssituation beherrschen oder damit umgehen zu können. Denn der Gedanke, dem Stress machtlos ausgesetzt zu sein, bewirkt bloß ein noch stärkeres Stressempfinden – ein wahrer Teufelskreis.

Deshalb sind stressregulierende Techniken wie Entspannungsverfahren wichtig für die Gesunderhaltung und Therapie in unserer stressreichen zivilisatorischen Umgebung.

Zusammenhang von Stress, chronischem Cortisolmangel, Immunfehlregulation und Allergieneigung

Schon seit vielen Jahren gibt es den Begriff der Psychoneuroimmunologie, also dem Zusammenwirken von Psyche, Nerven- und Immunsystem. Inzwischen ist klar, dass die Aktivierung des Stressnervensystems und die Ausschüttung der Stresshormone zu einer Aktivierung der Th2-Achse des Immunsystems und zu einer Hemmung der Th1-Abwehr führen. Es wird also eine allergische Entzündung gefördert (Th2) und eine Immunantwort gegen virale Infektionen geschwächt (Th1), was sich als Infektanfälligkeit bemerkbar machen kann. Stress setzt zudem vermehrt das Allergiehormon Histamin aus den Mastzellen frei, reizt die Bronchialschleimhaut und verkrampft die Muskeln um die Bronchien.[51]

Weitere Studien zeigen sogar, dass anhaltender mütterlicher Stress vor und nach der Geburt zu einer erhöhten allergischen Bereitschaft des Kindes führen kann.[52] Es gibt auch Ergebnisse, dass Jugendliche und Erwachsene nach stressreichen Lebensphasen vermehrt unter Heuschnupfen und Asthma leiden[53] und dass das Gegenmittel gegen Stress, nämlich Entspannungsverfahren, aber auch klassische Musik, Lachen und Küssen, die allergische Antwort der Immunzellen reduzieren kann.[54] Besonders deutlich stellt dies eine aktuelle Fall-Kontroll-Studie aus China dar.[55] Wer zuletzt ein bis zwei Stressereignisse zu verbuchen hatte, musste mit einem um 65 Prozent höheren Allergierisiko rechnen – im Gegensatz zu Personen ohne aktuellen Stress. Bei Personen mit mehr als drei Stresssituationen erhöhte sich das Allergierisiko sogar auf das Dreifache. Als Stresssituationen wurden hier unter anderem Todesfälle, Streit in der Familie, Trennungen, Überarbeitung im Beruf, Jobverlust und ökonomische Notlagen genannt. Gestresste Personen konnten das Risiko für allergische Reaktionen um 30 bis 50 Prozent reduzieren durch Entspannungstechniken, aber auch durch positive Gedanken und ausreichend Schlaf.

In der Naturheilkunde gehen wir zusätzlich davon aus, dass lang anhaltender chronischer Stress zu einer Schwächung der Nebenniere – unserer Stresshormondrüse – führt und dann im Rahmen dieser *funktionellen Nebennierenschwäche* weniger Cortisol gebildet wird. Dies kann man im Speichel messen. Dieser relative Mangel an Cortisol kann nicht nur zum Burn-out führen,[56] sondern auch über eine vermehrte Histaminwirkung zu einer Allergie. Denn Cortisol ist ja bekannterweise ein Gegenspieler zu Histamin.

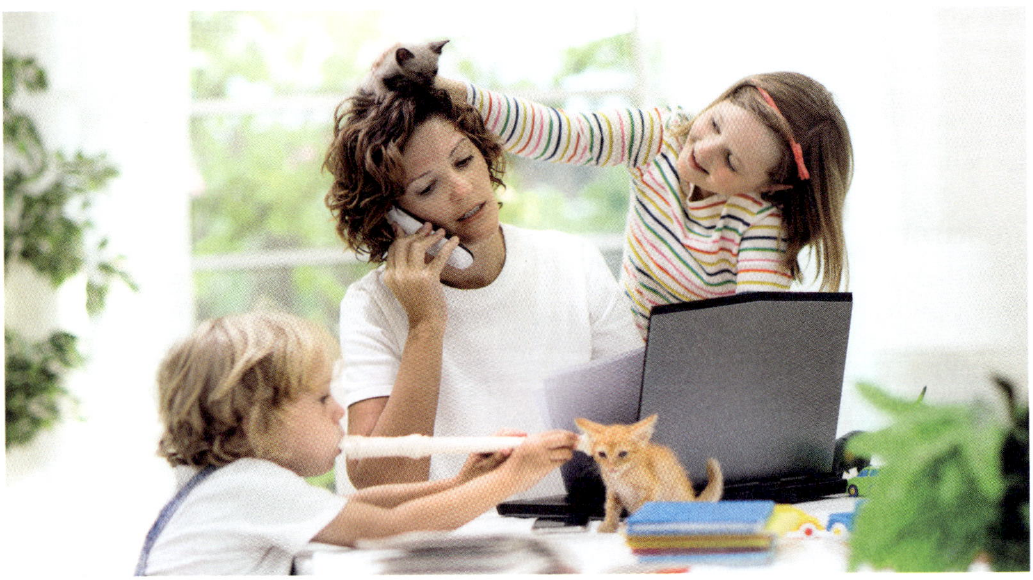

Chronischer Stress fördert allergische Reaktionen in unserem Organismus.

Doch nicht nur Stress hat einen negativen Einfluss auf die allergische Immunantwort, auch die allergischen Erkrankungen können mehr Stress verursachen.[57] Ein Teufelskreis beginnt. Die nun folgenden Maßnahmen sollen Ihnen helfen, aus dem Teufelskreis wieder herauszukommen.

Mögliche Entspannungsverfahren

Entspannungsverfahren lösen in uns eine Entspannungsantwort aus. Der Entspannungsnerv Parasympathikus, oder auch Vagus, wird aktiviert. Dies führt zu einem Absinken von Puls und Blutdruck, zum Entspannen der Muskeln und Blutgefäße sowie zu einer Verbesserung der Darmfunktion. Nur wenn diese Regulation einsetzt, wirkt eine Tätigkeit oder ein Nichtstun auch wirklich entspannend. Messbar ist die Aktivität des Parasympathikus und seines Gegenspielers Sympathikus (Stressnerv) im Herzratenvariabilitätstest, kurz HRV, einer Art EKG, das aber speziell die Schwankungen der Pulsschläge statistisch auswertet.

Viele meiner Patienten geben Fernsehen als Entspannungsverfahren an. In den meisten Fällen führt die Sinnesüberreizung durch das TV jedoch zu keiner Entspannungsreaktion.

Von den unspezifischen Tätigkeiten wirken wohl am ehesten das tiefe Durchatmen, Lesen, Hinsetzen mit einer Tasse Kräutertee und das Betrachten von Garten oder Blumen wirklich entspannend. Sinnvoll ist das Erlernen gezielter Entspannungstechniken – nicht nur für Allergiker, sondern im Rahmen der Prävention auch für alle Menschen.

Es gibt eine Vielzahl von Entspannungsverfahren. Dazu gehören vor allem das Achtsamkeitstraining, die Meditation, Atemübungen, das Autogene Training und die Progressive Muskelentspannung nach Jacobson. Entspannungsverfahren mit Bewegung sind Yoga, Qigong, Tai-Chi und Feldenkrais. Auch Autohypnose, kohärentes Atmen, Fantasiereisen und Visualisierungsübungen wie der »Ort der Ruhe und Kraft« sind sehr zu empfehlen.

Achtsamkeitsmeditation – aufmerksam im Hier und Jetzt

Die Achtsamkeit stammt aus der buddhistischen Meditationspraxis. Es geht darum, sich in Aufmerksamkeit zu üben, die sich auf den eigenen Körper, die Gefühle, die Gedanken oder die Umgebung bezieht, ohne das Beobachtete zu bewerten. Sie nehmen mit Ihren Sinnen alles wahr und akzeptieren, wie es ist. Und wenn während der Meditation Gedanken oder Emotionen aufkommen, schauen Sie sich diese an und lassen sie weiterziehen, ohne sie weiter zu verfolgen. Loslassen ist ein wichtiger Aspekt vieler Meditationstechniken. Im Folgenden lernen Sie eine einfache Achtsamkeitsmeditation kennen, die Sie jederzeit selbst durchführen können. Wenn es Ihnen nicht gut gelingen sollte oder Sie diese Technik vertiefen möchten, macht es Sinn, bei Ihnen vor Ort einen Achtsamkeits- oder MBSR-Kurs zu besuchen. *MBSR* steht für *Mindfulness-based Stress Reduction*, also Achtsamkeits-basierte Stressreduktion, ein vom amerikanischen Arzt Jon Kabat-Zinn entwickeltes wertvolles Konzept.

• Achtsame Atembeobachtung •

Setzen Sie sich bequem hin und nehmen Sie sich ein paar Minuten Zeit. Für die ersten Male ist eine ruhige Umgebung hilfreich. Wenn möglich, schließen Sie die Augen. Beobachten Sie als Erstes das Ein- und Ausatmen an Ihren Nasenöffnungen. Versuchen Sie zu spüren, wie sich die Luft beim Einatmen anfühlt und wie beim Ausatmen. Gibt es einen Unterschied bei der Temperatur? Wie weit können Sie den Luftstrom nach innen verfolgen? Spüren Sie vielleicht ein Kitzeln der Nasenhärchen? Beobachten Sie die Atmung in der Nase für eine oder mehrere Minuten. Immer, wenn Sie von Gedanken, Gefühlen oder Geräuschen in Ihrer Umgebung abgelenkt werden, nehmen Sie diese einfach wahr, ohne sie zu bewerten, und richten dann Ihre Aufmerksamkeit wieder auf die Atmung zurück.

Als Nächstes betrachten Sie Ihren Rachen. Beobachten Sie auch hier, wie die Luft beim Einatmen nach unten in Richtung Lunge strömt und beim Ausatmen wieder aus der Lunge über Mund oder Nase austritt. Was passiert mit Ihrem Rachen beziehungsweise mit Ihrer Zunge beim Einatmen und was beim Ausatmen? Wie fühlt sich der Luftstrom im Rachen an? Verweilen Sie auch hier eine oder mehrere Minuten.

Dann lenken Sie die Aufmerksamkeit auf die Luftröhre im Hals. Beobachten Sie, was beim Ein- und beim Ausatmen mit der Luftröhre passiert. Können Sie das Durchströmen der Atemluft spüren? Wie bewegt sich Ihr Hals beim Einatmen und wie beim Ausatmen?

Im Anschluss betrachten Sie Ihre Lunge und Ihren Brustkorb. Was passiert beim Einatmen und was passiert beim Ausatmen? Hebt oder senkt sich der Brustkorb beim Einatmen? Und in welche Richtung? Spüren Sie eine Spannung in den Schultern oder bleiben diese ganz locker? Wie fühlt es sich an, wenn die Luft in die Lunge einströmt? Wie nehmen Sie das Ausströmen der Luft aus dem Brustkorb wahr? Lässt sich die Atmung bis in den Bauch weiterverfolgen? Folgt auf das Einatmen direkt das Ausatmen oder bleibt eine kleine Pause dazwischen? Beobachten Sie die Arbeit Ihrer Lunge noch ein paar Minuten.

Wenden Sie sich nun Ihrem Bauch zu. Bewegt er sich bei der Ein- und bei der Ausatmung? Wenn ja, in welche Richtung? Wie weit können Sie Ihre Atmung noch weiter abwärts spüren? Bis in den Unterbauch, die Leisten, die Oberschenkel? Nehmen Sie diese einfach nur wahr, ganz ohne Wertung. Es geht nur darum, die Atmung zu spüren.

Zum Schluss versuchen Sie, die Atemfluss von der Nasenöffnung bis zum Bauch nachzuverfolgen. Und nach dem Einatmen das Ausatmen. Wie strömt die Luft durch Ihren Körper? Wie fühlt sie sich an den verschiedenen Körperteilen an? Wie bewegt sich Ihr Körper bei der Einatmung und wie bei der Ausatmung?

Nachdem Sie den gesamten Atemprozess ein paar Minuten betrachtet haben, kehren Sie mit Ihrer Aufmerksamkeit in den Raum, in dem Sie sich befinden, zurück. Nehmen Sie noch drei Atemzüge, dann öffnen Sie die Augen und recken und strecken sich ein wenig.

Yoga bei Allergien

Yoga ist eine aus Indien stammende Lehre mit verschiedenen Praktiken, die zur Erleuchtung führen sollen. Im medizinischen Kontext ist die gesundheitsfördernde Wirkung von Yoga für verschiedene Krankheiten inzwischen belegt. Für diesen Bereich sind vor allem Körperübungen *(asana)* und Atempraktiken *(pranayama)* bedeutsam. Das Erlernen von Yogaübungen kann bei allergischen Krankheitsbildern hilfreich sein, weil Stress reduziert, die Atemfunktion verbessert, das Immunsystem reguliert und die Durchblutung gefördert werden.

Im Folgenden finden Sie zwei Atemübungen und eine Körperhaltung, die besonders wichtig für Allergiker sind. Insgesamt macht es jedoch Sinn, Yoga unter Anleitung eines Lehrers in einem Kurs zu erlernen und in einer regelmäßigen eigenen Praxis zu vertiefen.

• Die Wechselatmung •

Für die Wechselatmung *(Nadi Shodhana Pranayama)* nehmen Sie in bequemer Sitzposition die rechte Hand an Ihre Nase, sodass der Daumen neben dem rechten Nasenflügel liegt und der Ringfinger neben dem linken Nasenflügel.

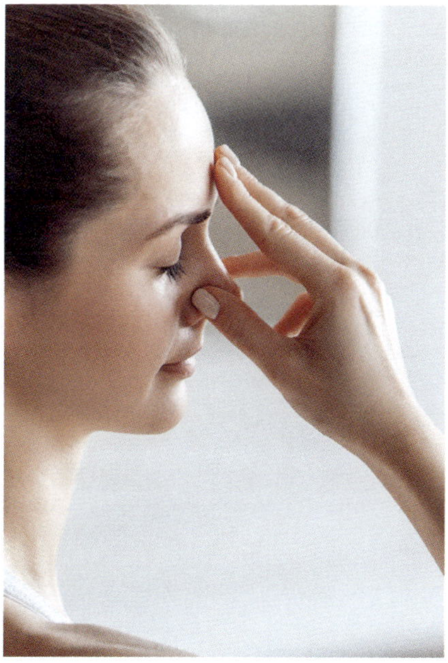

Schließen Sie das rechte Nasenloch mit Ihrem Daumen und atmen Sie durch das linke Nasenloch tief und langsam ein. Dann halten Sie beide Nasenlöcher geschlossen und machen eine kurze Atempause. Anschließend öffnen Sie das linke Nasenloch und atmen sehr langsam aus. Dann wechseln Sie die Seite. Sie atmen durch das linke Nasenloch ein und nach einer kurzen Atempause durch das rechte Nasenloch sehr langsam wieder aus.

Diese Wechselatmung wiederholen Sie mehrere Zyklen lang.

Nadi Shodhana Pranayama *ist die Wechselatmung im Yoga. Durch das Ein- und Ausatmen jeweils durch das eine und das andere Nasenloch kann versucht werden, die Atmung und die Schleimhautfunktion der Atemwege zu verbessern.*

Die lange Ausatmung

Beim *Murccha Pranayama* sitzen oder liegen Sie bequem. Atmen Sie relativ zügig ein, während Sie bis vier zählen. Und atmen Sie dann langsam aus, während Sie bis acht zählen. Danach machen Sie eine kurze Pause mit luftleerer Lunge. Bei den weiteren Atemzyklen atmen Sie immer bis vier ein, versuchen aber, die Ausatmung zunächst auf 12 und dann auf 16 zu verlängern. Denken Sie bitte nach dem Ausatmen an die kurze Pause. Die Übung können Sie mehrere Atemzyklen lang wiederholen.

Die Brücke

Die Brücke *(Setu Bandhasana)* ist eine yogische Körperhaltung mit sanfter Rückbeuge. Legen Sie sich dazu auf den Rücken, am besten auf eine Matte. Die Arme liegen neben dem Körper. Stellen Sie die Füße hüftbreit auf. Drücken Sie die Füße in den Boden und heben Sie das Gesäß und den Rücken von der Matte ab. Schieben Sie die Knie nach vorne, sodass von den Knien bis zu den Schultern eine gleichmäßige Bogenbrücke entsteht. Die Hände können die Knöchel umfassen. Bleiben Sie einige Sekunden in dieser Haltung, während Sie bewusst ein- und ausatmen. Dann rollen Sie Wirbel für Wirbel auf den Boden zurück und beenden die Übung.

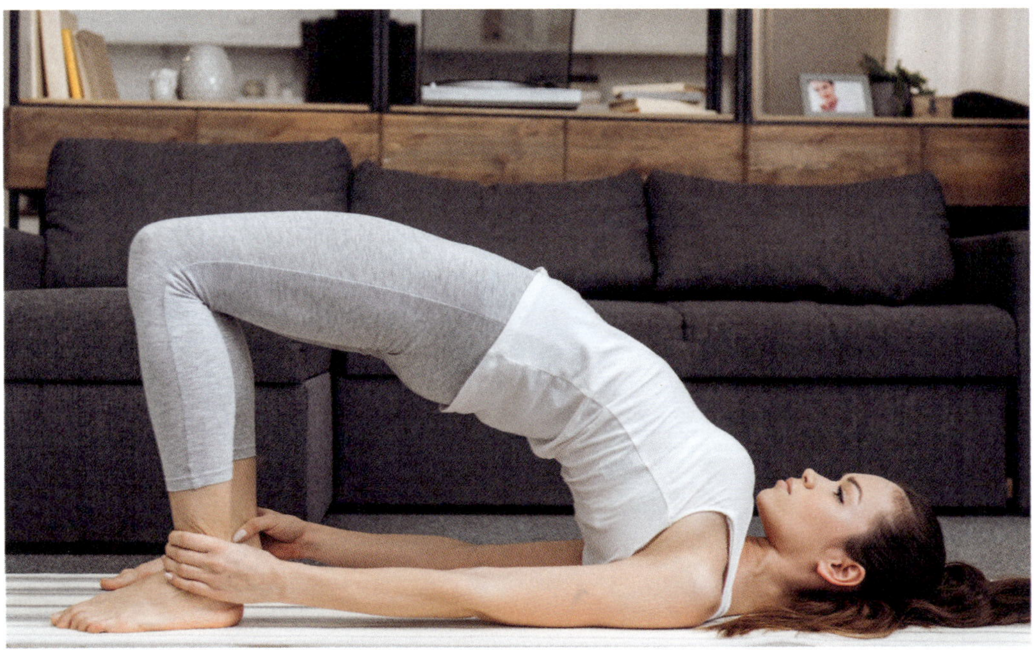

Die Brücke ist eine Yoga-Haltung, die den Brustkorb öffnet und die Atmung verbessert – ideal bei Asthma.

Asthma wegatmen mit der Buteyko-Methode

Für Asthmatiker gibt es noch einen interessanten alternativen Ansatz: eine spezielle Atemtechnik, die von dem russischen Arzt Prof. Buteyko bereits vor Jahrzehnten entwickelt wurde und inzwischen auch in Deutschland angekommen ist.

Dahinter steckt die Idee, dass wir durch chronischen Stress ständig leicht hyperventilieren, also stetig mehr atmen, als wir unbedingt müssen. Dadurch wird Kohlenstoffdioxid (CO_2) vermehrt abgeatmet. Von den Anhängern der Buteyko-Methode wird jedoch gerade ein gewisser CO_2-Spiegel im Blut als wichtig angesehen, um ein entspanntes Bronchialsystem aufrechtzuerhalten. Bei zu starkem Abatmen von Kohlenstoffdioxid verkrampfen zunehmend die Muskeln der Bronchien und reagieren bereits bei geringen Reizen wie eindringenden Pollen und Staub sowie Anstrengung, Lachen oder Sprechen in übertriebenem Ausmaß.

Durch verschiedene Übungen wie das Anhalten des Atems oder eine Verringerung der Atemtiefe wird versucht, eine langsamere Atmung mit nachfolgend ausreichendem CO_2-Blutspiegel zu erlernen.

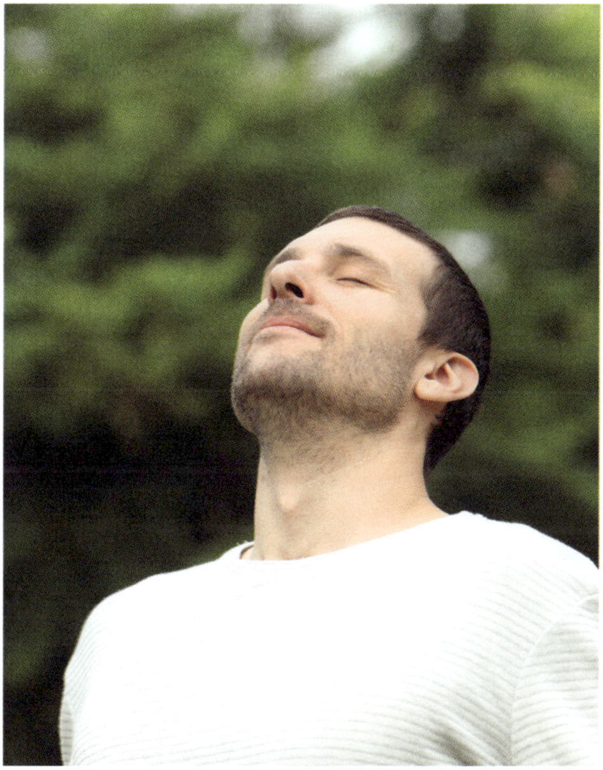

Spezielle Atemtherapien wie die Buteyko-Methode sind ein alternativer Behandlungsansatz bei Asthma bronchiale.

Immunregulation und Stärkung der Atmung durch Bewegung

Ein individuell angepasster Sport ist ein wichtiger Lebensstilfaktor für die Gesunderhaltung, aber auch für die Behandlung verschiedenster Erkrankungen. Hervorzuheben sind folgende Effekte eines körperlichen Trainings: Der Blutdruck reguliert sich, die Blutzuckerverwertung bessert sich, ungünstige Blutfette werden gesenkt, das Körpergewicht normalisiert sich, die Lungenfunktion wird gestärkt, die Muskeln werden kräftiger, die Knochendichte bleibt erhalten und die Psyche wird stabilisiert.

Bei Heuschnupfen, Neurodermitis und Asthma reduziert moderater Sport die Symptome. Bei hoch intensivem Training ist die Datenlage widersprüchlich. Sehr starke körperliche Anstrengung kann zu einer Verengung der Bronchien und insofern zu einem Asthmaanfall führen. Die Wirkungen von mäßig intensivem Sport sind eine Absenkung der Th2-Antwort des Immunsystems – also weg von der Allergie –, eine geringere Schleimbildung in den Atemwegen, ein weniger empfindliches Bronchialsystem und eine verbesserte Lungenfunktion.[58] Ein mögliches Problem beim Sport könnte die Exposition gegenüber Pollen im Frühjahr für Pollenallergiker und gegenüber kalter Luft im Winter für Asthmatiker sowie die reizende Wirkung von Chlorverbindungen im Schwimmbad sein. Dennoch wird unbedingt für alle Allergiker ein regelmäßiges körperliches Training empfohlen.

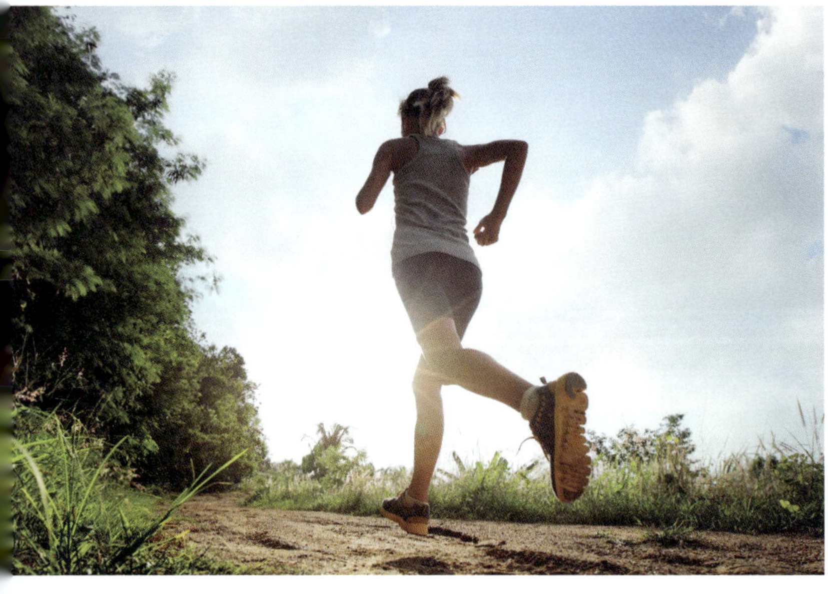

Sport hält nicht nur fit, sondern kann im richtigen Ausmaß auch allergische Erkrankungen lindern. Es ist allerdings darauf zu achten, dass sehr intensives Training auch zu einer vermehrten Freisetzung von Histamin führen kann und dadurch allergische oder pseudoallergische Reaktionen ausgelöst werden können.

Reine Luft ohne Allergene

Bislang haben wir viel davon gehört, wie wir unseren Körper im Umgang mit Allergieauslösern stark machen können. Es besteht jedoch auch die Möglichkeit, die Allergenmenge, also zum Beispiel die Pollenkonzentration, in unserer Umgebung zu reduzieren.

Bei Pollenallergien können sehr feine Fenstergitter (Pollenschutzgitter), regelmäßiges Staubwischen mit feuchten Tüchern sowie elektrische Raumluftreiniger hilfreich sein. Zudem wird empfohlen, stoßweise zu lüften bei komplett geöffnetem Fenster. Da in der Stadt der Pollenflug abends am stärksten ist, sollte dort morgens gelüftet werden. Auf dem Lande ist es meist andersherum – Lüften ist dort also abends am sinnvollsten. Das Fenster viele Stunden lang gekippt zu lassen, führt zu einer stärkeren Pollenbelastung als Stoßlüften. Vermeiden Sie, zu viele Pollen von draußen mit in Ihr Zuhause zu bringen. Die Pollen können sich auf Ihrer Kleidung oder in Ihren Haaren festhalten. Wechseln Sie die Kleidung am besten im Eingangsbereich. Es empfiehlt sich bei starkem Pollenflug auch ein abendliches Haarewaschen, vor allem für Menschen mit langem Haar. Damit vermeiden Sie, dass Sie Pollen in Ihr Bett einschleppen und die ganze Nacht darunter leiden. Bei ausgeprägten Allergiebeschwerden kann das Tragen eines Mundschutzes an Tagen mit starkem Pollenflug hilfreich sein. Eine gute Idee ist es auch, soweit möglich, einen Teil der Allergiesaison im Urlaub an der See oder in (sub-)tropischen Ländern zu verbringen.

Hausstaubmilben-Allergiker wischen am besten regelmäßig feucht – oder noch besser: lassen wischen. Da sich Milben besonders im Bett wohlfühlen und wir dort einige Stunden in der Nacht verbringen, wird spezielle Allergikerbettwäsche empfohlen und ein sogenanntes *Encasing* für die Matratze und gegebenenfalls auch für die Bettwäsche. Es handelt sich dabei um eine engmaschig gewebte Hülle, die Milben und Milbenkot nicht durchlässt. Zudem sollte die Bettwäsche wöchentlich bei 60 °C gewaschen und die Matratze gelegentlich gereinigt werden. Tägliches Stoßlüften wirkt zusätzlich der Hausstaubmilben-Belastung entgegen.

Optimal wäre natürlich, wenn die Städteplaner die allergenreiche Stadtluft nicht zusätzlich belasten würden. Leider sind neu gepflanzte Birkenwäldchen im Wohnumfeld keine Seltenheit. Durch die gezielte Auswahl allergenarmer Pflanzen und die Verkehrsberuhigung in Wohngebieten sowie die Reduktion von Umweltschadstoffen, die die Wirkung der Allergene verstärken können, wäre Ihnen als Allergiker schon sehr geholfen. Tragen Sie aber bitte auch selbst zu einer gesunden Umwelt bei: Lassen Sie öfter einmal das Auto stehen und gehen Sie stattdessen zu Fuß, fahren Sie Rad oder nehmen Sie öffentliche Verkehrsmittel. Wechseln Sie auf einen reinen Ökostromanbieter, verwenden Sie natürliche Seifen aus pflanzlichen Tensiden und essen Sie überwiegend vegetarisch. Das schützt unser Klima und Ihre Gesundheit!

Weitere Hilfe vom Experten

Zusätzlich zu den Behandlungsoptionen, die Sie bisher kennengelernt haben, gibt es noch ein paar medizinische Ansätze, die Sie zusammen mit einem Arzt oder Heilpraktiker durchführen können. Zudem macht es Sinn, sich professionelle Hilfe zu suchen, wenn Sie unter sehr schweren allergischen Beschwerden oder starken Begleiterkrankungen leiden sowie wenn die in diesem Buch genannten Strategien nicht ausreichend wirksam sein sollten.

Eigenbluttherapie – eine natürliche »Hyposensibilisierung«

Die Eigenbluttherapie ist eine unspezifische Reiztherapie beziehungsweise ein sogenanntes Umstimmungsverfahren der Naturheilkunde. Durch die Entnahme von etwas Blut aus der Vene und die anschließende Injektion desselben in den Gesäßmuskel wird ähnlich wie bei einer Impfung ein immunologischer Reiz gesetzt. Das Abwehrsystem beschäftigt sich mit dem Blut, das nicht in den Muskel gehört, und – so die Hoffnung der Naturheilkundler – auch mit den darin enthaltenen allergiefördernden Substanzen, sodass es zu einer Regulation der allergischen Fehlsteuerung kommt.

Die Eigenbluttherapie ist ein rein erfahrungsbasiertes Verfahren. Wissenschaftliche Daten dazu fehlen. Der Erfahrungsschatz in der Naturheilkunde ist jedoch sehr umfangreich und wir beobachten eine sehr gute Wirkung bei Allergikern, die meistens über eine deutlich geringere Symptomatik in der folgenden Allergiesaison berichten.

Geeignet ist die Eigenbluttherapie vor allem bei Heuschnupfen und Asthma. Es gibt unterschiedliche Formen und Anwendungsschemata. Üblich sind zehn Sitzungen über drei bis fünf Wochen – bei Pollenallergikern möglichst vor Beginn der Pollenzeit. Dabei wird in der Regel eine steigende Menge von recht wenig Blut verwendet. Meistens kommt man mit einem halben bis fünf Milliliter Eigenblut aus. Zur Verstärkung der Wirkung können dem Blut Homöopathika zugesetzt werden, vor allem Ameisensäure in homöopathischer Dosierung.

Eine Sonderform ist die potenzierte Eigenbluttherapie. Dabei wird aus dem Blut des Patienten ein Homöopathikum in unterschiedlichen

Potenzierungen (also Verdünnungen plus rhythmischer Vermischung) hergestellt. Dies kann dann als Tropfen oder Globuli über den Mund eingenommen werden. Die potenzierte Eigenbluttherapie ist besonders geeignet für Kinder, aber auch für Erwachsene mit geringen finanziellen oder zeitlichen Möglichkeiten. Aus meiner Erfahrung ist die »normale« Eigenbluttherapie jedoch effektiver. Ich empfehle sie gerne als Basistherapie bei allen allergischen Erkrankungen.

Akupunktur vom Spezialisten

Es wurde bereits (auf den Seiten 94 bis 99) die Möglichkeit der Allergiebehandlung mittels Akupunktur erläutert. In der Selbstanwendung können Sie eigentlich nur Akupressur, also das Massieren der Akupunkturpunkte, durchführen. Eine Akupunktur mit Nadeln ist jedoch oft deutlich stärker wirksam. Ich selbst sehe sehr gute Erfolge bei der Behandlung von Allergikern mit Akupunkturnadeln, vor allem wenn gleichzeitig weitere Behandlungen wie Pflanzenheilkunde, Homöopathie, Darmsanierung und Eigenbluttherapie erfolgen. Ist der Experte zu weit weg oder wird die Behandlung nicht von Ihrer Krankenkasse bezahlt? Kein Problem – in der Regel lässt sich eine niedrigfrequente Akupunktur durchführen, wenn man die klassische Nadelbehandlung mit dem Setzen von Dauernadeln kombiniert. Dann kann es sein, dass Sie mit drei bis fünf Sitzungen gut durch die Allergiesaison kommen.

Darmsanierung vom Experten

Zur Verbesserung der Darmflora und zur Stabilisierung der Darmschleimhautbarriere haben Sie in den vorausgegangenen Kapiteln bereits einige wichtige Tipps und Empfehlungen bekommen. Dies ist aus meiner Sicht ein sehr wichtiger Behandlungsansatz vor allem bei stärker symptomatischen Allergien. Falls die oben genannten Empfehlungen Ihnen nicht weiterhelfen, macht es Sinn, durch einen Spezialisten eine Darmflora- oder Mikrobiomanalyse im Stuhl durchführen zu lassen und direkt auch relevante Schleimhautparameter wie Alpha1-Antitrypsin und Zonulin für die Schleimhautfunktion mitzubestimmen. Auch bei der Diagnostik möglicher Nahrungsmittelallergene ist Ihnen der Gesundheitsexperte sicher behilflich. Anhand der durchgeführten Untersuchungen kann der Arzt oder Heilpraktiker Ihnen einen individuellen Therapieplan erstellen.

Autovakzine – ein »Allergie-Impfstoff« aus Ihrem eigenen Stuhl

Es gibt verschiedene Möglichkeiten, aus dem eigenen Stuhl eine Art Impfstoff herzustellen, der dann das Immunsystem regulieren soll. Es soll dabei vor allem zu einer Regulation der Th1-Th2-Antwort kommen, also gegen oder für eine Allergie.

Eine Variante ist die AutoColiVaccine®, bei der aus dem Stuhl des Patienten spezielle Escherichia-coli-Bakterien, ein Teil der immunregulativen Darmflora, ausgewählt und angezüchtet werden. Die abgetöteten und aufgereinigten Bakterien werden dann zu einem Medikament verarbeitet, das in verschiedenen Verdünnungsstufen entweder als Nasen-, Mund- oder Hautspray angewendet werden kann oder aber zur Injektion unter die Haut benutzt wird. Die Behandlung erfolgt über mehrere Wochen bis zu wenigen Monaten, meistens beginnend vor der Allergiesaison.

Die schnelle Histaminblockade – Infusionen mit hoch dosiertem Vitamin C

Sie haben bereits Vitamin C als natürliches Antihistaminikum und Entzündungshemmer kennengelernt. Die Zufuhr von Vitamin C über die Nahrung oder Nahrungsergänzungen ist jedoch begrenzt, weil im Darm für dessen Aufnahme nur eine gewisse Zahl von Transportern zur Verfügung steht. Eine höhere Dosis des Vitamins würde dann nur noch Durchfall verursachen durch seine abführende Wirkung im Darm.

Höhere Dosierungen von Vitamin C kann man nur mittels Infusion (Tropf) zuführen. Hier werden oft 7500 Milligramm verabreicht – zum Vergleich: In einer sehr hoch dosierten Tablette findet man 1000 Milligramm Vitamin C. Die Infusion rauscht regelrecht durch den Organismus – und man kann sich vorstellen, dass sich jede Zelle, die Vitamin C benötigt, davon bedient. Dazu gehören vor allem die Immunzellen. Die Mastzellen werden stabilisiert und Entzündungsstoffe werden entgiftet.

Eine solche Hochdosis-Vitamin-C-Infusion ist aus meiner Erfahrung ein hervorragendes Tool bei starker Histaminüberlastung oder ausgeprägten allergischen Symptomen, zum Beispiel Heuschnupfen oder Asthma, die schlecht auf eine Behandlung ansprechen. Hier kann die Verabreichung dieses Antioxidationsmittels direkt in die Vene oft die Beschwerden gut eindämmen und die Therapierbarkeit wiederherstellen.

Nicht verabreicht werden darf die Vitamin-C-Hochdosistherapie allerdings bei Nierensteinen sowie bei einem seltenen Gendefekt mit dem Namen Glukose-6-Phosphat-Dehydrogenase-Mangel.

Allergien beheben mit Elektroakupunktur nach Voll oder Bioresonanz

Bei der Elektroakupunktur nach Voll (EAV) wird der Hautleitwiderstand an verschiedenen Akupunkturpunkten gemessen. Dies soll eine Aussage über den Funktionszustand des zugehörigen Organsystems geben. Zur Austestung von möglichen Allergien können Substanzen in Testampullen in den Messkreislauf eingefügt werden. Die Substanzen können im Originalzustand oder als Homöopathika eingesetzt werden. Auch mögliche Therapeutika können ausgetestet werden.

Bei der Bioresonanz sollen elektromagnetische Wellenmuster im Organismus über die Haut gemessen werden. Auch hier kann eine Austestung von Allergenen und Substanzen erfolgen. Anschließend werden krankhafte Wellenmuster behoben, indem im Gerät die elektromagnetischen Wellen des Patienten verändert und anschließend diesem wieder in einer gesunden Form zugeführt werden. Bei Allergien sollen die Informationen der Allergene umgewandelt und dann als heilsamer Impuls wieder zugeführt werden.

Beide Methoden sind umstritten. Von der wissenschaftlichen Medizin werden sie abgelehnt. Es fehlen aussagekräftige Studien zur Wirksamkeit und es liegen sogar Untersuchungen vor, die die Wirkung widerlegen beziehungsweise den Wirkmechanismus nicht nachvollziehen können. Insofern handelt es sich um rein erfahrungsbasierte Test- und Behandlungsstrategien. Einige Patienten berichten jedoch, davon zu profitieren. Es ist wichtig zu wissen, dass die Messung von konventionellen Allergie- und Unverträglichkeitstestungen abweichen kann. Letztendlich wird hier eine mögliche energetische und nicht eine stoffliche Unverträglichkeit gemessen. Wichtig ist, dass die Diagnostik und Behandlung nur zu einem längerfristigen Auslassen der entsprechenden Substanzen führen dürfen, wenn dadurch auch wirklich eine Verbesserung der Beschwerden zu erzielen ist. Das gilt übrigens auch für die »normalen« schulmedizinischen Allergietestungen.

4

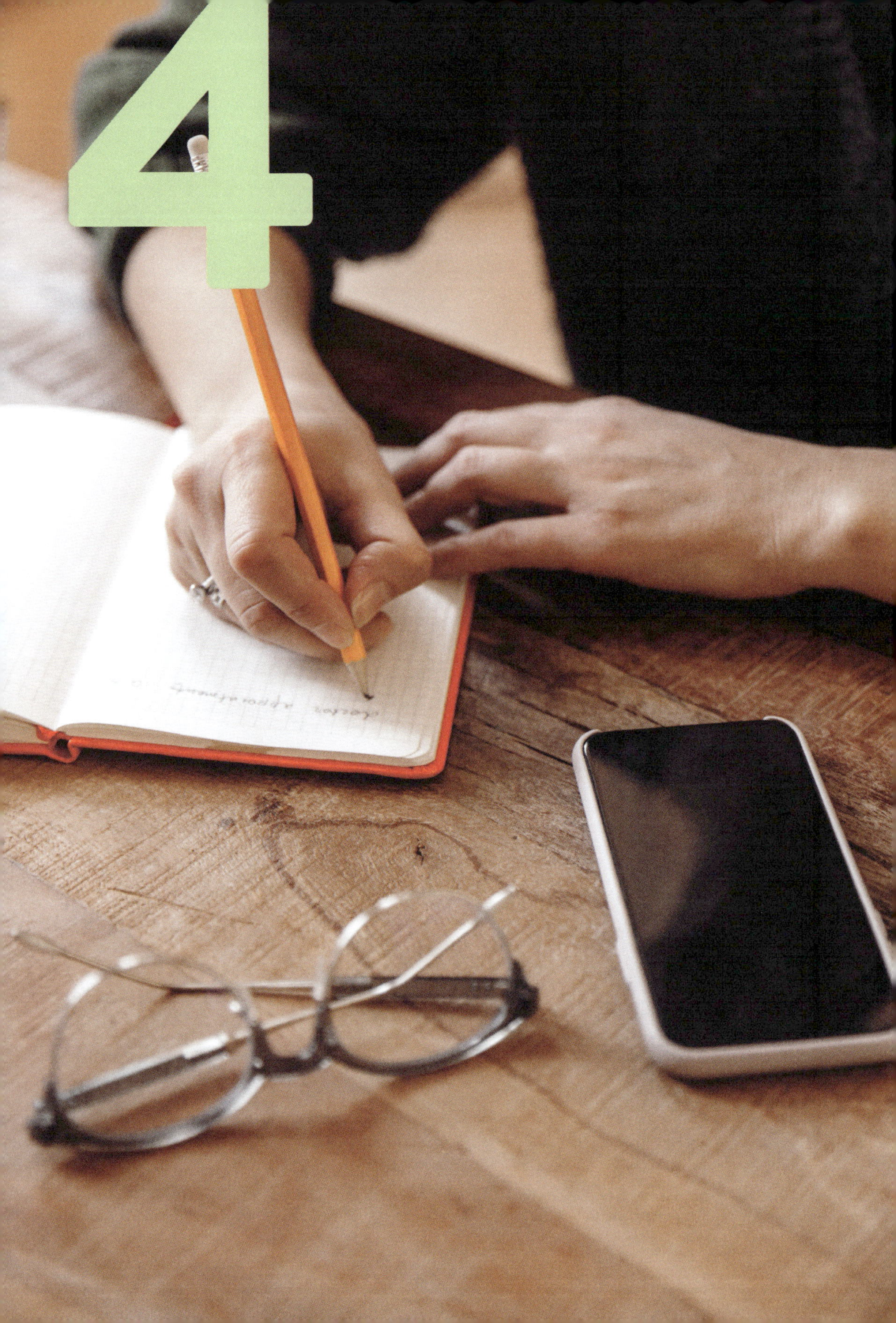

Ihr Allergie-Fahrplan

Jetzt haben Sie viel über die naturheilkundliche Behandlung von Allergien gehört. Einen Großteil der Empfehlungen können Sie selbst umsetzen, denn dies ist das Ziel dieses Ratgebers – Hilfe zur Selbsthilfe. Aber wo fangen Sie jetzt an? Dabei soll Ihnen dieser Allergie-Fahrplan helfen. Entwickeln Sie Ihr eigenes Behandlungskonzept nach Ihren individuellen Bedürfnissen.

Bei ausgeprägter allergischer Reaktion ist meistens eine begleitende schulmedizinische Medikation zumindest in der Anfangsphase noch erforderlich. Holen Sie sich diesbezüglich am besten professionelle Hilfe hinzu. Setzen Sie die bisher eingenommenen Medikamente bitte nicht ohne Rücksprache mit Ihrem Arzt ab. Auch bei begleitenden schweren Erkrankungen macht eine professionelle Unterstützung Sinn.

Wenn Sie relativ gesund sind und unter leichteren allergischen Beschwerden leiden, können Sie mit dem folgenden Allergie-Fahrplan einfach loslegen. Er kann im Bedarfsfall jederzeit mit schulmedizinischen Allergieblockern kombiniert werden.

Einleitungsbehandlung – Allergiebereitschaft reduzieren

Am besten beginnen Sie mit einer Einleitungsbehandlung. Bei saisonalen Allergien starten Sie optimalerweise ein bis drei Monate vor der Pollenflugzeit. Beachten Sie, dass die Hasel oft schon im Dezember oder Januar blüht. Wenn Sie auf ganzjährig verfügbare Allergene reagieren, zum Beispiel auf Hausstaubmilben oder Nahrungsmittel, oder wenn Sie unter Neurodermitis oder nicht allergischem Asthma leiden, können Sie jederzeit mit der Einleitungsbehandlung loslegen.

Optimieren Sie Ihre Ernährung

Wichtig ist zunächst, dass Sie Ihre Ernährung verbessern. Denn solange Sie in großer Menge Allergene oder Reizstoffe für Ihren Darm und Ihr Immunsystem zuführen, können Sie nicht gesund werden. Die Basis einer gesunden Ernährung ist eine vegetabile Kost. Sie besteht weitgehend aus pflanzlichen Lebensmitteln, erlaubt aber in gewissem Ausmaß auch hochwertiges Fleisch und Eier. Fisch kann regelmäßig als Quelle für Omega-3-Fette verzehrt werden.

Wenn Sie Hinweise auf eine Histaminintoleranz haben – gegebenenfalls müssten Sie dies von einem Arzt oder Heilpraktiker klären lassen –, sollten Sie probeweise auf histaminreiche Lebensmittel (die wichtigsten finden Sie auf Seite 117) vor allem in der Allergiezeit verzichten. Gleichzeitig macht eine Darmsanierung mit Leaky-Gut-Behandlung Sinn. Denn bei einer Unverträglichkeit gegenüber Histamin liegt fast immer eine Barrierestörung der Darmschleimhaut vor.

Bei Pollenallergien würde ich einen Auslass der passenden Kreuzallergene zumindest während der Allergiesaison empfehlen. Durch eine ganzheitliche Behandlung der Allergie können dann oft die Kreuzallergene außerhalb der Saison wieder vertragen werden. Gemeint sind damit zum Beispiel die Wechselwirkungen von Birkenpollen auf Steinobst und Nüsse.

Versuchen Sie sich bitte auch am Milch- und Glutenverzicht. Die möglichen störenden Effekte auf den Darm und das Immunsystem finden Sie oben ab Seite 112. Meistens macht ein versuchsweiser Auslass von drei bis vier Wochen Sinn. Wenn Sie gesundheitsfördernde Effekte verspüren, zum Beispiel eine bessere Verdauung, weniger Müdigkeit oder eine geringere allergische Reaktion, verlängern Sie den Auslass über mehrere Monate. Wenn Sie keinen Effekt verspüren, versuchen Sie zumindest, glutenhaltiges Getreide und Kuhmilch nicht mehrmals täglich zu verzehren. Wenn Sie unter Verdauungsstörungen leiden, sollte vor dem Glutenauslass unbedingt eine Zöliakie, also eine schwere Form der Glutenintoleranz, ausgeschlossen werden, weil diese Diagnostik unter einer glutenarmen Kost nicht mehr möglich ist.

Bei Übergewicht, vor allem bei Asthmatikern und Asthmatikerinnen, ist eine gewisse Gewichtsreduktion zu empfehlen, die bei Einhalten der beschriebenen Ernährungsweise in der Regel automatisch eintritt.

Entgiften Sie

Wenn Sie sich vorstellen könnten, zu fasten, wäre dies ein idealer Start in eine Ernährungsumstellung sowie in eine Optimierung der Darm- und Immunfunktion. Nach dem Auslass von festen Speisen für eine Woche und der entsprechenden Reinigung des Darms und des Gewebes von eingelagerten Entzündungsstoffen sollte die oben erwähnte vegetabile Kost anschließen.

Zur Entgiftung von entzündungsfördernden Stoffen kann die Einnahme von Vitamin C und/oder Glutathion hilfreich sein.

Sanieren Sie Ihren Darm

Sie wissen mittlerweile, wie wichtig eine gute Darmfunktion, eine ausreichende Zahl freundlicher Darmbakterien, eine funktionierende Darmschleimhautbarriere sowie ein ausbalanciertes (Darm-)Immunsystem zur Behandlung von allergischen Erkrankungen sind.

Diese Systeme gilt es nun zu stärken. Das ist aus meiner Sicht einer der wichtigsten Punkte für eine erfolgreiche Allergiebehandlung.

Schauen Sie noch einmal die Empfehlungen im Unterkapitel »Darm und Ernährung« ab Seite 100 durch und suchen Sie sich die für Sie passenden Mittel aus. In der Regel macht es Sinn, ein Probiotikum und ein Therapeutikum für die Darmschleimhaut einzunehmen, gegebenenfalls ergänzt durch ein Präbiotikum zum »Düngen« der guten Darmbakterien, damit diese sich vermehren und ein langfristig stabiles Ökosystem aufbauen.

Entspannen Sie

Dieser Abschnitt wird Ihnen vielleicht nicht ganz leichtfallen. Aber Entspannung ist sehr wichtig zur Regulation des Immunsystems und der Hormone. Denken Sie daran, dass erhöhte Stresshormone die Immunantwort in Richtung Allergie verändern (Th2-Antwort) und dass langwieriger Dauerstress durch einen Mangel an Cortisol die Histaminreaktion ansteigen lässt.

Ich empfehle das Erlernen von Entspannungstechniken. Als besonders hilfreich habe ich achtsamkeitsbasierte Verfahren erlebt. Aber gerade auch Yoga mit seinen körperlich und psychisch wirksamen Komponenten kann sich sehr positiv auf die Allergiebereitschaft auswirken. Ein paar einfache Übungen, die Sie selbst machen können, finden Sie oben auf Seite 135 bis 136. Letztendlich ist es aber wichtig, ein persönlich passendes Entspannungsverfahren zu finden. Dazu greifen Sie gerne auf Bekanntes zurück. Haben Sie vielleicht schon mal einen Kurs gemacht? Dann starten Sie damit wieder, wenn es Ihnen gutgetan hat. Inzwischen gibt es auch umfangreiche Angebote im Internet, entweder als komplettes Kursprogramm oder als kostenfreie Downloads und Videos.

Eine kurze Entspannungsübung sollten Sie möglichst täglich durchführen. Zusätzlich macht es Sinn, zwei- bis dreimal pro Woche eine längere Entspannungssession einzuplanen.

Bewegen Sie sich

Moderater Sport hilft Ihnen, Ihr Immunsystem besser zu regulieren und mit den Nebenwirkungen der allergischen Erkrankungen besser zurechtzukommen. Besonders bedeutsam ist Bewegung beim Asthma, weil dadurch die gestörte Funktion der Lunge wieder verbessert werden kann.

Ich empfehle zum einen viel Alltagsbewegung. Wenn Sie das Auto öfters stehen lassen und sich stattdessen zu Fuß oder mit dem Fahrrad fortbewegen, tun Sie sich selbst etwas Gutes und schützen außerdem die Umwelt. Und Umweltschutz ist Allergieschutz, denn eine belastete Umwelt verschlimmert die Allergien.

Zum anderen sollten Sie zwei- bis dreimal pro Woche ein gezieltes Ausdauertraining absolvieren. Dazu gehört zum Beispiel Walking, Joggen, Schwimmen oder intensiveres Radfahren.

Wenn Sie viele Beschwerden haben: Lassen Sie sich helfen

Bei ausgeprägteren allergischen Beschwerden macht es Sinn, sich von Ärzten für Naturheilkunde oder Heilpraktikern beraten zu lassen. Diese können zudem zwei effektive Behandlungen mit Ihnen durchführen: die Eigenbluttherapie und die Akupunktur.

Die Eigenbluttherapie läuft über drei bis fünf Wochen und wird möglichst vor Beginn der Allergiesaison durchgeführt. Bei der Akupunktur hängt es vom Behandler ab, ob vor oder während der Pollenzeit behandelt wird. Ich mache es gerne bei beginnenden Beschwerden, weil ich sehen möchte, ob die Behandlung auch wirkt.

Symptomstopp

Die allergischen Beschwerden geben Gas? Jetzt ist es Zeit für die naturheilkundliche Symptomlinderung. Schauen Sie hier, was Ihnen helfen kann, besser durch die Allergiesaison oder den Krankheitsschub zu kommen.

Pflegen Sie Ihre (Schleim-)Häute

Bei aktuellen allergischen Beschwerden ist es sehr wichtig, die Haut beziehungsweise die Schleimhaut zu pflegen.

Für die Haut finden Sie ein Pflegekonzept im Kapitel »Naturheilkundliche Anwendungen« auf Seite 91. Zudem können Öl- oder Solebäder hilfreich sein.

Für die Schleimhäute der Mund-Nasen-Rachen-Region empfehle ich das Schleimhautregime mit Nasendusche, Ölziehen, Zungenbürsten und Gesichtsguss. Die Bronchialschleimhaut erreichen Sie am besten über die Inhalation von physiologischer Kochsalzlösung, gegebenenfalls unter Zusatz von ätherischen Ölen. Aber die Darmschleimhaut braucht ein komplexes Pflegeprogramm, wie im Unterkapitel »Darm und Ernährung« (siehe Seite 100 bis 129) vorgestellt.

Wählen Sie sich Pflanzenpräparate oder Homöopathika aus

Gerade bei einem aktiven Allergieschub, sei es Neurodermitis, Heuschnupfen oder Asthma, macht es Sinn, ein individuell passendes pflanzliches oder homöopathisches Mittel einzunehmen. Prinzipiell können Homöopathie und Pflanzenheilkunde kombiniert werden. Suchen Sie sich aus den Abschnitten »Antiallergische Heilkräfte aus der Natur« und »Homöopathie – Allergien lindern mit den kleinen Kügelchen« ein für Sie passendes Mittel aus. Bei der Auswahl hilft Ihnen die Beschreibung der Mittel mit ihren Eigenschaften, gegebenenfalls zusätzlich die Erscheinung der Ursprungssubstanz. Wenn Sie mit Ihrem Kopf keine Entscheidung fällen können, überlassen Sie das ruhig Ihrem Bauchgefühl. Nehmen Sie ein Mittel nur ein, wenn es sich stimmig anfühlt. Manche Menschen haben zusätzlich die Fähigkeit, diese Stimmigkeit auszutesten. Ansonsten gibt Ihnen das nächste Kapitel (»Spezifische Behandlungen bei den verschiedenen allergischen Erkrankungen«) weitere Empfehlungen, welche Präparate sich bei welchem Krankheitsbild bewährt haben.

Regulieren Sie Ihr Immunsystem mit Vitalstoffen

Bei einer aktiven Allergie entsteht eine Entzündung. Entzündungshemmende Vitalstoffe wie Vitamin C, Glutathion, Quercetin und Zink sowie Omega-3-Fette können Ihnen helfen, die Erkrankung zu beruhigen und den Entzündungsprozess einzudämmen.

Spezifische Behandlungen bei den verschiedenen allergischen Erkrankungen

In diesem Kapitel erläutere ich Ihnen, welche naturheilkundlichen Mittel neben der Basistherapie besonders gut bei welcher der vier wichtigen allergischen Erkrankungen wirken, nämlich bei Heuschnupfen, Asthma, Neurodermitis und Nahrungsmittelallergien.

Besondere Mittel bei Heuschnupfen

Bei Heuschnupfen ist die Pflege der Nasen- und Mundschleimhaut mit Nasendusche, Nasenöl und Ölziehen besonders zu empfehlen. Damit machen Sie Ihre oberen Atemwege widerstandsfähig gegen die Pollen.

Sehr wirksam gegen Heuschnupfen sind die Eigenbluttherapie und die Akupunktur, deren Einsatz ich vor der Allergiesaison oder zu deren Beginn empfehle. Starten Sie gerne selbst mit Akupressur oder gegebenenfalls Dauernadeln an den Punkten Dickdarm 4 und Dickdarm 11 wie im entsprechenden Kapitel auf Seite 96 und 98 beschrieben. Dies gibt oft schon eine gute Linderung der Beschwerden. Ansonsten wenden Sie sich bitte an Ihren Akupunkteur vor Ort.

Bei klassischem Heuschnupfen können Sie aus der Schatztruhe der Homöopathie bevorzugt auf *Galphimia glauca* zurückgreifen. Das wirkt im Zweifelsfall auch bei Homöopathie-Gegnern, wie ich einer mal war. Ansonsten sind bei den kleinen Kügelchen *Luffa* und *Sabadilla* hervorzuheben sowie bei im Vordergrund stehenden Augenbeschwerden der Augentrost *Euphrasia*.

Aus der Pflanzenheilkunde ist es bei Entscheidungsschwierigkeiten empfehlenswert, es zunächst mit Schwarzkümmelöl zu probieren. Aber auch Ingwer und Zwiebelsaft können sich als hilfreich erweisen. Die Homöopathika und Pflanzenheilmittel wenden Sie akut bei Beschwerden oder gerne auch durch die ganze Allergiesaison an.

Im Bereich der Vitalstoffe wählen Sie am besten Quercetin, entweder als Nahrungsergänzung oder über eine verstärkte Zufuhr mit der Nahrung.

Und vielleicht möchten Sie im nächsten Jahr in der Pollenflugzeit ein paar Tage an die See fahren. Ihre Schleimhäute und Ihr Immunsystem werden Ihnen für diese Auszeit dankbar sein. Ist dies nicht möglich, helfen wahrscheinlich auch Pollengitter und Luftreiniger, die Pollenlast an den wichtigsten Orten in Ihrem Leben zu reduzieren.

Hilft alles nicht? Dann sollten Sie eine spezifische Immuntherapie – landläufig Hyposensibilisierung genannt – versuchen. Es ist Schulmedizin, aber eigentlich eine sehr naturheilkundliche Idee. Mehr dazu finden Sie ab Seite 160.

Wichtig ist, dass Sie den Heuschnupfen möglichst bis zur Symptomfreiheit eindämmen, um einen Etagenwechsel zum allergischen Asthma zu verhindern. Dafür sollten Sie – wenn nötig – auch schulmedizinische Medikamente benutzen.

Besondere Maßnahmen bei Asthma

Bei Asthma ist es besonders wichtig, die innere Bereitschaft zu Entzündungen und Verkrampfungen herunterzuregulieren. Dafür empfehle ich Ihnen in erster Linie die Kombination von Detox und Antioxidation in Form des Vitalstoffs Glutathion, gerne ergänzt durch entzündungshemmende Omega-3-Öle, entspannendes Magnesium und hoch dosiertes Vitamin D. Wenn möglich, streben Sie bei Vitamin D einen Zielwert im Blut von 50 Nanogramm pro Milliliter an. Dies erreichen Sie nur durch Laborkontrollen und Beratung bei Ihrem Arzt. Bitte wenden Sie selbst keine hoch dosierten Vitamin-D-Präparate ohne ärztliche Kontrolle an, weil Vitamin D als Hormon in Überdosis prinzipiell schwerwiegende Nebenwirkungen hervorrufen kann. Langfristig sollte der Vitamin-D-Wert stabil gehalten werden. Auch die Einnahme der Omega-3-Öle erfolgt in der Regel ganzjährig. Glutathion und Magnesium können Sie kurweise bei Beschwerden für einige Wochen anwenden.

Behandeln Sie auf jeden Fall den Darm mit, denn ein Leaky Gut mit vermehrter Durchlässigkeit der Darmschleimhaut ist beim Asthma sehr wahrscheinlich und sollte behoben werden. Die Darmsanierung ist meistens über mindestens sechs Monate erforderlich.

Zur Linderung der Beschwerden bietet die Natur dem Asthmatiker besonders das Indische Lungenkraut, Propolis und Weihrauch an. In der Homöopathie sollten Sie sich zunächst Aconitum, den Sturmhut, anschauen. Diese Präparate werden überwiegend akut bei Beschwerden eingenommen, aber auch eine längerfristige Anwendung ist möglich. Um selbst einzuschätzen, inwiefern die natürlichen Mittel wirken oder wie lange eine weitere Einnahme sinnvoll ist, ist eine Peak-Flow-Messung wie im Diagnostik-Kapitel auf Seite 67 beschrieben hilfreich.

Als Basistherapie des Asthmas ist zudem ein regelmäßiges Ausdauer- und Entspannungstraining wichtig. Im Entspannungsbereich empfehle ich vor allem Atemübungen. Eine Öffnung des Brustkorbes mit Rückbeugen im Yoga (zum Beispiel die Haltung »Brücke« wie auf Seite 136 dargestellt) kann die Atmung und die Entspannungsfähigkeit verbessern. Aus der Akupressur sind die Punkte Lunge 7 und Herzbeutel 6 hervorzuheben (die genaue Lokalisierung finden Sie im Akupunktur-Kapitel auf Seite 97 bis 98).

Man sollte auf keinen Fall die Mühe scheuen, regelmäßige Inhalationen mit Salzlösungen oder ätherischen Zusätzen durchzuführen – zumindest solange Beschwerden vorliegen. Und probieren Sie doch einfach auch mal einen Brustwickel aus! An den akuten Kältereiz werden Sie sich schnell gewöhnen.

Wirkungsvolle Hilfe bei Neurodermitis

»Komplementärmedizinische Verfahren müssen nach Vorliegen kontrollierter Studien jeweils evaluiert werden, dann kann gegebenenfalls ihr Einsatz erwogen werden«.[59] – so spricht die medizinische Leitlinie zur Behandlung von Neurodermitis. Das sehe ich anders: Die Komplementärmedizin, sprich die Naturheilkunde, verwendet meistens sanfte Behandlungsmethoden. Sie sind leider nicht gut wissenschaftlich untersucht aufgrund fehlender Finanzmittel oder aufgrund schlechter Möglichkeit der doppelt-verblindeten Untersuchung – also weder Proband noch Behandler wissen, ob ein Wirkmittel oder ein Placebo zum Einsatz kommt. Trotzdem sind viele natürliche Heilmittel aufgrund jahrzehntelanger Anwendung sicher und wirksam.

Eine wichtige Grundlage der ganzheitlichen Neurodermitis-Behandlung ist eine optimale Hautpflege, um vor allem der Trockenheit entgegenzuwirken. Dazu gibt es viele natürliche Produkte, die hilfreich sein können, vor allem Mandelöl und Sheabutter. Zudem sollten – soweit möglich – Auslöser der Neurodermitis gemieden werden. Das können bestimmte Nahrungsmittel, Stressfaktoren sowie Wettereinflüsse wie Sonneneinstrahlung oder Kälte sein.

Zur naturheilkundlichen Basistherapie gehört zusätzlich die Wiederherstellung einer gesunden Darmfunktion. Dieser Bereich sollte voll ausgeschöpft und gegebenenfalls auch mit einer Mikrobiom- und Schleimhautdiagnostik aus der Stuhlprobe überprüft werden. Bei Neurodermitis sollte die Darmsanierung über mindestens drei Monate erfolgen, besser über ein halbes bis ein Jahr. Extrem wichtig sind auch eine individuelle antiallergische Ernährung und ganz viel Entspannung. Denn Neurodermitis wird häufig durch Reizstoffe in der Nahrung oder durch Stress ausgelöst.

Im Bereich der Pflanzenheilkunde haben sich zur längerfristigen inneren Anwendung die Gamma-Linolensäuren aus Nachtkerzen- oder Borretschöl bewährt (in der Regel für mehrere Monate). Zur lokalen Behandlung empfehle ich gerne Salben mit Bittersüßem Nachtschatten, Cardiospermum oder Aloe vera, solange das Ekzem aktiv ist.

Als wichtige Vitalstoffe für eine optimale Regeneration der Haut sind Zink und Biotin zu nennen, die bei einem aktiven Schub begonnen und über zwei bis drei Monate fortgeführt werden.

Erinnert werden soll an dieser Stelle auch nochmals an die richtige Pflege der Haut mit schonenden Bädern und rückfettenden Cremes sowie an die Antikratztherapie. Es ist wichtig, den Teufelskreis aus Jucken – Kratzen – Jucken zu durchbrechen, um weitere Hautreizungen und neue Ekzeme zu vermeiden.

Besondere Hilfe bei Nahrungsmittelallergie

Die Behandlung der Nahrungsmittelallergie ist – im Gegensatz zur Nahrungsmittelintoleranz – nicht so einfach. Letztendlich können wir nur einen Therapieversuch wagen. Wichtig ist, dass trotz intensiver Behandlung weiterhin die Möglichkeit von schweren allergischen Reaktionen oder Anaphylaxien (allergischem Schock) besteht. Deshalb sollte bei schweren Allergien eine erneute Einnahme des Allergens nur unter ärztlicher Aufsicht erfolgen. Wesentlicher Bestandteil der Therapie von Nahrungsmittelallergien ist die gründliche und längerfristige Darmsanierung, meistens über Monate bis Jahre. Wichtig sind zudem Maßnahmen, die den Histaminabbau fördern, zum Beispiel die Einnahme von Vitamin C und gegebenenfalls kurzfristig von Vitamin B6 und Kupfer (Achtung: Bei langfristiger Einnahme sind toxische Effekte möglich). Reduzieren Sie zumindest zeitweise Histamin in der Nahrung und bauen Sie gleichzeitig die Darmschleimhaut mit Glutamin, Huminsäure oder Akazienfasern wieder auf. Unterstützend kann der Mineralstoff Zink hilfreich sein, der die Regeneration der Darmschleimhautzellen unterstützt.

Besondere Mittel bei anderen Allergien

Bei allen anderen Allergien ist eine Balancierung des Immunsystems anzustreben – also raus aus der Th2-Lastigkeit und hin zu mehr Toleranz.

Auf diesem Weg sind die Regulation des Darmes und die ausreichende Zufuhr von Vitalstoffen wichtig, aber auch viel Entspannung und eine entzündungshemmende Ernährung.

Bei schweren Allergieformen wie einer Insektenstichallergie mit vorausgegangenen anaphylaktischen Reaktionen sollte eine Hyposensibilisierung erwogen werden. Aus der Homöopathie kann Apis Anwendung finden.

Bei Schimmelpilzallergien steht die Sanierung der feuchten Stellen im Wohn- oder Arbeitsbereich im Vordergrund. Bei Nickel- und Latexallergikern ist die Vermeidung allergenhaltiger Produkte wichtig. Bei der Nickelallergie müssen zudem nickelhaltige Lebensmittel gemieden werden: Dazu gehören vor allem Hafer, Mais, Nüsse, Kakaoprodukte und Hülsenfrüchte.

Wie Sie Allergien bei Kindern verhindern

Es gibt verschiedene Möglichkeiten für die Mutter, die Wahrscheinlichkeit für Allergien bei ihren Kindern zu reduzieren. Dies ist besonders sinnvoll, wenn eine mindestens mäßige Wahrscheinlichkeit für die Entwicklung von Allergien (20 bis 40 Prozent) besteht, zum Beispiel wenn ein Elternteil Allergiker ist. Wenn beide Eltern unter Allergien leiden, ist die Wahrscheinlichkeit sogar sehr hoch (40 bis 80 Prozent).[60]

Was Sie während der Schwangerschaft und Stillzeit tun können

Schon in der Schwangerschaft kann die allergiegeplagte Mutter viel für ihren Sprössling tun, um diesen vor späteren Allergien zu schützen. Wichtig ist die Meidung von Stress, regelmäßige Entspannungsverfahren und mäßiger Sport. Zur Stärkung der Darmflora der Mutter und des Kindes kann ein Probiotikum der Panda-Serie (siehe Seite 172) während der Schwangerschaft und Stillzeit sowie bei Breikost auch vom Kind eingenommen werden.[61] Damit können Mutter und Kind gleichzeitig behandelt werden.

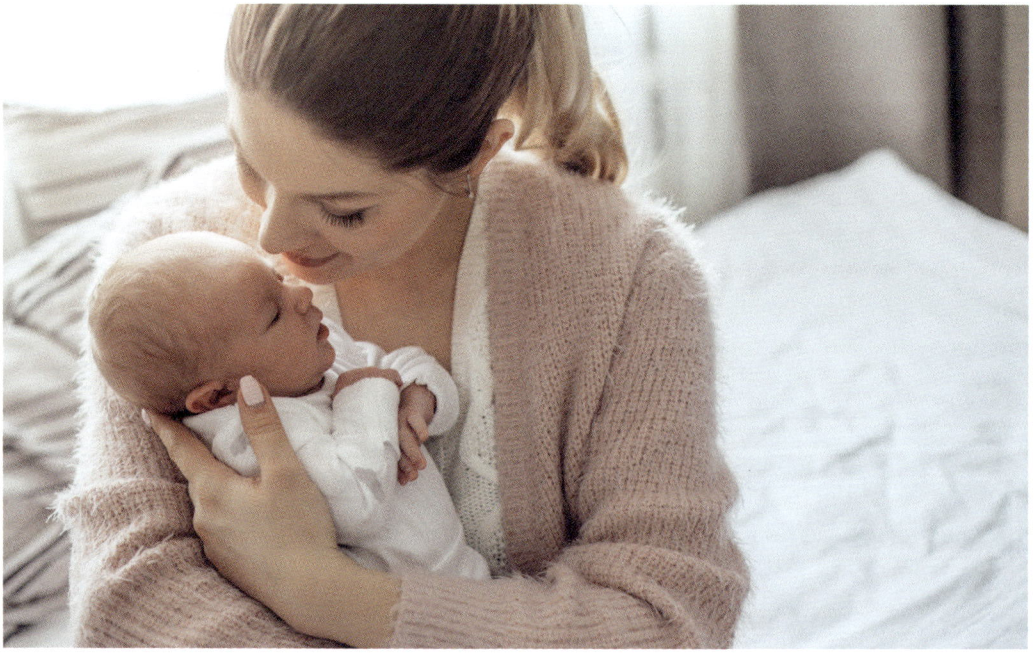

Einer Anfälligkeit für Allergien kann schon sehr früh, sogar noch vor der Geburt, entgegengewirkt werden.

Während dieser Zeit schützt auch eine Ernährung mit viel rohem und gekochtem Gemüse, Obst sowie Eiern und Omega-3-Fetten (zum Beispiel im Fisch), nicht aber Fleisch und Fast Food, vor einer Allergieentwicklung beim Kind. Die Datenlage zu Getreide und Reis ist leider noch unklar.[62]

Besonders wichtig ist eine natürliche Entbindung, denn im Geburtskanal nimmt das Baby wichtige Bakterien der Mutter auf, die sozusagen das Startpaket für seine Darmflora werden. Kinder, die per Kaiserschnitt zur Welt kommen, haben ein erhöhtes Risiko für allergische Krankheitsbilder. Schützend – und da sind sich alle einig – wirkt das lange Stillen über sechs bis zwölf Monate, denn nur Muttermilch ist richtig gut bekömmlich für den Säugling. Babymilchpulver für die Flaschenernährung basiert auf Kuhmilch. Dieses enthält bestimmte Eiweißfraktionen, die vom Menschen – und speziell vom Säugling – nicht optimal aufgespalten werden können. Es kann zu immunologischen Störungen kommen, aber auch zu Koliken und Schreikindern.

Allergiker-Eltern sollten ihr Baby, wenn ein Stillen nicht möglich ist, mit einem speziellen hypoallergenen Milchpulver (HA-Milch oder Hydrolysat-Nahrung) füttern. Die darin enthaltene Milch wurde schon zusätzlich aufgespalten (hydrolysiert). Ganz klar ist allerdings die wissenschaftliche Datenlage, ob die Verwendung der HA-Milch vor Allergien schützt, noch nicht. Von einem Füttern mit Milchersatzprodukten aus Pflanzen- oder Ziegenmilch wird hingegen abgeraten.

Was ist in der Kindheit zu beachten?

Ein Leben in einem ländlichen oder besser noch bäuerlichen Umfeld in der Kindheit schützt vor der Entwicklung von Allergien im späteren Leben. Dies kommt dadurch, dass in einer solchen Umgebung früh ein Kontakt zu Mikroorganismen und Tieren stattfindet, dass frische und unbehandelte Lebensmittel direkt vom Feld beziehungsweise Garten oder von der Kuh verzehrt werden sowie dass es dort viele organische Schwebstoffe in der Luft gibt.[63] Natürlich kann nicht jede Familie mit kleinen Kindern auf den Bauernhof ziehen. Auch in der Stadt lässt sich einiges tun, um eine Allergie bei den Sprösslingen zu verhindern. Sicher sollten nicht nach jedem versehentlichen Kontakt mit Dreck die Finger mit desinfizierenden Feuchttüchern gereinigt werden. Ein bisschen Dreck und Mikroben haben nämlich eine positive Wirkung auf den Nachwuchs, ebenso frisches Gemüse und Obst vom Balkon, vom nächsten Bauernhof oder Bauernmarkt.

Die Ernährung sollte ohnehin reich an entzündungshemmenden Bestandteilen sein und vor allem Obst und Gemüse sowie ausreichend Omega-3-Fette enthalten, also vor allem Fisch und Leinsamen.[64] Leider machen da die Kids allerdings nicht immer mit …

Wenn das Kind streikt

Wenn es zu spät für die genannten Empfehlungen ist oder die Kinder streiken bei zu viel Grünzeug, dann könnten Sie es immer noch mit der Gabe von Probiotika versuchen, zum Beispiel von der Panda-Linie, die für Säuglinge und Schwangere bereits untersucht ist.

Und später starten Sie dann bei den ersten allergischen Symptomen mit einer naturheilkundlichen Behandlung, bei Kindern aber bitte immer mit einem Experten an Ihrer Seite, denn leider sind nicht alle empfohlenen natürlichen Mittel auch für Kinder geeignet. So richten sich auch die in diesem Buch genannten Empfehlungen ausschließlich an Erwachsene.

Wenn die Allergie nicht besser wird

Wenn Ihnen die natürlichen Behandlungsmethoden nicht ausreichend helfen oder wenn trotz natürlicher Therapie an einzelnen Tagen Ihre Beschwerden durchbrechen, macht eine schulmedizinische Mitbehandlung Sinn. Deshalb möchte ich Ihnen hier auch die Behandlungsoptionen der konventionellen Medizin für die verschiedenen allergischen Krankheitsbilder kurz vorstellen.

Im Unterschied zur Naturheilkunde, die überwiegend versucht, die Ursachen der Erkrankung zu behandeln, arbeitet die Schulmedizin weitgehend mit der Unterdrückung der Symptome. Bei allergischen Erkrankungen hat aber auch dies seinen Stellenwert, denn durch lang anhaltende Beschwerden kann die Allergie verschlimmert werden und es kann ein Etagenwechsel vom Heuschnupfen zum Asthma auftreten. Deshalb macht der ergänzende Einsatz der Schulmedizin durchaus Sinn.

Und eine wissenschaftlich basierte Behandlungsmethode, die Hyposensibilisierung, könnte vom Ansatz her sogar ein naturheilkundliches Verfahren sein. Denn hier wird wirklich die Ursache behandelt: Es wird versucht, die Toleranz des Immunsystems gegenüber dem Allergen wiederherzustellen (siehe Seite 160).

Schulmedizinische Behandlung des Heuschnupfens

Bei Heuschnupfen werden in den wissenschaftlichen Leitlinien der Medizin verschiedene Medikamente empfohlen.[65] Am bekanntesten sind sicherlich die als Tabletten verfügbaren Antihistaminika (auch *Histamin-1-Rezeptor-Blocker* genannt). Das sind Medikamente, die den Histaminrezeptor H1, also die Andock- und Wirkstelle des Allergiebotenstoffes Histamin, auf den Mastzellen und Schleimhäuten aber auch auf Muskel- und Nervenzellen blockieren, sodass Histamin nicht seine allergische Wirkung entfalten kann. Die neueren Antihistaminika wie *Loratadin*, *Desloratadin*, *Levocetirizin* oder *Fexofenadin* (siehe Seite 172) sind gut verträglich und relativ schnell, nämlich innerhalb von einer Stunde, wirksam. Das häufig noch in Apotheken erhältliche *Cetirizin* kann zu starker Müdigkeit führen, was bei den oben genannten Präparaten kaum noch der Fall ist.

Die Antihistaminika gibt es auch als Nasenspray oder Augentropfen, zum Beispiel als *Azelastin* (siehe Seite 172). Sie wirken noch schneller, nämlich innerhalb von 15 Minuten, und sie belasten nicht den ganzen Organismus.

Während Antihistaminika eher bei leichterem Heuschnupfen oder bei Augensymptomen helfen, wird bei stärkeren Beschwerden in der Nase ein Cortison-Nasenspray empfohlen (zum Beispiel *Mometason*). Die Wirkung ist stärker als bei den Antihistaminika bei akzeptablen Nebenwirkungen. Der Wirkeintritt kann aber Stunden bis Tage auf sich warten lassen, weshalb dieses Medikament eher bei längeren Allergieperioden sinnvoll ist. Eine Kombination mit Antihistaminika ist möglich. Bei sehr schwerem Heuschnupfen, der mit den genannten Medikamenten nicht zu kontrollieren ist, kann kurzfristig Cortison als Tablette vom Arzt verordnet werden. Die früher übliche Cortisonspritze in den Gesäßmuskel zu Beginn der Allergiesaison wird heute wegen zwar seltener, aber schwerer Nebenwirkungen nicht mehr empfohlen.

Bei mäßigem bis schwerem Heuschnupfen, der nicht weitgehend durch Medikamente zu lindern ist, ist eine spezifische Immuntherapie, besser bekannt als Hyposensibilisierung, sinnvoll – auch um einen Etagenwechsel auf ein Asthma bronchiale zu verhindern.

Schulmedizinische Behandlung bei Asthma bronchiale

Die konventionelle Therapie des Asthmas soll die Beschwerden lindern, die Lungenfunktion verbessern und Beeinträchtigungen im Alltag vermeiden. Dazu werden überwiegend Asthmasprays verordnet. Für den akuten Asthmaanfall verwendet man kurz wirksame Bronchienerweiterer, sogenannte *Beta-2-Sympathomimetika*. Sie enthalten einen Stoff, der eine ähnliche Wirkung wie Adrenalin besitzt (zum Beispiel *Salbutamol*). Für die längerfristige Behandlung werden Kombinationspräparate aus lang wirksamen Bronchienerweiterern und Cortison in unterschiedlicher Dosis verschrieben (entsprechende Empfehlungen finden Sie auf Seite 172).

Für sehr schwere Asthmaformen gibt es inzwischen spezifische Antikörper, die das Immunglobulin E *(Omalizumab)* oder den Entzündungsbotenstoff Interleukin-5 *(Mepolizumab)* als Auslöser der Erkrankung abblocken. Diese neueren Medikamente müssen unter die Haut gespritzt werden.[66]

Bei allergischem Asthma mit einer typischen IgE-vermittelten Reaktion auf ein Antigen, also zum Beispiel Gräserpollen, kann eine spezifische Immuntherapie (Hyposensibilisierung) hilfreich sein, um die Asthma-Symptome und womöglich auch einen begleitenden Heuschnupfen zu lindern sowie das Fortschreiten der Erkrankung zu verhindern.

Schulmedizinische Behandlung der Neurodermitis

Die schulmedizinische Behandlung der Neurodermitis wird in einer wissenschaftlichen Leitlinie empfohlen.[67]

Zur Basisbehandlung der Neurodermitis gehört auch in der Schulmedizin eine gute Hautpflege mit regelmäßigem Eincremen sowie wirksamen Pflegezusätzen wie Harnstoff *(Urea)*, Glycerol, Paraffin und Vaseline. Die beiden Letzten unterstützen bei der Regeneration des fettigen Schutzfilms der Haut. Sie sollten nicht auf offenen oder stark entzündeten Hautstellen aufgetragen werden. Paraffin und Vaseline werden aus Erdöl gewonnen, unter anderem durch Aufreinigungsprozesse. In manchen Kosmetikprodukten wurden jedoch aromatische Mineralölkohlenwasserstoffe (aus dem Englischen: *Mineral Oil Aromatic Hydrocarbons*, kurz *MOAH*) nachgewiesen, über deren mögliche Schadwirkung diskutiert wird.

Glycerol ist ein Zuckeralkohol, der aus allen möglichen Fetten gewonnen werden kann. Es handelt sich um einen sehr guten Feuchtigkeitsspender.

Harnstoff (Urea) ist ein Endprodukt im Eiweißstoffwechsel des Körpers. In Salben und Cremes wird es gerne angewendet, weil es ähnlich wie Glycerol der Haut mehr Feuchtigkeit gibt und damit die Widerstandsfähigkeit erhöht. Nachteilig beim Harnstoff ist, dass er auf empfindlicher Haut leicht brennen kann.

Bei einem akuten Schub der Neurodermitis mit Hautrötung und Juckreiz wird nach der Basistherapie die Behandlung mithilfe eines Stufenkonzeptes intensiviert. In der zweiten bis vierten Stufe werden cortisonhaltige Salben oder Lotionen auf die betroffenen Hautstellen aufgetragen. Leider führen diese häufiger zu Nebenwirkungen wie einer Verdünnung der Haut, einer Erweiterung der feinen Blutgefäße, weißen Streifen auf der Haut, Infektionen und Entzündungen der Haut wie die *periorale Dermatitis* (Hautentzündung um den Mund) oder *Rosacea* (Kupferrose im Gesicht). Besonders hoch ist die Nebenwirkungsrate im Gesicht, weswegen dort meistens die sogenannten *Calcineurin-Hemmer Tacrolimus* oder *Pimecrolimus* als Salbe verschrieben werden. Sie gehören zur Gruppe der Immunmodulatoren mit entzündungshemmender Wirkung. Tacrolimus wird als Tablette zum Beispiel auch nach einer Organtransplantation zur Unterdrückung des Immunsystems eingesetzt, damit eine Abstoßungsreaktion verhindert wird. Als Salbe ist die Verträglichkeit relativ gut, wobei brennende Hautreaktionen häufig sind. Eine Altersbeschränkung für Kleinkinder und Kinder ist zu berücksichtigen und mit einem Kinderarzt abzuklären.

Bei schweren Neurodermitis-Schüben ist die Phototherapie eine Option, also die Behandlung mit Licht bestimmter Wellenlängen, gegebenenfalls mit einer zusätzlichen Medikamenteneinnahme, die die Haut lichtempfindlicher macht (*Psoralen* plus ultraviolettes Licht vom Typ A, kurz *PUVA*).

Sollte die Behandlung der Neurodermitis mit diesen Maßnahmen erfolglos sein, werden in der vierten Therapiestufe Cortison als Tablette, Immunsuppressiva wie *Ciclosporin A* oder Biologika wie *Dupilumab* und *Tralokinumab* eingesetzt (siehe Seite 172). Biologika sind chemisch hergestellte Antikörper gegen die Entzündungsbotenstoffe Interleukin-4 beziehungsweise Interleukin-13. Sie hemmen die Entzündung, indem sie diese Botenstoffe unschädlich machen. Die Antikörper können nur als Spritze angewendet werden. Diese Therapie sollte ausschließlich bei einem darauf spezialisierten Dermatologen erfolgen.

Da circa 90 Prozent der Hautveränderungen bei Neurodermitis mit Bakterien, vor allem mit dem Problemkeim Staphylococcus aureus, besiedelt sind, werden auch antibiotisch wirksame Salben angewendet.

Als symptomatische Therapie zur Minderung des Juckreizes werden polidocanolhaltige Salben und Antihistaminika als Tablette verordnet.

Schulmedizinische Behandlung von Nahrungsmittelallergien

Echte Nahrungsmittelallergien vom Sofort-Typ (IgE-vermittelte Allergien) bergen ein erhöhtes Risiko für schwere allergische Reaktionen (Anaphylaxie). Deshalb ist die wichtigste Behandlung das Auslassen der entsprechenden Allergene. Oft können sie bereits bei Zufuhr in sehr geringen Mengen zu Beschwerden führen. Bei bekannten schweren allergischen Reaktionen ist das ständige Mitführen eines Notfall-Sets aus Adrenalin-Autoinjektor (eine selbst anzuwendende Adrenalinspritze), Cortison und möglicherweise eines Antihistaminikums erforderlich.[68] Nähere Informationen dazu finden Sie auch auf Seite 63.

Eine prophylaktische Einnahme von Antihistaminika oder Mastzellstabilisatoren (zum Beispiel Cromoglicinsäure oder Ketotifen) wird nicht empfohlen. Es wird derzeit versucht, Wirkstoffe im Sinne einer Hyposensibilisierung für die häufigsten Nahrungsmittelallergene zu entwickeln.

Wann ist eine Hyposensibilisierung für mich sinnvoll?

Eine Hyposensibilisierung ist eine schulmedizinische ursächliche Behandlung von Allergien, die auch als »spezifische Immuntherapie« (kurz *SIT*) bezeichnet wird. Es gibt zwei Varianten: Die traditionelle Form behandelt mit Spritzen unter die Haut, die beim Allergologen durchgeführt werden, anfangs in kürzeren, später in mehrwöchigen Abständen (auch als *Subkutane Immuntherapie*, kurz *SCIT* bezeichnet). Die neuere Entwicklung ermöglicht die Behandlung zu Hause mit Tropfen oder Tabletten, die man unter der Zunge anwendet (*Sublinguale Immuntherapie*, kurz *SLIT*). Beide Behandlungen müssen über drei bis fünf Jahre erfolgen. Bei der SLIT ist in manchen Fällen auch eine mehrmonatige Anwendung im Jahr, dann aber auch für mindestens drei Jahre, möglich.

Die Hyposensibilisierung soll durch die gering dosierte Gabe der entsprechenden Allergene, also der Stoffe, auf die man allergisch ist, eine Toleranz erzielen. Der Körper soll lernen, dass Pollen und Ähnliches keine Feinde sind. Das Immunsystem soll wieder Toleranz walten lassen und keine Abwehrreaktion mehr auslösen. Auch aus naturheilkundlicher Sicht ist dies eine sehr sinnvolle und natürliche Behandlungsmethode.

Spezifische Immuntherapien gibt es gegen Pollen, Hausstaubmilben, Tierhaare und Insektengifte. Gegen Hühnerei und Erdnüsse sind sie in der klinischen Testung.

Empfehlenswert ist eine Hyposensibilisierung bei Heuschnupfen, der durch natürliche und schulmedizinische Behandlungen nicht ausreichend kontrolliert werden kann, also wenn trotz einer intensiven Therapie noch Beschwerden bestehen. Denn dann ist das Risiko für einen Etagenwechsel, vom Heuschnupfen zum Asthma, erhöht. Neben der Linderung der Allergie-Symptome, die oft schon im ersten Behandlungsjahr auftritt, soll gerade die Entwicklung eines Asthmas mit Anfällen von Luftnot verhindert werden.

Bei allergischem Asthma – nicht aber bei nicht allergischem Asthma – kann die Hyposensibilisierung ebenfalls helfen, die Atemprobleme zu verringern.

Ich persönlich sehe viele Patienten, denen die spezifische Immuntherapie eine deutliche Linderung verschafft. Bei der sublingualen Immuntherapie, also der Behandlung mit Tabletten und Tropfen, ist die Verträglichkeit sehr gut und die Gefahr, unter der Therapie eine schwere allergische Reaktion zu erleiden, sehr gering. Weitere Nebenwirkungen, außer vielleicht ein leicht unangenehmes Gefühl oder Kribbeln im Mund direkt nach der Anwendung, sind in der Regel nicht zu beobachten.

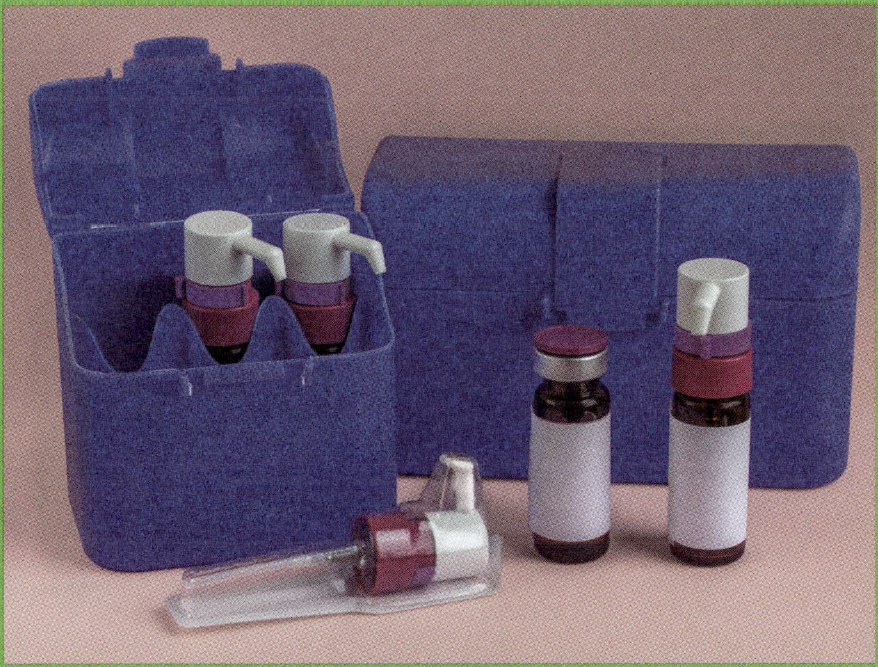

Ein Set für eine sublinguale Immuntherapie (SLIT), zum Beispiel gegen Frühblüherpollen, hier in Tropfenform. Mit dem Applikator rechts im Bild können die Tropfen mit dem Allergen direkt hinter den Frontzähnen unter die Zunge geträufelt werden.

Anhang

Nachwort

Ich hoffe, dieser Ratgeber hat Ihnen geholfen, das Thema Allergien, deren Hintergründe, Ursachen und Behandlungsmethoden besser zu verstehen. Neben der Schulmedizin gibt es zahlreiche Wege, die Symptome Ihrer Allergie auf natürlichem und sanftem Weg zu lindern, aber auch die Fehlreaktionen Ihres Immunsystems von Grund auf in den Griff zu bekommen. Das Buch bietet Ihnen vielfältige Möglichkeiten, ein individuell auf Ihre Situation zugeschnittenes Programm zu entwickeln, um Ihre Lebensqualität deutlich zu erhöhen – egal, ob Sie unter Heuschnupfen, Neurodermitis, Asthma oder einer Nahrungsmittelallergie leiden.

Seien Sie neugierig, probieren Sie passende Behandlungsansätze für sich aus und spüren Sie die positiven Heilkräfte der Natur. Denken Sie aber bitte auch daran, dass Sie bei starken allergischen Reaktionen wahrscheinlich auf schulmedizinische Medikamente zurückgreifen müssen. Holen Sie sich professionelle Hilfe, wenn Sie alleine nicht zurechtkommen. Dann kann nichts schiefgehen. Ich wünsche Ihnen viel Erfolg auf Ihrem Weg zu einem beschwerdefreien Leben!

Quellenregister

1 Biedermann, T.; Baczako, A.: *Fakten zur Allergie-Epidemie: Pathologie, Prävention und Pharmakotherapie*. health&media, Darmstadt (2017)

2 Schmidt, R.; Schnitzer, S.: *Allergie und Mikrobiota*. Haug-Verlag, Stuttgart (2018): S. 96–98

3 Park, D. H.; Kim, J. W.; Park, H. J.; Hahm, D. H.: Comparative Analysis of the Microbiome across the Gut-Skin Axis in Atopic Dermatitis. Int J Mol Sci, 22(8), 19. April 2021: S. 4228

4 Shi, N.; Li, N.; Duan, X.; Niu, H.: *Interaction between the gut microbiome and mucosal immune system*. Mil Med Res, 4, 27. April 2017: S. 14

5 Sender, R.; Fuchs, S.; Milo, R.: *Revised Estimates for the Number of Human and Bacteria Cells in the Body*. PLoS Biol, 14(8), 19. August 2016: S. e1002533

6 Abrahamsson, T. R.; Jakobsson, H. E;, Andersson, A. F.; Björkstén, B.; Engstrand, L.; Jenmalm, M. C.: *Low Gut Microbiota Diversity in Early Infancy Precedes Asthma at School Age. Clin.* Exp. Allergy, 44, 2014: S. 842–850

7 Park, D. H., Kim, J. W., Park, H. J., Hahm, D. H.: *Comparative Analysis of the Microbiome across the Gut-Skin Axis in Atopic Dermatitis*. Int J Mol Sci, 22(8), 19. April 2021: S. 4228

8 Rink, L.; Kruse, A.; Haase, H.: *Immunologie für Einsteiger*. 2. Auflage. Springer Spektrum, Berlin Heidelberg (2015): S. 162

9 Die Techniker: *Geburtenreport. Eine Routinedatenanalyse zu Kaiserschnitt und Frühgeburt*. Hamburg (2016): S. 7–29

10 Oddy, W. H.: *Breastfeeding, Childhood Asthma, and Allergic Disease*. Ann Nutr Metab, 70, Ergänzungsband 2, 2017: S. 26–36

Güngör, D.; Nadaud, P.; LaPergola, C. C.; Dreibelbis, C.; Wong, Y. P.; Terry, N.; Abrams, S. A.; Beker, L.; Jacobovits, T.; Järvinen, K. M.; Nommsen-Rivers, L. A.; O'Brien, K. O.; Oken, E.; Pérez-Escamilla, R.; Ziegler, E. E.; Spahn, J. M.: *Infant milk-feeding practices and food allergies, allergic rhinitis, atopic dermatitis, and asthma throughout the life span: a systematic review*. Am J Clin Nutr, 109, Ergänzungsband 7, 1. März 2019: S. 772S–799S

11 Strachan, D. P.: *Hay fever, hygiene, and household size*. British Medical Journal, 299(6710), 1989: S. 1259–1260

12 Riedler, J.; Braun-Fahrlander, C.; Eder, W.; Schreuer, M.; Waser, M.; Maisch, S. et al.: *Exposure to farming in early life and development of asthma and allergy: a cross-sectional survey*. Lancet, 358(9288), 2001: S. 1129–1133

Alfven, T.; Braun-Fahrlander, C.; Brunekreef, B.; von Mutius, E.; Riedler, J.; Scheynius, A. et al.: *Allergic diseases and atopic sensitization in children related to farming and anthroposophic lifestyle – the PARSIFAL study*. Allergy, 61(4), 2006: S. 414–421

13 Celebi Sozener, Z.; Ozdel Ozturk, B.; Cerci, P.; Turk, M.; Gorgulu Akin, B.; Akdis, M.; Altiner, S.; Ozbey, U.; Ogulur, I.; Mitamura, Y.; Yilmaz, I.; Nadeau, K.; Ozdemir, C.; Mungan, D.; Akdis, C. A.: *Epithelial barrier hypothesis: Effect of the external exposome on the microbiome and epithelial barriers in allergic disease.* Allergy, 77(5), Mai 2022: S. 1418–1449

14 DGAI, ÄDA und DAAU: *Weißbuch Allergie in Deutschland.* 2. Auflage. Urban & Vogel, München (2004)

15 Rosa, M. J.; Lee, A. G.; Wright, R. J.: *Evidence establishing a link between prenatal and early-life stress and asthma development.* Curr Opin Allergy Clin Immunol, 18(2), April 2018: S. 148–158

16 Kukkonen, K.; Savilahti, E.; Haahtela, T.; Juntunen-Backman, K.; Korpela, R.; Poussa, T. et al.: *Probiotics and prebiotic galacto-oligosaccharides in the prevention of allergic diseases: a randomized, double-blind, placebo-controlled trial.* The Journal of Allergy and Clinical Immunology, 119(1), 2007: S. 192–198

Wickens, K.; Black, P. N.; Stanley, T. V.; Mitchell, E.; Fitzharris, P.; Tannock, G. W. et al.: *A differential effect of 2 probiotics in the prevention of eczema and atopy: a double-blind, randomized, placebo-controlled trial.* The Journal of Allergy and Clinical Immunology, 122(4), 2008: S. 788–794

Dotterud, C. K.; Storro, O.; Johnsen, R.; Oien, T.: *Probiotics in pregnant women to prevent allergic disease: a randomized, double-blind trial.* The British Journal of Dermatology, 163(3), 2010: S. 616–623

Rautava, S.; Kainonen, E.; Salminen, S.; Isolauri, E.: *Maternal probiotic supplementation during pregnancy and breast-feeding reduces the risk of eczema in the infant.* The Journal of Allergy and Clinical Immunology, 130(6), 2012: S. 1355–1360

17 Klimek, L.; Bachert, C.; Pfaar, O.; Becker, S.; Bieber, T.; Brehler, R.; Buhl, R.; Casper, I.; Chaker, A.; Czech, W.; Fischer, J.; Fuchs, T.; Gerstlauer, M.; Hörmann, K.; Jakob, T.; Jung, K.; Kopp, M. V.; Mahler, V.; Merk, H.; Mülleneisen, N.; Nemat, K.; Rabe, U.; Ring, J.; Saloga, J.; Schlenter, W.; Schmidt-Weber, C.; Seyfarth, H.; Sperl, A.; Spindler, T.; Staubach, P.; Strieth, S.; Treudler, R.; Vogelberg, C.; Wallrafen, A.; Wehrmann, W.; Wrede, H.; Zuberbier, T.; Bedbrook, A.; Canonica, G. W.; Cardona, V.; Casale, T. B.; Czarlewski, W.; Fokkens, W. J.; Hamelmann, E.; Jutel, M.; Larenas-Linnemann, D.; Mullol, J.; Papadopoulos, N. G.; Toppila-Salmi, S.; Werfel, T.; Bousquet, J.: *ARIA guideline 2019: treatment of allergic rhinitis in the German health system.* Allergol Select, 3(1), 30. Dezember 2019: S. 22–50

18 Ebd.

19 Nationale Versorgungsleitlinie Asthma. 4. Auflage (2020). Version 1 – Langfassung (https://www.leitlinien.de/themen/asthma/4-auflage, Abruf 18.11.2022)

20 Curtis, J. L.: *Cell-mediated adaptive immune defense of the lungs.* Proc Am Thorac Soc, 2, 2005: S. 412–416

21 Chen, K.; Kolls, J. K.: *T cell-mediated host immune defenses in the lung.* Annu Rev Immunol, 31, 2013: S. 605–663

Mishra, V.; Banga, J.; Silveyra, P.: *Oxidative stress and cellular pathways of asthma and inflammation: Therapeutic strategies and pharmacological targets.* Pharmacol Ther, 181, Januar 2018: S. 169–182

22 https://www.daab.de/atemwege/asthma/asthma-kontrolle/warnsignale-fuer-asthmapatienten/ (Abruf 26.11.2022)

23 S2k-Leitlinie Neurodermitis, 31.03.2015, https://register.awmf.org/de/leitlinien/detail/013-027 (Abruf 18.11.2022)

24 Worm, M.; Reese, I.; Ballmer-Weber, B.; Beyer, K.; Bischoff, S. C.; Bohle, B.; Brockow, K.; Claßen, M.; Fischer, P. J.; Hamelmann, E.; Jappe, U.; Kleine-Tebbe, J.; Klimek, L.; Koletzko, B.; Lange, L.; Lau, S.; Lepp, U.; Mahler, V.; Nemat, K.; Raithel, M.; Saloga, J.; Schäfer, C.; Schnadt, S.; Schreiber, J.; Szépfalusi, Z.; Treudler, R.; Wagenmann, M.; Werfel, T.; Zuberbier, T.: *Update of the S2k guideline on the management of IgE-mediated food allergies*. Allergol Select, 5, 8. Juli 2021: S. 195–243

25 Fischer, J.; Reepschläger, T.; Schricker, T.; Raap, U.: *Alpha-Gal-Syndrom: Ein Überblick zum klinischen Bild und zu pathophysiologischen Konzepten*. Hautarzt, 73(3), März 2022: S. 195–200

26 https://www.pollenstiftung.de/pollenvorhersage/pollenflugkalender.html

27 Yamprasert, R.; Chanvimalueng, W.; Mukkasombut, N.; Itharat, A.: *Ginger extract versus Loratadine in the treatment of allergic rhinitis: a randomized controlled trial*. BMC Complement Med Ther, 20(1), 20. April 2020: S. 119

28 Nourollahian, M.; Rasoulian, B.; Gafari, A.; Anoushiravani, M.; Jabari, F.; Bakhshaee, M.: *Clinical comparison of the efficacy of spirulina platensis and cetirizine for treatment of allergic rhinitis*. Acta Otorhinolaryngol Ital, 40(3), Juni: S. 224–229

29 Hahnemann, S.: *Organon der Heilkunst*. 6. Auflage. Narayana Verlag, Kandern (2016): § 20

30 Kneipp, S.: *Mein Testament für Gesunde und Kranke*. 2. Auflage. Verlagsgruppe Lübbe, Köln (2001): S. 148

31 Udompataikul, M.; Limpa-o-vart, D.: *Comparative trial of 5% dexpanthenol in water-in-oil formulation with 1% hydrocortisone ointment in the treatment of childhood atopic dermatitis: a pilot study*. J Drugs Dermatol, 11(3), März 2012: S. 366–374

32 Maciocia, G.: *Grundlagen der chinesischen Medizin*. 2. Auflage. Urban&Fischer/Elsevier, München (2008): S. 131

33 Denlinger, L. C.; Phillips, B. R.; Ramratnam, S. et al.: *Inflammatory and comorbid features of patients with severe asthma and frequent exacerbations*. Am J Respir Crit Care Med, 195, 2017: S. 302–313

34 Black, M. H.; Zhou, H.; Takayanagi, M. et al.: *Increased asthma risk and asthma-related health care complications associated with childhood obesity*. Am J Epidemiol, 178, 2013: S. 1120–1128

Chen, Y. C.; Dong, G. H.; Lin, K. C. et al.: *Gender difference of childhood overweight and obesity in predicting the risk of incident asthma: a systematic review and meta-analysis*. Obes Rev, 14, 2013: S. 222–231

Borrell, L. N.; Nguyen, E. A.; Roth, L. A. et al.: *Childhood obesity and asthma control in the GALA II and SAGE II studies*. Am J Respir Crit Care Med, 187, 2013: S. 697–702

35 https://www.dge-ernaehrungskreis.de/ (Abruf 16.10.2022)

36 https://www.aerzteblatt.de/nachrichten/72608/Empfehlungen-der-Deutschen-Gesellschaft-fuer-Ernaehrung-in-der-Kritik (Abruf 16.10.2022)

37 Dehghan, M.; Mente, A.; Zhang, X.; Swaminathan, S.; Li, W.; Mohan, V.; Iqbal, R.; Kumar, R.; Wentzel-Viljoen, E.: Rosengren, A.; Amma, L. I.; Avezum, A.; Chifamba, J.; Diaz, R.; Khatib, R.; Lear, S.; Lopez-Jaramillo, P.; Liu, X.; Gupta, R.; Mohammadifard, N.; Gao, N.; Oguz, A.; Ramli, A. S.; Seron, P.; Sun, Y.; Szuba, A.; Tsolekile, L.; Wielgosz, A.; Yusuf, R.; Hussein Yusufali, A.; Teo, K. K.; Rangarajan, S.; Dagenais, G.; Bangdiwala, S. I.; Islam, S.; Anand, S. S.; Yusuf, S.: *Prospective Urban Rural Epidemiology (PURE) study investigators. Associations of fats and carbohydrate intake with cardiovascular disease and mortality in 18 countries from five continents (PURE): a prospective cohort study*. Lancet, 390(10107), 4. November 2017: S. 2050–2062

38 Nosrati, A.; Afifi, L.; Danesh, M. J.; Lee, K.; Yan, D.; Beroukhim, K.; Ahn, R.; Liao, W.: *Dietary modifications in atopic dermatitis: patient-reported outcomes*. J Dermatolog Treat, 28(6), September 2017: S. 523–538

39 Drago, S.; El Asmar, R.; Di Pierro, M.; Clemente, M. G.; Tripathi, A.; Sapone, A.; Thakar, M.; Iacono, G.; Carroccio, A.; D'Agate, C.; Not, T.; Zampini, L.; Catassi, C.: Fasano, A.: *Gliadin, zonulin and gut permeability: Effects on celiac and non-celiac intestinal mucosa and intestinal cell lines*. Scand J Gastroenterol, 41, 2006: S. 408–419

40 Gutiérrez, S.; Pérez-Andrés, J.; Martínez-Blanco, H.; Ferrero, M. A.; Vaquero, L.; Vivas, S. et al.: *The human digestive tract has proteases capable of gluten hydrolysis*. Mol Metab, 6, 2017: S. 693–702

41 Mishra, V.; Banga, J.; Silveyra, P.: *Oxidative stress and cellular pathways of asthma and inflammation: Therapeutic strategies and pharmacological targets*. Pharmacol Ther, 181, 2018: S. 169–182

42 Shaheen, S. O.; Sterne, J. A.; Thompson, R. L. et al.: *Dietary antioxidants and asthma in adults: population-based case-control study*. Am J Respir Crit Care Med, 164, 2001: S. 1823–1828

43 Max Rubner-Institut, Bundesforschungsinstitut für Ernährung und Lebensmittel: Ergebnisbericht, Teil 2 Nationale Verzehrsstudie II (2008) https://www.mri.bund.de/fileadmin/MRI/Institute/EV/NVSII_Abschlussbericht_Teil_2.pdf (Abruf 29.10.2022)

44 Bucca, C.; Rolla, G.; Oliva, A.; Farina, J. C.: *Effect of vitamin C on histamine bronchial responsiveness of patients with allergic rhinitis*. Ann Allergy, 65:31, 1990: S. 1–4

45 Jafarinia, M.; Sadat Hosseini, M.; Kasiri, N.; Fazel, N.; Fathi, F.; Ganjalikhani Hakemi, M.; Eskandari, N.: *Quercetin with the potential effect on allergic diseases*. Allergy Asthma Clin Immunol, 16, 14. Mai 2020: S. 36

Cesarone, M. R.; Belcaro, G.; Hu, S.; Dugall, M.; Hosoi, M.; Ledda, A.; Feragalli, B.; Maione, C.; Cotellese, R.: *Supplementary prevention and management of asthma with quercetin phytosome: a pilot registry*. Minerva Med., 110(6), Dezember 2019: S. 524–529

46 Briceno Noriega, D.; Savelkoul, H. F. J.: *Vitamin D and Allergy Susceptibility during Gestation and Early Life*. Nutrients, 13(3), März 2021: S. 1015

47 Checkley, W.; Robinson, C. L.; Baumann, L. M. et al.: *25-hydroxy vitamin D levels are associated with childhood asthma in a population-based study in Peru*. Clin Exp Allergy, 45, 2015: S. 273–282

48 Prasad, A. S.: *Effects of zinc deficiency on Th1 and Th2 cytokine shifts*. J Infect Dis., 182 Ergänzungsband 1, September 2000: S. 62–68

Hönscheid, A.: *Die Rolle von Zink in der Signaltransduktion von T-Zellen*. Dissertation. Rheinisch-Westfälische Technische Hochschule Aachen (2010). Online unter: https://www.openagrar.de/receive/fimport_mods_00001520

49 Max Rubner-Institut, Bundesforschungsinstitut für Ernährung und Lebensmittel: Ergebnisbericht, Teil 2 Nationale Verzehrsstudie II (2008) https://www.mri.bund.de/fileadmin/MRI/Institute/EV/NVSII_Abschlussbericht_Teil_2.pdf (Abruf 29.10.2022)

50 Levy, B. D.; Kohli, P.; Gotlinger, K. et al.: *Protectin D1 is generated in asthma and dampens airway inflammation and hyperresponsiveness.* J Immunol, 178(1), 2007: S. 496–502

51 Montoro, J.; Mullol, J.; Jáuregui, I.; Dávila, I.; Ferrer, M.; Bartra, J.; del Cuvillo, A.; Sastre, J.; Valero, A.: *Stress and allergy.* J Investig Allergol Clin Immunol, 19 Ergänzungsband 1, 2009: S. 40–47

52 Wright, R. J.; Finn, P.; Contreras, J. P.; Cohen, S.; Wright, R. O.; Staudenmayer, J. et al.: *Chronic caregiver stress and IgE expression, allergen-induced proliferation, and cytokine profiles in a birth cohort predisposed to atopy.* J Allergy Clin Immunol, 113(6), Juni 2004: S. 1051–1057

von Hertzen, L. C.: *Maternal stress and T-cell differentiation of the developing immune system: possible implications for the development of asthma and atopy.* J Allergy Clin Immuno, 109(6), Juni 2002: S. 923–928

53 Oren, E.; Martinez, F. D.: *Stress and asthma: physiologic manifestations and clinical implications.* Ann Allergy Asthma Immunol, 125(4), 2020: S. 372–373

54 Montoro, J.; Mullol, J.; Jáuregui, I.; Dávila, I.; Ferrer, M.; Bartra, J.; del Cuvillo, A.; Sastre, J.; Valero, A.: *Stress and allergy.* J Investig Allergol Clin Immunol, 19 Ergänzungsband 1, 2009: S. 40–47

55 Cheng, J.; Li, F.; Lai, Y.; Chen, J.; Sun, X.; Xiang, L.; Jiang, P.; Wu, S.; Xiao, Y.; Zhou, L.; Luo, R.; Zhao, X.; Liu, Y.: *Association of stress management skills and stressful life events with allergy risk: a case-control study in southern China.* BMC Public Health, 21(1), 30. Juni 2021: S. 1279

56 Sjörs Dahlman, A.; Jonsdottir, I. H.; Hansson, C.: *The hypothalamo-pituitary-adrenal axis and the autonomic nervous system in burnout.* Handb Clin Neurol, 182, 2021: S. 83–94

57 Chida, Y.; Hamer, M.; Steptoe, A.: *A bidirectional relationship between psychosocial factors and atopic disorders: A systematic review and meta-analysis.* Psychosom Med, 70, 2008: S. 102–116

58 Tongtako, W.; Klaewsongkram, J.; Mickleborough, T. D.; Suksom, D.: *Effects of aerobic exercise and vitamin C supplementation on rhinitis symptoms in allergic rhinitis patients.* Asian Pac J Allergy Immunol, 36(4), 2018: S. 222–231

Freeman, A. T.; Staples, K. J.; Wilkinson, T. M. A.: *Defining a role for exercise training in the management of asthma.* Eur Respir Rev, 29(156), 3. Juli 2020: S. 190106

Orita, K.; Hiramoto, K.; Inoue, R.; Sato, E. F.; Kobayashi, H.; Ishii, M.; Inoue, M.: *Strong exercise stress exacerbates dermatitis in atopic model mice, NC/Nga mice, while proper exercise reduces it.* Exp Dermatol, 19(12), Dezember 2010: S. 1067–1072

59 S2k-Leitlinie Neurodermitis, 31.03.2015, https://register.awmf.org/de/leitlinien/detail/013-027 (Abruf 18.11.2022)

60 Rink, L.; Kruse, A.; Haase, H.: *Immunologie für Einsteiger.* 2. Auflage. Springer Spektrum, Berlin Heidelberg (2015): S. 162

61 Sohn, K.; Underwood, M. A.: *Prenatal and postnatal administration of prebiotics and probiotics.* Semin Fetal Neonatal Med, 22 (5), Oktober 2017: S. 284–289

Niers, L. et al.: *The effects of selected probiotic strains on the development of eczema (the PandA study).* Allergy. European Journal of Allergy and Clinical Immunology, 64, 2009: S. 1349–1358

62 Baïz, N.; Just, J.; Chastang, J.; Forhan, A.; de Lauzon-Guillain, B.; Magnier, A. M.; Annesi-Maesano, I.: *EDEN Mother-Child Cohort Study Group: Maternal diet before and during pregnancy and risk of asthma and allergic rhinitis in children*. Allergy Asthma Clin Immunol, 15, 22. Juni 2019: S. 40

Zhang, L.; Ni, H.; Zhou, Z.; Yuan, X.; Xia, J.; Jiang, B.; Li, Y.: *1α,25-Dihydroxyvitamin D3 Supplementation during Pregnancy Is Associated with Allergic Rhinitis in the Offspring by Modulating Immunity*. J Immunol Re 14. April 2021: S. 6638119

Saadeh, D.; Salameh, P.; Baldi, I.; Raherison, C.: *Diet and allergic diseases among population aged 0 to 18 years: myth or reality?* Nutrients, 5(9), 29. August 2013: S. 3399–3423

Venter, C.; Palumbo, M. P.; Glueck, D. H.; Sauder, K. A.; O'Mahony, L.; Fleischer, D. M.; Ben-Abdallah, M.; Ringham, B. M.; Dabelea, D.: *The maternal diet index in pregnancy is associated with offspring allergic diseases: the Healthy Start study*. Allergy, 77(1), Januar 2022: S. 162–172

63 Schmidt, R.; Schnitzer, S.: *Allergie und Mikrobiota*. Haug Verlag, Stuttgart (2018): S. 157–158

64 Saadeh, D.; Salameh, P.; Baldi, I.; Raherison, C.: *Diet and allergic diseases among population aged 0 to 18 years: myth or reality?* Nutrients, 5(9), 29. August 2013: S. 3399–3423

65 Klimek, L.; Bachert, C.; Pfaar, O.; Becker, S.; Bieber, T.; Brehler, R.; Buhl, R.; Casper, I.; Chaker, A.; Czech, W.; Fischer, J.; Fuchs, T.; Gerstlauer, M.; Hörmann, K.; Jakob, T.; Jung, K.; Kopp, M. V.; Mahler, V.; Merk, H.; Mülleneisen, N.; Nemat, K.; Rabe, U.; Ring, J.; Saloga, J.; Schlenter, W.; Schmidt-Weber, C.; Seyfarth, H.; Sperl, A.; Spindler, T.; Staubach, P.; Strieth, S.; Treudler, R.; Vogelberg, C.; Wallrafen, A.; Wehrmann, W.; Wrede, H.; Zuberbier, T.; Bedbrook, A.; Canonica, G. W.; Cardona, V.; Casale, T. B.; Czarlewski, W.; Fokkens, W. J.; Hamelmann, E.; Jutel, M.; Larenas-Linnemann, D.; Mullol, J.; Papadopoulos, N. G.; Toppila-Salmi, S.; Werfel, T.; Bousquet, J.: *ARIA guideline 2019: treatment of allergic rhinitis in the German health system*. Allergol Select, 3(1), 30. Dezember 2019: S. 22–50

Interdisziplinäre Arbeitsgruppe »Allergische Rhinitis« der Sektion HNO: *Allergische Rhinokonjunktivitis*

Leitlinie der Deutschen Gesellschaft für Allergologie und klinische Immunologie (DGAI). Allergo J, 12, 2003: S. 182–194

66 Nationale Versorgungsleitlinie Asthma. 4. Auflage. Version 1 – Langfassung 2020. (https://www.leitlinien.de/themen/asthma/4-auflage, Abruf 18.11.2022)

67 S2k-Leitlinie Neurodermitis, 31.03.2015, https://register.awmf.org/de/leitlinien/detail/013-027 (Abruf 18.11.2022)

68 Worm, M.; Reese, I.; Ballmer-Weber, B.; Beyer, K.; Bischoff, S. C.; Bohle, B.; Brockow, K.; Claßen, M.; Fischer, P. J.; Hamelmann, E.; Jappe, U.; Kleine-Tebbe, J.; Klimek, L.; Koletzko, B.; Lange, L.; Lau, S.; Lepp, U.; Mahler, V.; Nemat, K.; Raithel, M.; Saloga, J.; Schäfer, C.; Schnadt, S.; Schreiber, J.; Szépfalusi, Z.; Treudler, R.; Wagenmann, M.; Werfel, T.; Zuberbier, T.: *Update of the S2k guideline on the management of IgE-mediated food allergies*. Allergol Select, 5, 8. Juli 2021: S. 195–243

Weiterführende Empfehlungen

Produktvorschläge

Hier finden Sie einige spezifische Produkte zu den in den verschiedenen Kapiteln des Buches vorgestellten Behandlungsansätzen. Die genannten Präparate sollen nur beispielhaft sein, damit Sie sich schneller zurechtfinden können. Bitte beachten Sie auch die entsprechenden Packungsbeilagen.

Kapitel	Inhaltsstoff	Beispiele für mögliche Präparate	Seite
Antiallergische Heilkräfte aus der Natur	Bittersüßer Nachtschatten (Dulcamara)	Cefabene® oder Dermatodoron® als Salbe	72
	Efeu	Prospan® oder Bronchofit®	73
	Eukalyptus	Aspecton Eukaps®	73
	Indisches Lungenkraut	Allergin® Tropfen Allergin® Tabletten	73
	Nachtkerzenöl	Epogam®	74
	Pestwurz	Tesalin® (Schweiz)	74
	Thymian mit Efeu	Bronchipret® Tropfen	76
	Tragant (Astragalus)	Allvent Intens®	76
Homöopathie – Allergie lindern mit den kleinen Kügelchen	Komplexmittel Heuschnupfen	Heuschnupfenmittel DHU®	79
	Cardiospermum halicacabum	Halicar® N Salbe	82
Hilfe aus Fernost: Akupunktur und Chinesische Medizin bei Allergien	Akupunktur Dauernadel	NewPyonex® von Seirin	99

Naturheilkundliche Anwendungen	Sesamöl	Nozoil®, Gelositin® mit Zitrusölen, Weleda® Nasenöl mit Campher, Eukalyptus und Pfefferminz	88
	Zellulose-Nasenspray	Allergyl® Nasenspray	88
	Hypromellose-Nasenspray	Aspecton® Nasenspray	88
	Elektrischer Inhalator	Pariboy®	90
	Dexpanthenol	Bepanthen Wund- und Heilsalbe®	91
	Quercus	Quercus-Salbe Wala®	92
	Tamol	Tannosynt® oder Tannolact®	93
Darm und Ernährung	Probiotisches Getränk aus vergorenem Getreide	Kanne Brottrunk®	102
	Kapuzinerkresse und Meerrettich	Angocin antiinfekt® oder Phytobiose total®	103
	Milchsäure	Remisyx®	103
	Enterococcus faecalis	Symbioflor 1®	106
	Huminsäure	Activomin®	108
	Pflanzenmittel aus Myrrhe, Kamille und Kaffeekohle	Myrrhinil intest®	109
Funktionelle Medizin – weniger allergisch durch Vitamine, Mineralien und natürliche Hormone	Omega-3	Norsan Total® Fischöl, Norsan Vegan® Algenöl oder Omacor® Kapseln	128
Weitere Hilfe vom Experten	Autovakzine aus Stuhl	AutoColiVaccine®	142

Wie Sie Allergien bei Kindern verhindern	Probiotikum in Schwangerschaft und Stillzeit	Omnibiotic Panda®	154
Schulmedizinische Behandlung des Heuschnupfens	Antihistaminika Loratadin Desloratadin Levocetiricin Fexofenadin Azelastin	Lorano® Aerius® Xusal® Telfast® Vividrin®, Allergodil®	156f
	Cortison-Nasenspray (Mometason)	Nasonex®	157
Schulmedizinische Behandlung bei Asthma bronchiale	Kombinationspräparate aus Bronchienerweiterern und Cortison	Foster® Symbicort® Viani®	157f
Schulmedizinische Behandlung der Neurodermitis	Calcineurin-Hemmer Tacrolimus oder Pimecrolimus als Salbe	Protopic® Elidel®	158f
	Immunsuppressiva wie Ciclosporin A und Biologika wie Dupilumab und Tralokinumab	Dupixent® Adtralza®	159

Empfehlenswerte Literatur

McKeown, Patrick: *Asthma einfach wegatmen*. riva Verlag, München (2019)

Hilfreiche Website

Ausführliche Informationen zu Lebensmitteln bei Histaminintoleranz finden Sie unter: www.histaminintoleranz.ch.

Bildnachweis

Seite 8: Shutterstock/DRubi
Seiten 12, 17: Shutterstock/extender_01
Seite 19: Shutterstock/Blamb
Seite 23: Shutterstock/Aleksandar Grozdanovski
Seiten 24, 29: Shutterstock/Designua
Seite 27: Tobias Prießner (im Auftrag von riva); mit freundlicher Genehmigung von © physiologie.cc, H. Hinghofer-Szalkay
Seite 32: Shutterstock/Olha Pohrebnyak
Seite 33: Shutterstock/sruilk
Seite 34: Shutterstock/Igor Klyakhin
Seite 35: Shutterstock/PRILL
Seite 37: Shutterstock/Irina Kozorog
Seite 41: Shutterstock/Nikolay Zaborskikh
Seite 43: Shutterstock/TR STOK
Seite 44: Shutterstock/ShutterOK
Seite 47: Shutterstock/Pikovit
Seite 48: Shutterstock/gritsalak karalak
Seiten 50, 136: Shutterstock/LightField Studios
Seite 53: Shutterstock/Alila Medical Media
Seite 54: Shutterstock/Image Point Fr
Seite 55: Shutterstock/cha_cha (li.), LIAL (re.)
Seite 56: Shutterstock/LIAL Beckemeier (li.), SNAB (re.)
Seite 58: Shutterstock/monticello
Seite 63: Shutterstock/Andrey_Popov
Seite 64: Shutterstock/EreborMountain
Seite 65: Shutterstock/Monika Wisniewska
Seite 68: Shutterstock/Gita Kulinitch Studio
Seite 70: Shutterstock/Chamille White
Seite 71: Shutterstock/Valentyn Volkov
Seite 72: Shutterstock/Nahhana (o.), dabjola (Mi.), Uellue (u.)
Seite 73: Shutterstock/Trofimova Vika (o.), janaph (Mi.), Mukund Kumar (u.)
Seite 74: Shutterstock/Bigc Studio (o.), prambuwesas (Mi.), Manfred Ruckszio (u.)
Seite 75: Shutterstock/ANTON NAGY (o.), weha (Mi.), pilipphoto (u.)
Seite 76: Shutterstock/mizy (o.), Afanasieva (Mi.), sekitarief (u.)
Seite 77: Shutterstock/Madeleine Steinbach (o.), nnattalli (Mi.), kato08 (u.)
Seite 80: Shutterstock/NUM LPPHOTO (o.), Daniel Prudek (Mi.), ju_see (u.)
Seite 81: Shutterstock/Marc Poveda (o.), Vania Zhukevych (Mi.), Doikanoy (u.)
Seite 83: Shutterstock/Bildagentur Zoonar GmbH (o.), Skyprayer2005 (u.)
Seite 84: Shutterstock/Catarina Belova (o.), Arunee Rodloy (u.)
Seite 85: Shutterstock/Chamille White (o.), Danita Delimont (u.)
Seite 87: Shutterstock/ivan_kislitsin
Seite 90: Shutterstock/goodbishop
Seite 92: Shutterstock/Pixel-Shot
Seite 93: Shutterstock/Six Dun
Seite 95: Shutterstock/Bjoern Wylezich
Seite 97: Shutterstock/DenisNata
Seite 97: Shutterstock/YuriyZhuravov
Seite 98: Shutterstock/FineShine
Seite 98: Shutterstock/Mix and Match Studio
Seite 99: Shutterstock/Ninell
Seite 100: Shutterstock/Helena Nechaeva
Seite 105: Shutterstock/LizCoughlan
Seite 106: Shutterstock/Kateryna Kon
Seite 108: Shutterstock/Indian Food Images
Seite 109: Shutterstock/Madeleine Steinbach
Seite 111: Shutterstock/New Africa
Seite 117: Shutterstock/Franc-o
Seite 118: Shutterstock/puhhha
Seite 125: Shutterstock/AlexeiLogvinovich
Seite 128: Shutterstock/Alain Lauga
Seite 130: Shutterstock/KieferPix
Seite 132: Shutterstock/FamVeld
Seite 135: Shutterstock/GingerKitten
Seite 137: Shutterstock/Antonio Guillem
Seite 138: Shutterstock/Dudarev Mikhail
Seite 154: Shutterstock/Alena Ozerova
Seite 144: Shutterstock/Dean Drobot
Seite 161: Shutterstock/Elen Ga
Seite 176: Tom Jasny

Sachregister

Über den Autor

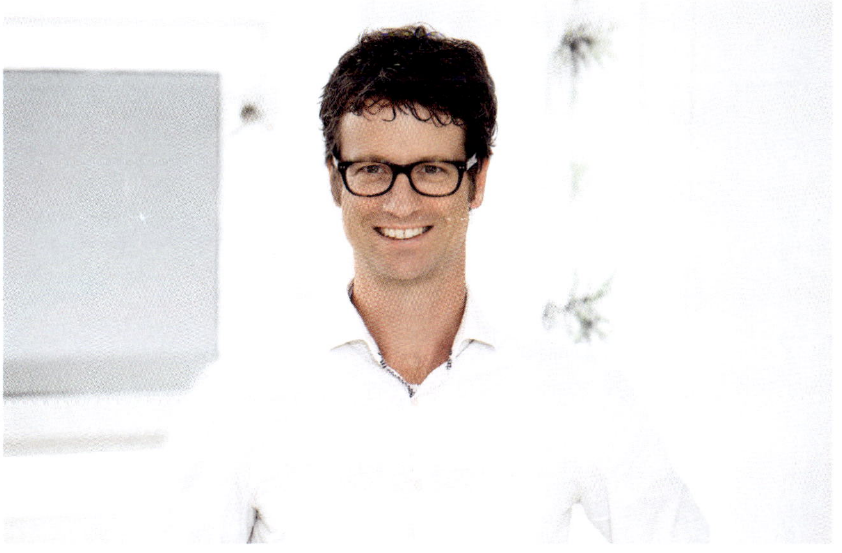

Dr. med. Gerrit Sütfels ist Facharzt für Allgemeinmedizin mit dem Schwerpunkt auf ganzheitlicher Medizin. Der naturheilkundliche Ansatz war seit seiner Jugend sein Sinnbild einer gesundheitsfördernden Medizin. Nach seinem Medizinstudium in Düsseldorf arbeitete er zunächst in der Inneren Medizin, um sich einen guten Überblick über die Schulmedizin zu verschaffen. Anschließend wechselte er in die Klinik für Naturheilkunde in Essen unter Prof. Gustav Dobos, um sich ganz auf die natürliche Behandlung von Krankheiten und auf die Gesunderhaltung zu konzentrieren. Danach war er zwei Jahre in der Allgemeinmedizin und Schmerztherapie in Duisburg tätig. Seit 2010 arbeitet er in der Praxis für Ganzheitliche Medizin in Düsseldorf, die er seit 2013 auch leitet.

In vielen Fortbildungen hat sich Dr. Sütfels ein breites Spektrum an Behandlungsmethoden der Komplementärmedizin angeeignet. Dazu gehören die Akupunktur, die Neuraltherapie, die Pflanzenheilkunde, die Homöopathie, die Funktionelle Medizin (Vitalstofftherapie), die bioidentische Hormontherapie, die ganzheitliche Schmerztherapie, die Mind-Body-Medizin, die Mikrobiom-Therapie sowie natürlich die klassische europäische Naturheilkunde.

Im Fokus seiner Diagnostik und Behandlung stehen die Suche nach den Ursachen der Erkrankungen und die natürliche Behandlung. Dazu ist ein gutes Arzt-Patienten-Verhältnis mit regelmäßigen persönlichen Kontakten erforderlich.